呼吸器領域の超音波医学
―超音波からみた臨床―

監修
檀原　高・福地義之助

著
檀原　高

克誠堂出版

監　修

檀原　高（順天堂大学総合診療科 教授）
福地義之助（順天堂大学呼吸器内科 教授）

執　筆

檀原　高（順天堂大学総合診療科）

共著者 (アルファベット順)

饗庭三代治（東京都高齢者医療センター総合内科，順天堂大学総合診療科）
土井義之（土井医院，順天堂大学呼吸器内科）
岩神真一郎（順天堂大学呼吸器内科）
小幡賢一（般若クリニック，順天堂大学呼吸器内科）
斎藤博之（斎藤医院，順天堂大学呼吸器内科）
関谷充晃（順天堂大学呼吸器内科）
玉城　繁（順天堂大学呼吸器内科）
高橋伸宜（順天堂大学呼吸器内科）
植木　純（順天堂大学呼吸器内科）

執筆協力者 (アルファベット順)

家永浩樹（越谷市立病院呼吸器内科，順天堂大学呼吸器内科）
石原照夫（NTT東日本関東病院呼吸器センター，順天堂大学呼吸器内科）
泉　三郎（富山県立中央病院内科，富山医科薬科大学内科）
城下葉子（城下医院クリニック）
小林英夫（防衛医科大学第3内科）
小林　淳（本田技研健康管理室，自治医科大学呼吸器内科）
松岡緑郎（公立昭和病院呼吸器・感染症科，順天堂大学呼吸器内科）
三重野龍彦（大分市医師会アルメイダ病院呼吸器内科）
森　貴紀（順天堂大学呼吸器内科）
長岡鉄太郎（順天堂大学呼吸器内科）
大和田明彦（順天堂大学呼吸器内科）
斎藤達也（斎藤内科クリニック，自治医科大学呼吸器内科）
瀬山邦明（順天堂大学呼吸器内科）
菅間康夫（宇都宮社会保険病院内科，自治医科大学呼吸器内科）
鈴木　勉（順天堂大学呼吸器内科）
高橋和久（順天堂大学呼吸器内科）
玉木ゆみ（図南病院内科，順天堂大学呼吸器内科）
富永　滋（順天堂浦安病院内科）
山口　芳（山口内科，順天堂大学呼吸器内科）

編集協力者

岩神真一郎（順天堂大学呼吸器内科）
関谷充晃（順天堂大学呼吸器内科）

『呼吸器領域の超音波医学』の上梓に寄せて
―肺疾患の光と影―

　順天堂大学医学教育センター長である檀原　高教授が，このたび胸部超音波断層法を集大成した著書を完成し出版されたことを心よりお喜び申し上げる．この様に充実した専門学術書を単独で纏めることの困難さは尋常のものではない．しかも本学の卒前及び卒後の医学教育全体の指導・管理の責任者として文字通り業務に忙殺されるなかで，総合内科教授を兼任しての臨床指導を続けながらの執筆である．まさに寸暇を惜しんでの努力の結実であり剋目すべきことである．それにもまして重要なことは，その内容が読者の興味と理解を助ける工夫を盛り込んだ展開となっていること，また檀原教授の四半世紀以上に及ぶ呼吸器分野での超音波診断法に関する研究と臨床経験が見事に結晶したと言ってよい充実したものとなっていることであろう．今にして思えば，2001年に第41回日本呼吸器学会総会会長を務めた折に刊行した「老年呼吸器病学」のなかに，檀原先生が担当してくれた超音波呼吸器診断の項目がある．呼吸器内科の助教授として総会準備に追われていたなかでの原稿依頼でいささか気が引けたので，"日本で呼吸器関係の超音波診断の成書がないし，世界的にも見当たらないので是非，時期をみてこれまでの呼吸器内科での仕事を整理して纏めてみたらよいのではないか"いった内容の話をしたことが記憶に残っている．余計なことを言ってかえってプレッシャーとなったかとも感じたこともあったが，いつともなく忘れていた．この本の完成を聞いたときに，これをふと思い出し，いささか肩の荷が降りた感じがあるという次第である．

　順天堂大学はわが国の超音波の臨床医学分野の導入に深く関わっていることを，この機会に改めて思い起こし，先人の足跡を若干辿っておきたいと思う．昭和25年（1950年）に始まる和賀井敏夫先生を中心とした第一外科における先駆的研究により，昭和31年には「超音波による癌の早期診断」の演題で第2回国際音響学会において世界的に注目を集めるにいたった．その後，昭和42年（1967年）に順天堂大学超音波医学研究センターが福田　保教授，和賀井敏夫助教授の陣容で発足し，基礎研究と臨床応用は大いに進展した．セラミック振動子の利用による臓器断面の描写に成功したことは，今日の超音波断層診断の第一歩となった画期的な業績であったといえよう．その後も所長に就任した和賀井教授を中心に，収束超音波による破砕実験などと平行しながら現在の実用的な超音波診断装置の基本を確立し，診断基準を定める上で大きく貢献したのである．

呼吸器分野での超音波診断の導入は消化器や脳神経領域に比べて大幅に遅れた。その原因は本書にも詳しく解説されているように，空気に満たされた肺は超音波を反射してしまい画像として把握されないという問題にある。胸膜より内部は光に埋没して構造を判別することができないのである。空気を排除した構造物は肺胞を細胞や浸出液などで置換した場合にできる。腫瘍，無気肺，炎症性硬化巣（肺炎）などが胸壁に接していれば，画像として，光の中の影として捉えられることになる。したがって肺を対象とする超音波診断は光と影をどのように描き出し，利用して診断や治療に役立てるかを学ぶことを要諦とするといえよう。呼吸器診断学の中で画像診断は欠くことができない重要な技法である。胸部X線，胸部CT，胸部MRI，胸部シンチグラム，胸部PETなど，肺に見られる光と影を利用して診断の手がかりとする点で共通のものである。超音波診断は造影剤やアイソトープなどの使用を前提としないし，放射線のような身体障害のリスクを負荷する必要もない。簡便性，非侵襲性に優れ何よりもリアルタイムに直視下に画像を観察できることは最大の利点である。

　順天堂大学呼吸器内科は最も積極的に超音波診断を臨床に導入してきた歴史を持っている。前任の吉良枝郎名誉教授が早くから胸部インピーダンスによる肺血流観測の研究を行ってきた背景がある。その延長で肺循環と下大静脈の内径との関連性を超音波診断で明らかにしたが，これらの一連の研究を通じて呼吸器疾患の超音波診断に多くの人材が育つことになった。札幌医科大学の名取　博教授が推進力となり，檀原教授を始め，当内科の植木　純講師，玉城　繁及び小幡賢一非常勤講師などが自治医科大学時代から今日にいたるまでの臨床例の蓄積に貢献したのである。中でも特筆すべきは平成元年（1989年）に檀原教授がニューヨークでのFLEISCHNER SOCIETYの公募論文でG. SIMON賞に選ばれて記念講演を行ったことである。経食道超音波診断に関する業績による受賞であった。それ以後もたゆまぬ研鑽を続け今日の卓越した臨床成績を生み出したのである。

　この出版がこれからも継続されるであろう檀原教授の超音波診断学への貢献の一里塚として多くの臨床家，研修医の諸先生に愛読されること祈って止まない。

順天堂大学呼吸器内科教授
日本呼吸器学会理事長
福地義之助

CONTENTS

『呼吸器領域の超音波医学』の上梓に寄せて—肺疾患の光と影—

I. 呼吸器病学からみた超音波の特性　　1

II. 胸部超音波断層法の導入の考え方および使用機器とその条件　　6

1. 超音波断層法導入の考え方 ……………………………………………………6
2. 使用機器と条件 …………………………………………………………………6

III. 各コンパートメント別にみた超音波断層像　　9

1. 呼吸器領域での超音波断層法の実態 …………………………………………9
2. 胸壁・横隔膜の超音波断層像 …………………………………………………9
3. 胸腔の超音波断層像 ……………………………………………………………10
   1）胸　水 ………………………………………………………………………10
   2）胸膜肥厚・胸腔内腫瘤 ……………………………………………………14
   3）胸膜腫瘍の実態 ……………………………………………………………16
   4）気　胸 ………………………………………………………………………16
4. 肺内病変 …………………………………………………………………………17
   1）肺内病変の局在 ……………………………………………………………17
   2）肺内病変に起因する胸膜変化 ……………………………………………19
   3）代表的な肺病変の超音波断層像：無気肺・airspace consolidation・腫瘍 ……22
   4）その他の変化 ………………………………………………………………24
   5）原発性肺癌における胸膜・胸壁浸潤の評価 ……………………………45
5. 縦隔病変の超音波断層像 ………………………………………………………50
   1）体腔内超音波診断法：食道超音波内視鏡像 ……………………………50
   2）縦隔腫瘍の分類 ……………………………………………………………52
   3）心大血管系 …………………………………………………………………56
   4）縦隔・肺門部のリンパ節 …………………………………………………89
   5）食　道 ………………………………………………………………………97

IV. 超音波ガイド下穿刺術　　109

1. 呼吸器疾患における超音波ガイド下穿刺術の有用性 109
2. 超音波診断法の実際 109
   1) 探触子 109
   2) 穿刺針と穿刺法 111
   3) 前処置と局所麻酔法 111
   4) 超音波ガイド下穿刺術を安全に実施するためのチェックリスト 112
   5) 検体処理 114
3. 胸腔穿刺―超音波ガイド下穿刺術の安全性と確実性― 114
4. 肺癌における微量胸水の実態 115
   1) 胸部単純X線写真で胸水を認めない肺野型肺癌症例に，微量胸水が存在する頻度 115
   2) 微量胸水が悪性胸水である頻度 117
   3) 肺野型肺癌における微量胸水の臨床的意義 118
   4) 末梢発生の肺癌病巣による胸膜陥入 119
5. 胸水排除と横隔膜 119
   1) 胸水排除時の横隔膜の変化 120
   2) 大量胸水貯留と横隔膜の奇異性運動 121
6. 胸腔造影法 124
   1) 胸膜スペースの造影 124
   2) 症例提示 125
   3) 肺癌の胸膜浸潤の分類と評価 125
   4) 非開胸下の胸腔洗浄 127
7. 肺内病変 128
   1) 肺　癌 130
   2) 肺結核・抗酸菌症 130
   3) 超音波断層法で観察される胸膜直下に存在する肺内結節病変の特徴 131
8. 縦隔腫瘍 134
   1) 縦隔腫瘍における穿刺術の考え方とその成績 134
   2) 心膜嚢腫の超音波ガイド下穿刺術 135
   3) 縦隔病変穿刺に伴う注意点 136

V. その他の超音波検査　　145

1. 超音波カラーアンジオ法 145
   1) 基本的な原理 145
   2) 胸水の評価 145
2. 3次元画像合成表示（Fusion 3D） 146
   1) 基本的な原理 146
   2) 肺癌の3次元画像合成表示 147

VI. 呼吸器領域の超音波断層法実施のためのチェックリスト　　150

　1. チェックリストの意義 150
　2. チェックリストの概要 150
　　　1）胸　壁 150
　　　2）胸　腔 150
　　　3）肺　内 150
　　　4）縦　隔 150
　　　5）心血管系 150
　　　6）横隔膜 150
　　　7）頸部・その他 150
　　　8）超音波ガイド下穿刺術のチェックリスト 150

おわりに 163
索　引 165

Chapter I

呼吸器病学からみた超音波の特性

　超音波診断装置は，普通は人間には聞こえない程度の周波数の音を発生させ，その反響音を画像処理したものである。一般的に，超音波の波長は電磁波と比べて短く，周波数は3〜30 MHz（1 MHzは1,000,000 Hz）程度で，直進性をもつ。そのため，超音波をある一定の方向に送受信することができる。しかし，生体では超音波探触子と目的とする生体構造の間にはさまざまな物質がある。超音波が空気に当たると全反射し，骨組織に当たるとまったく反射波がみられない。すなわち，超音波探触子と目的とする病変の間に空気があると超音波がすべて反射するために輝度の高い一層の線状エコーがみられる（図I-1）。正常肺では，壁側胸膜，臓側胸膜，臓側胸膜直下の空気により肺表面は輝度の高い線状エコーが形成される（胸膜エコーコンプレックス）（図I-1a）。2枚の胸膜の間に胸水が貯留すると，胸水が微量であっても壁側胸膜と臓側胸膜は別々に描出することができるが，臓側胸膜とその直下の空気により輝度の高い索状エコー，多重エコーがみられる（図I-1b）。

　骨組織では無構造な無音響学的影が出現し，骨組織の直下に目標となる構造が存在する場合には，超音波が伝搬しないために，画像化できない（図I-2）。したがって，胸郭を形成する肋骨，胸骨，脊椎，肩甲骨，鎖骨などの骨組織，そして胸郭内に空気を豊富に内蔵する肺胞，気道は超音波の伝搬にとっては不利な構造である。しかし，肺内の含気のない病変では，胸壁の骨組織を避けて超音波が伝播すれば，病変が超音波断層法で確認することができる（図I-3）。

　X線と異なり，超音波そのものには被爆の副作用はなく妊婦，胎児への影響もない。検査実施の場所・被検者の体位の大きな制約もなく，反復した検査の実施も容易である。また，前述した超音波の空気・骨に対する制約はあるが，超音波断層画像は他の画像検査と比較して，上下，左右，前後の3方向の空間分解能（上下：スライス分解能，左右：方位分解能，前後：距離分解能），時間分解能（実測時間の画像化），コントラスト分解能（エコー強度差の画像化）が良好である。このことは，上下，左右，前後に存在する同一エコー強度の構造の区別，リアルタイム画像の入手，異なるエコー強度の構造を画像上で区別することが容易であることを意味する。特に，胸部単純X線写真では空気，骨，水，脂肪を濃度差で区別できるが，腫瘍・無気肺・肺炎を代表とする肺内のair space consolidationの各病変，胸水，心血管系，横隔膜などの多彩なwater densityは一様な濃度と

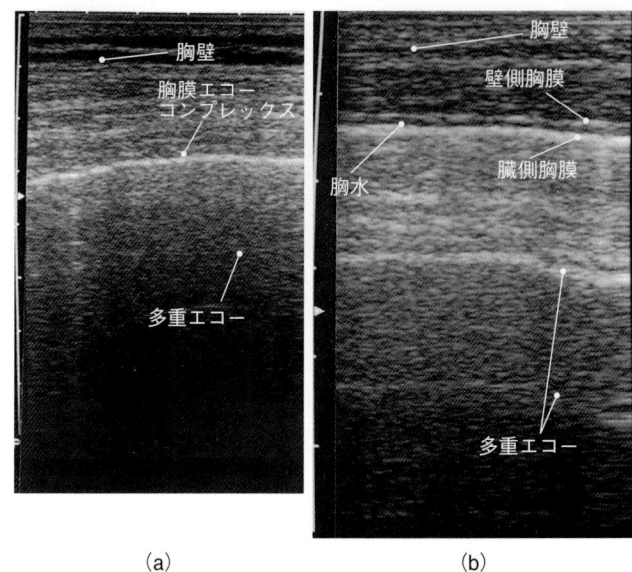

図I-1 胸郭表面からみた肺

(a) 超音波はすべて臓側胸膜直下の空気に反射してしまうため，肺内の構造を描出することはできない。壁側胸膜・臓側胸膜は臓側胸膜直下の空気が一緒になり，胸壁に接する輝度の高い索状エコー（胸膜エコーコンプレックス：pleural echo complex）として描出される。空気による超音波の反射により超音波探触子と平行なかつ等間隔なライン（多重エコー）が認められる。この多重エコーは空気の存在を意味する所見である。

(b) 本例では微量胸水が存在するために壁側胸膜と臓側胸膜が明瞭に別々の線状エコーとして描出されている。臓側胸膜直下の空気が存在するために，多重エコーがみられる。

表I-1 超音波断層法の特性

1. 画像
   高分解能（距離，方位，スライス分解能）
   リアルタイム画像
   視野幅，深部病変描出能の限界
   骨組織，空気を通した超音波伝達不能

2. 実施
   体位の制約が少ない
   場所の制約が少ない
   （ベッドサイドでも施行可能）
   反復実施が容易

3. ガイド下穿刺術
   診断
   治療（カテーテル挿入など）

4. その他
   機器が廉価
   被曝による健康障害なし

なってしまい，鑑別ができない。しかし，胸壁に接して空気のない構造が存在すれば，超音波はその構造まで到達することができ，超音波断層法で描出されることが期待される。そのような状況下でえられた超音波画像では，空間，時間，コントラスト分解能が高いために，water density の構造をコントラストの差で鑑別し，リアルタイム画像も併せて検討することができるために多くの情報が入手可能である（図I-4）。

その他，超音波の特性として，超音波探触子周波数が高ければ空間分解能が上昇するが，超音波の減衰のために深部構造の検出能が低下する。通常使用される超音波断層装置では視野範囲は超音波探触子の範囲内に限られるために，CTやMRIと比べて描出範囲に制約がある。高分解能画像，リアルタイム画像をえることのできる超音波断層

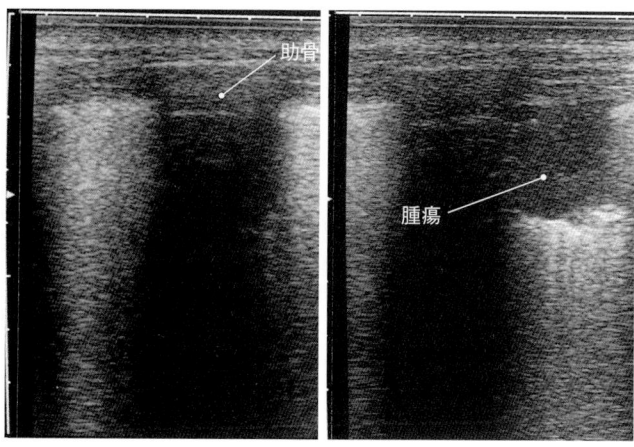

図I-2 肋骨の超音波像と呼吸により見え隠れする肺内病変

(a) 肋骨の下に隠れてみえない肺内病変

　肋骨に超音波が当たると超音波はまったく反射しないために骨組織より末梢は内部エコーのない影（無音響学的影）となる。骨組織を超音波は透過できないので，肋骨の下にある肺内病変の超音波画像を入手することができない。

(b) 深呼吸で現れる肺内病変

　深呼吸をすることで肺内病変が移動し，肋骨との位置関係が変化するために超音波が病変との間で送受信される。そのため，肺内病変が超音波画像で把握できる。

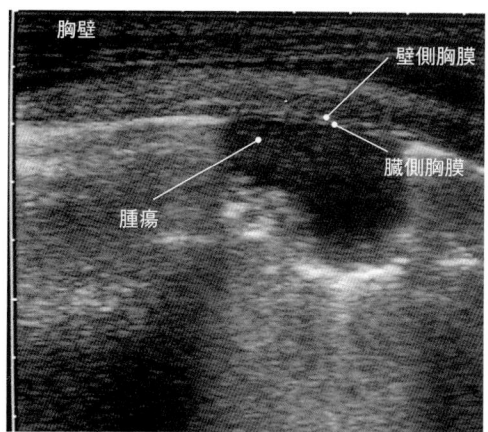

図I-3 胸膜直下の肺腺癌病巣

　胸膜に接する腺癌病巣が描出されている。病変部では壁側胸膜と臓側胸膜が別々の線状エコーとして認識できる。腫瘍内部は均等，低エコーで，背面エコー（ハロー）を伴っている。

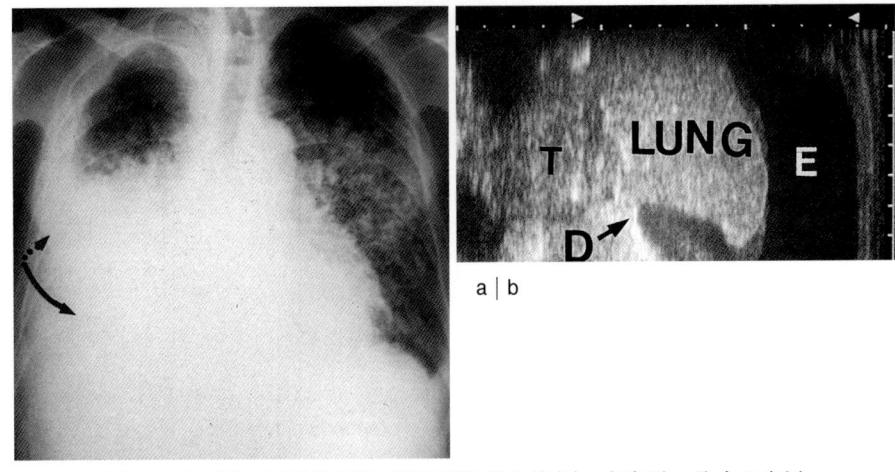

図I-4 右下葉の原発性腫瘍（横隔膜浸潤を伴う），無気肺，胸水の症例
(a) 胸部X線写真
　右中下肺野の透過性低下，両側の癒合傾向のある結節影をみる．右胸水が存在することは，このX線写真から予測されるが，右中下野の病変の内部構造についてのこれ以上の解析は困難である．
(b) 超音波断層像
　X線写真の矢印の部位からの超音波断層像である．胸水（E），無気肺（Lung），腫瘍（T）を認める．腫瘍は内部が全体に低エコーで，横隔膜（D）のラインが消失している．深呼吸時にも腫瘍と横隔膜は一塊となっており，腫瘍の横隔膜浸潤が存在する．

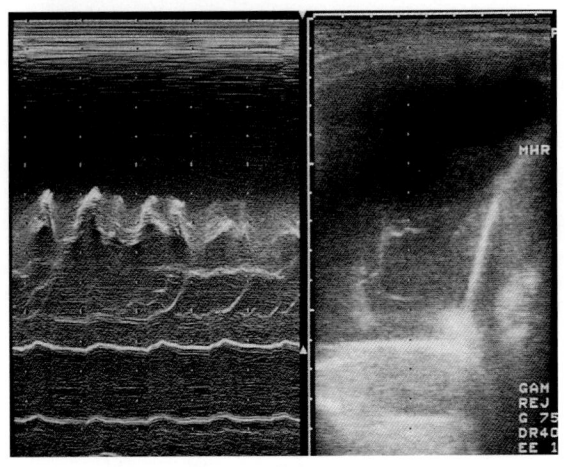

図I-5 胸水中に浮遊するフィブリン
　フィブリンが内部均一な低エコーを示す胸水の中を海草のように浮遊している．Mモード像（左）でフィブリンが不規則に動いていることがわかる．

像の特徴を生かして，診断・治療目的に超音波ガイド下の穿刺術が日常診療で行われている。表I-1に，呼吸器領域の超音波断層法の画像，機器の特徴を要約した。

《文　献》

1) 檀原　高, 玉城　繁, 吉良枝郎, ほか. 胸部疾患における超音波診断法. 放射線 1985 ; 5 : 35.
2) 遠藤信行. 1. 超音波法の物理的特性. 日本超音波医学会, 編. 新超音波医学 1. 医用超音波の基礎. 東京 : 医学書院, 2000 : 2.
3) 遠藤信行. 4. 超音波法の原理. 伊東紘一, 平田經雄, 編. 基礎超音波医学. 東京 : 医歯薬出版, 1998 : 7.
4) 林　周一, 和賀井敏夫, 宮沢龍一, 小暮堅三. 超音波による肺腫瘍診断. 日本外科学会雑誌 1958 ; 59 : 847.
5) 石原啓男, 中谷朝之, 林　周一, 和賀井敏夫, 内田六郎. 超音波による肺疾患の診断（第1報）. 呼吸器臨床 1959 ; 14 : 47.
6) 吉良枝郎, 名取　博, 檀原　高. 呼吸器疾患における超音波診断. メジカルビュー 1984 ; 8 : 3-8.
7) 吉良枝郎, 名取　博, 玉城　繁, 泉　三郎. 呼吸器疾患の超音波診断法, 12. おわりに. 日胸 1981 ; 40 : 994.
8) 名取　博, 玉城　繁, 伊藤紘一, 吉良枝郎. 呼吸器疾患の超音波診断. I Bedside における超音波断層法の応用. 日本超音波医学会講演論文集 31 1977 : 189.
9) 名取　博. 呼吸器領域の超音波診断法とその機器. 呼吸 1984 ; 3 : 195.
10) 名取　博, 檀原　高, 吉良枝郎. 超音波診断 : 最近の手技と読影のコツ. 呼吸器・縦隔. 治療 1985 ; 67 : 665.
11) 名取　博, 玉城　繁, 泉　三郎, 吉良枝郎. 呼吸器疾患の超音波診断法, 1. 呼吸器疾患領域における超音波診断法の意義. 日胸 1981 ; 40 : 51.
12) 名取　博, 五十嵐知文. 8. 胸・肺部領域. 1. アプローチ法と正常像. 日本超音波医学会, 編. 新超音波医学第4巻. II部体表臓器およびその他の領域. 東京 : 医学書院, 2000 : 367.
13) 和賀井敏夫, 白羽弥右衛門. 超音波の診断への応用, 1-7. 肺縦隔疾患. 超音波医学会, 編. 超音波医学第2版. 東京 : 医学書院, 1973 : 422.
14) 山本克之. 3. 分解能, 3. 超音波診断装置. 日本超音波医学会, 編. 医用超音波の基礎. 東京 : 医学書院, 2000 : 65.
15) Yu CJ, Yang PC, Chang DB. Diagnostic and therapeutic use of chest sonography : value in critically ill patients. AJR 1992 ; 159 : 695.

Chapter II
胸部超音波断層法の導入の考え方およひ使用機器とその条件

1. 超音波断層法導入の考え方

　呼吸器領域で最も頻度多く施行される検査は胸部単純X線写真である。胸部X線写真は，"water"，"air"，"fat"，"bone" の4つの濃度差を区別できる。一般診療にあっては，water densityに属する構造が異常陰影とされることが最も多い。しかも，water densityに属する異常構造については，肺内のものだけでも腫瘍，無気肺，airspace consolidationの鑑別を，画像検査から求められる。また，異なるwater densityの構造であっても，お互いに隣接すると境界が消失し，一様の連続した均一な陰影として認識されるに過ぎない。しかし，胸壁に接した複数の構造から構成する"water density"の解析は，超音波断層法にとっては威力を発揮することのできる状況である（図I-4）。一方，肺と心大血管系は休むことなく，呼吸運動と拍動を反復しており，病変もこれらの生理的な動態・体位に伴い形態を変化させており，これらの動態をリアルタイムに描出することも超音波断層法の特性である（図I-2，I-5）。
　呼吸器領域の超音波診断法では，空気・骨を避けるための適切な超音波断層面を選択することが重要となり，図II-1-1に呼吸器領域の超音波断層法の断層面を示した。まず，体表からのアプローチでは，骨の影響を防ぐものとして肋間走査が一般的である。その他，矢状断，鎖骨上窩からのものが多く用いられる。肺尖部の病変では，僧帽筋から体幹長軸方向の断層面も選択される。後述するが，剣状突起下で下大静脈の観察を行う。
　超音波断層法の特性，超音波断層法の導入の考え方，および基本的な超音波断層面を念頭において，呼吸器領域の超音波断層法が応用される。表II-1-1は，解剖学的な構造別の観察対象，超音波ガイド下穿刺術の応用，体腔内走査による観察から呼吸器領域における超音波断層法の応用範囲を列挙した。

2. 使用機器と条件

　呼吸器領域で用いる超音波断層装置は，通常腹部領域で用いられるものと同様でよい。画像条件は，肝臓の実質と血管がよく鑑別でき，かつ血管内腔がエコーフリーとなる条件を設定する。
　使用する探触子は，探触子が確実に接触しやすく，かつ空気・骨を避けた観察断面をえるためにリニア，セクタ，コンベックス型のものを随時選

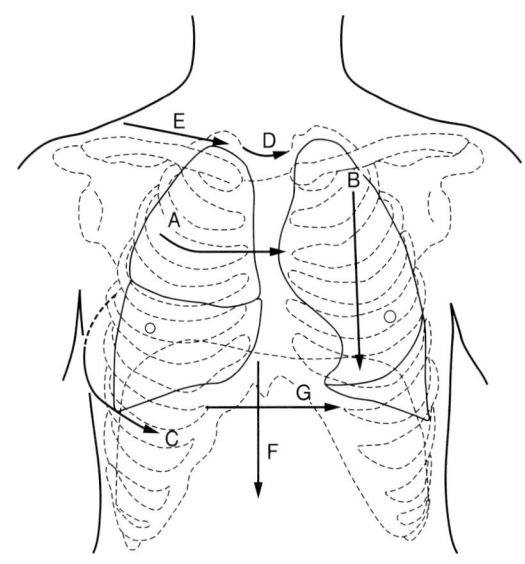

図Ⅱ-1-1 呼吸器領域の超音波断層法で用いられる重要な断層面
A：肋間横断像，B：矢状断，C：肋間斜断面，D：胸骨柄上部（リニア，コンベックスによる前額断面），E：鎖骨上窩からの横断，前額断，F：剣状突起下矢状断，G：剣状突起下横断

（名取 博，五十嵐知文．8．胸・肺部領域，1．アプローチ法と正常像．日本超音波医学会，編．新超音波医学第4巻，Ⅱ部体表臓器およびその他の領域．東京：医学書院，2000：367．より引用）

表Ⅱ-1-1 呼吸器疾患の超音波診断法

Ⅰ．胸郭系
　1．胸壁：腫瘍，膿瘍など
　2．横隔膜
　　1）呼吸運動　2）形状変化　3）隣接する病変
　3．胸腔
　　1）胸水：性状，分布，動態
　　2）胸膜：不整，癒着，浸潤，腫瘍など
　　3）気胸

Ⅱ．肺内
　1．性状：腫瘍，無気肺，硬化像（consolidation）
　2．内部構造
　3．周囲との関係

Ⅲ．縦隔
　1．腫瘍
　　1）性状：囊胞性，充実性，不均一
　　2）周囲構造との関係
　2．心大血管系
　　1）形態　2）血行動態　3）周囲構造
　3．腫大リンパ節

Ⅳ．頸部：リンパ節，腫瘍，血管系，甲状腺，気管など

Ⅴ．その他
　1．腹部：下大静脈の動態，腹部臓器，腫瘍など
　2．下肢：血流，血栓の有無など

Ⅵ．ガイド下穿刺
　1．胸壁：腫瘍など
　2．胸水：穿刺，排液
　3．胸膜：腫瘍
　4．肺内：腫瘍，肺感染症，肺炎症など
　5．縦隔：腫瘍
　6．心大血管系：心囊ドレナージなど
　7．頸部：リンパ節，腫瘍など
　8．中心静脈カテーテル留置

Ⅶ．食道超音波内視鏡
　1．縦隔リンパ節転移
　2．縦隔内心大血管浸潤の有無
　3．その他の心大血管の異常

択する．われわれは，実像に近い画像が得られるリニア型のものを多く使用している．

《《文　献》》

1) 檀原　高, 菅間康夫, 小林英夫, 斎藤達也, 三重野龍彦, 玉城　繁, 荒井達夫, 吉良枝郎. 胸部疾患における超音波診断法. 放射線科 1985 ; 5 : 35.
2) 檀原　高, 吉良枝郎. 超音波診断. 日胸 1991 ; 52（増）: 58-60.
3) 檀原　高, 植木　純, 小幡賢一, 斉藤博之, 土井義之. 呼吸器疾患への超音波診断法の応用. 順天堂医学 1991 ; 36 : 497-506.
4) 檀原　高, 植木　純. 胸部疾患における超音波診断法の臨床応用. 医学のあゆみ 1993 ; 166 : 467-71.
5) Felson B. Chest Roentgenology. Philadelphia : WB Saunders, 1973 : 22.
6) 五十嵐知文, 山田　玄, 森田志保. 外来診療における超音波診断の用い方：呼吸器外来. 臨床画像 1998 ; 14 : 406.
7) 吉良枝郎, 名取　博, 玉城　繁, 泉　三郎. 呼吸器疾患の超音波診断法, 12. おわりに. 日胸 1981 ; 40 : 994.
8) 吉良枝郎, 名取　博, 玉城　繁, 泉　三郎. 呼吸器病学への超音波診断法の応用. 肺と心 1982 ; 29 : 16.
9) 吉良枝郎. 発想の転換, 呼吸器と超音波. 順天堂医学 1980 ; 26 : 214.
10) 名取　博, 松岡緑郎, 石原照夫, 檀原　高, 貫和敏博, 荒井達夫, 吉良枝郎. 肺・胸郭疾患の超音波診断. 呼と循 1984 ; 32 : 569-74.
11) 名取　博, 檀原　高, 菅間康夫, 玉城　繁, 小林英夫, 城下葉子, 竹澤信治, 荒井達夫, 吉良枝郎. 呼吸器領域の超音波診断, 2000例の経験. 第44回日本超音波医学会論文集 1984 : 425-6.
12) 名取　博, 玉城　繁, 泉　三郎, 吉良枝郎. 呼吸器疾患の超音波診断法, 1. 呼吸器疾患領域における超音波診断法の意義. 日胸 1981 ; 40 : 51.
13) 名取　博, 玉城　繁, 泉　三郎, 吉良枝郎. 呼吸器疾患の超音波診断法, 2. 超音波断層像の特徴. 日胸 1981 ; 40 : 147.
14) 名取　博, 五十嵐知文. 8. 胸・肺部領域, 1. アプローチ法と正常像. 日本超音波医学会, 編. 新超音波医学第4巻, II部体表臓器およびその他の領域. 東京：医学書院, 2000 : 367.
15) 植木　純, 檀原　高. 呼吸器疾患の診察と治療：超音波検査. 救急医学 1995 ; 19 : 466-7.
16) Yang PC, Luh KT, Chang DB, Yu CJ, Kuo SH, Wu HD. Ultrasonographic evaluation of pulmonary consolidation. Am Rev Respir Dis 1992 ; 146 : 757.

Chapter III

各コンパートメント別にみた超音波断層像

1. 呼吸器領域での超音波断層法の実態

順天堂大学医学部附属順天堂医院では，1985年10月より専門検査室で呼吸器領域の超音波診断法を実施している。統計処理が終了した時点で，観察対象とその頻度を表III-1-1に示した。超音波断層法の実施件数は述べ5000件を越えており，同一検査で複数部位の観察が行われているので，件数の総数は実施件数を上回る。胸水・胸壁・胸膜・横隔膜を対象としたものが約4000件と対象例の80％に達する。以下，肺内病変44％，縦隔・心血管系27％，頸部・その他各2％となっている。

超音波ガイド下穿刺術は35％で行われ，頻度別の対象臓器は，胸壁を含む胸腔55％，肺内33％，縦隔7％，リンパ節・その他3％であった。すなわち，約半数は胸壁から近く，肺内空気に邪魔されることが少ない胸壁・胸腔が穿刺対象となっていた（表III-1-2）。

2. 胸壁・横隔膜の超音波断層像

超音波断層像上，胸壁は皮膚，皮下脂肪組織，筋肉，肋骨，壁側胸膜からなる。

皮膚は高輝度と低輝度の線状・索状構造として描出される。その下に線維性隔壁をもつ脂肪組織，筋膜・筋肉をみる。肝臓あるいは脾臓のレベルでは，胸壁と平行に走行する横隔膜付着部（zone of apposition：ZOA）が観察される（図III-2-1）。通常，体表から観察されるのはZOAであるが，胸水・腹水があると横隔膜が広範囲に描出される（図III-2-1c）。横隔膜は，高，低，高，低，高のエコー輝度の異なる線状構造として描出される。吸気時には厚くなる。正常人の横隔膜の厚さは，呼吸レベル，体位，性別により異なる（図III-2-2）。

超音波断層法を使用して横隔膜の動態が評価できるようになった結果，進行性筋ジストロフィー（DMD）における横隔膜の形態と生理学的指標の経時的変化が明らかになった。図III-2-3は，健常小児，小児DMD，病状が進行した成人DMD例の横隔膜の超音波断層像を示す。病状の進行例においては，横隔膜厚が著しく減少し，筋層が高度に萎縮していることがわかる。しかし，小児DMDの横隔膜厚は，健常小児と比較するとむしろ厚くなっている。図III-2-4は，健常小児，小児DMDの横隔膜厚を，機能的残気量位（FRC）で

表III-1-1　部位別にみた胸部超音波断層法の頻度

部位	件数（％）
胸腔	4,205（83％）
胸水	2,636（52％）
胸膜	932（18％）
胸壁	438（ 9％）
横隔膜	199（ 4％）
肺内	2,257（44％）
縦隔・心血管系	1,375（27％）
頸部	74（ 2％）
その他	101（ 2％）

総観察部位　8,012　　対象：5,090例（100％）

表III-1-2　部位別にみた超音波ガイド下穿刺の頻度

穿刺部位	回数（％）
胸腔（胸壁を含む）	1,061（55％）
肺内	638（33％）
縦隔	134（ 7％）
心嚢	28（ 2％）
その他	64（ 3％）
計	1,925回（100％）

リラックスした時と最大吸気努力（Pi max）をした時の横隔膜厚を比較して示した。リラックスした時には，健常小児よりDMD小児の横隔膜厚が大きいことがわかる。すなわち，横隔膜も他の横紋筋と同様に偽肥大（pseudohypertrophy）が存在している。しかし，最大吸気努力をした際の横隔膜厚は，健常人と疾患小児との間で大きな差を認める。

骨そのものは，既述したように無構造の無音響学的影（acoustic shadow）として描出される。肋骨は解剖学的位置関係から，筋肉層から出現する無音響学的影として認識される（図I-2）。通常，胸壁と接して含気肺が存在しており，胸膜エコーコンプレックスが確認される（図I-1）。

胸壁の超音波診断で最も重要な病変は胸壁腫瘍である。図III-2-5は肺扁平上皮癌の原発巣から胸壁へ直接浸潤をみた症例である。矢状断面での超音波像では，肺内と胸壁と連続した病変が存在し，4本の肋骨に及んでいる。肋骨はほぼ等間隔に並ぶ無音響学的影として認識される。呼吸運動下のリアルタイムの観察でも，肺内病変と胸壁との間の動きはなく，胸壁浸潤と判断された。図III-2-6aは胸壁内への転移性腫瘍である。胸壁の筋肉層を中心に内部がほぼ均一な低エコーの結節病変がみられ，胸腔内に突出している。この画像では，皮膚，脂肪層，筋肉層，壁側胸膜，横隔膜の全体像が描出されている。図III-2-6bは胸壁由来の軟部腫瘍（Askin腫瘍）症例である。前胸壁からぶら下がるように巨大な腫瘍が胸腔内を占拠している。

3．胸腔の超音波断層像

1）胸　水

胸水を確認後，胸水の分布，胸水量，胸水の内部構造を評価する。

（1）胸水の存在診断と流動性

典型的な胸水は肺，胸壁，横隔膜，縦隔などに囲まれた領域に，内部エコーのないいわゆるエコーフリーの構造として描出される（図III-3-1）。さらに，呼吸，拍動，体動などにより胸水の形状，辺縁，内部構造が変化することを確認すれば，流動性胸水と診断できる（図I-5，図III-3-2a，b）。胸水の流動性をドプラー法を用いて行うことも検討されており，その有用性が示唆されている（第V章）。

胸水内の内部構造は大きく分けてフィブリン形成による索状・網状エコー（図III-3-2b，c），主に細胞成分によると考えられる点状エコーがある（図III-3-2a）。胸水の流動性があれば，体動，呼吸，拍動などによりこれらの内部エコーは不規則な動きを示す（図I-5，図III-3-2）。胸水の内部エコーが著しいほど細胞成分が豊富であることを意味するが，胸水中のフィブリン析出の程度と胸水中の蛋白濃度との間に明らかな相関はない。

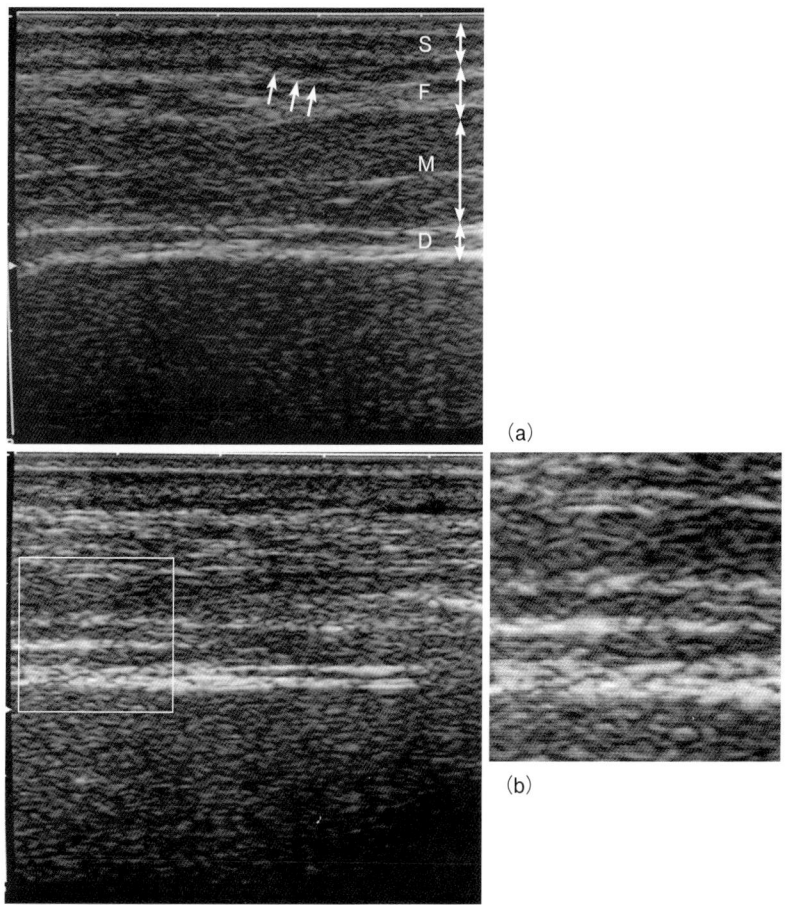

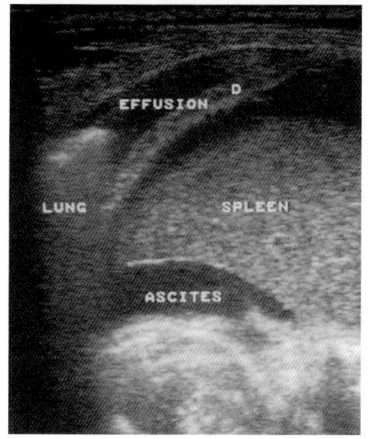

図III-2-1 胸壁・横隔膜の超音波断層像

(a) 皮膚（S）は高輝度と低輝度の線状あるいは索状構造として描出される。その下に線維性隔壁をもつ脂肪組織（F），その下方の筋肉組織（M）をみる。下部胸郭では胸壁に沿った横隔膜付着部（D）が観察される。

(b) 横隔膜は，四角内の拡大図で示すように高，低，高，低，高のエコー輝度の異なる5層線状構造として描出される。

(c) 胸腹水のために広範に観察された横隔膜

左肋間走査での超音波像である。胸水（effusion）と腹水（ascites）のために横隔膜（D）のほぼ全体が描出されている。

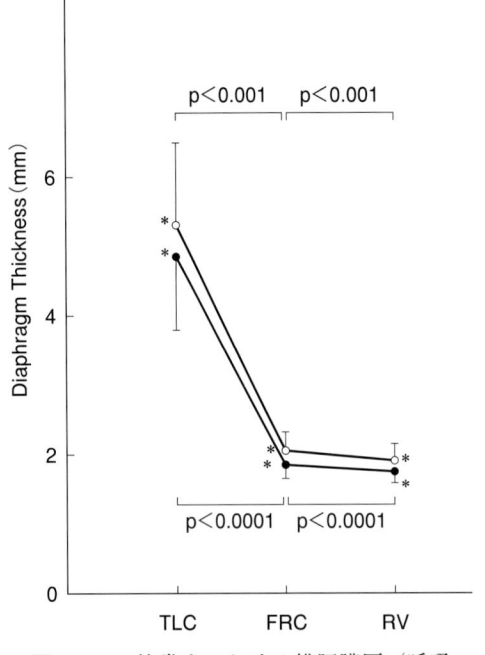

図III-2-2 健常人における横隔膜厚（呼吸レベル，体位別）

座位（○）と背臥位（●）における最大吸気レベル（TLC），平静換気呼気レベル（FRC），最大呼気レベル（RV）別の横隔膜厚を示す。横隔膜厚は体位では座位の方が，呼吸レベルではTLCレベルの方が大きい傾向がある。（谷口信行，福井順一，伊東紘一，鈴木　修，中村みちる，川井夫規子. 超音波による横隔膜厚の検討：体位変換及び呼吸機能との関連について. 超音波医学1991；18：552. より改変後，引用）

（2）胸水の分布

通常，立位の場合には胸水は，横隔膜と肺との間，肺と胸壁の間に存在する。しかも，流動性があれば胸水が重量方向に移動する。その他，胸水が横隔膜と肺底部の間にある場合（肺下胸水）（図III-3-3）や胸膜癒着のために胸水が分葉している（分葉化）かをみる（図III-3-4）。

（3）胸水量の評価

超音波断層像は視野幅が狭く胸腔全体を一度に描出することはできないので，体表走査しながら超音波断層像を再構築し，胸水量を評価することになる。横隔膜角あるいは胸膜陥入部にわずかに存在するものを微量（図III-3-5a），横隔膜のドームを被う胸水を少量（図III-3-3），横隔膜・肺表面を被覆するものを中等量（図III-3-5b），超音波画像の大半が胸水で占められ，肺・横隔膜など周囲臓器の変形や圧排をみるものを大量として分類している（図III-3-5c）。

横隔膜については，横隔膜の形状を横隔膜ドーム形態から，上に凸，平坦，下に凸に分ける（図III-3-3，III-3-6）。肺に関しては胸水が肺を圧迫しているが，肺の形状は原型を留めているもの（圧排）（図III-3-5b），肺の形状が大きく変化して肺内含気がなくなっているもの（虚脱）（図III-3-5c）を分けて記載する。中等量から大量胸水となると横隔膜の呼吸変動が低下し，奇異性となる。横隔膜と胸水との関係については後述する。

（4）胸水の内部構造

胸水の内部エコーがほとんどなくエコーフリーな状態が基本となる（図III-3-1）。胸水中のフィブリンの状態については，海草のように浮遊しているもの，フィブリンが隔壁を形成しているも，さらに網状となっているものに分類して記載する（図I-5，III-3-2）。フィブリンの析出の程度と胸水中の蛋白濃度とは相関しない。細胞成分が多い場合には，胸水中の点状の内部エコーが浮遊するように動いており，体動・拍動・呼吸によりその動きを変える（図III-3-2）。Air-fluid levelが存在すると体動により空気と胸水が混ざり合って，胸水中に輝度の高い点状エコーが浮遊する（図III-3-7）。この所見は胸腔のみならず，すべての部位でのair-fluid levelの証明となる。胸膜癒着が存在すると胸水がこれらの構造で隔てられ，胸水の分葉化がみられる。この所見の把握は，胸腔穿刺の際の合併症回避，胸腔ドレナージの適切な場所の設定の際には重要な情報となる（図III-3-4）。

（5）胸膜癒着術後の胸腔の解析

胸膜癒着術後の胸腔の状態を経時的に評価した成績は限られる。表III-3-1に示す症例を対象に，胸膜癒着術後の胸水の状態を超音波断層法を用い

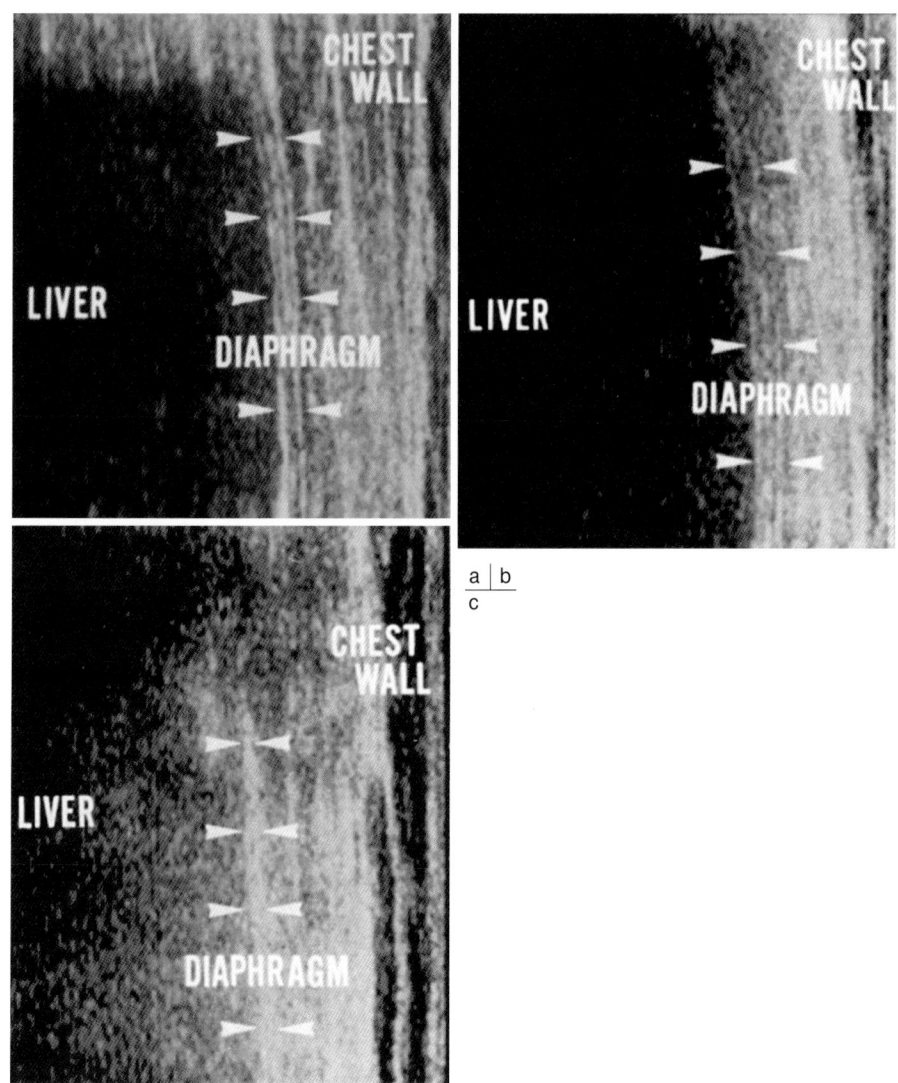

図Ⅲ-2-3 機能的残気量位での横隔膜厚の比較（健常小児，進行性筋ジストロフィーの小児，成人症例）

胸壁付着部の横隔膜（zone of apposition）を観察したものである。健常小児においても，成人同様に横隔膜は5層の層状構造を有している（a）。進行性筋ジストロフィーの小児でも，同様の超音波断層像であり，横隔膜厚は健常小児と比較してもやや厚い（b）。しかし，成長して疾患が進行してくると横隔膜厚は著しく減少してくる（c）。(Ueki J, De Bruin PF, Pride NB. In vivo assessment of diaphragm contraction by ultrasound in normal subjects. Thorax 1995 ; 50 : 1157. より改変後，引用)

て経時的に観察した。胸膜癒着術はOK432を主に用いて行った。胸水の観察部位は図Ⅲ-3-8に示す部位，①前側胸部の第2肋間，②前胸部の第4肋間，③背部の肩甲骨下の肋間，④背部の横隔膜上の矢状断を選択した。胸膜癒着後の胸水の貯留の形を図Ⅲ-3-9のように"loculated type"，"band-like type"，"triangle type"に分類した。

図Ⅲ-3-10，Ⅲ-3-11は，胸膜癒着前後の胸水貯

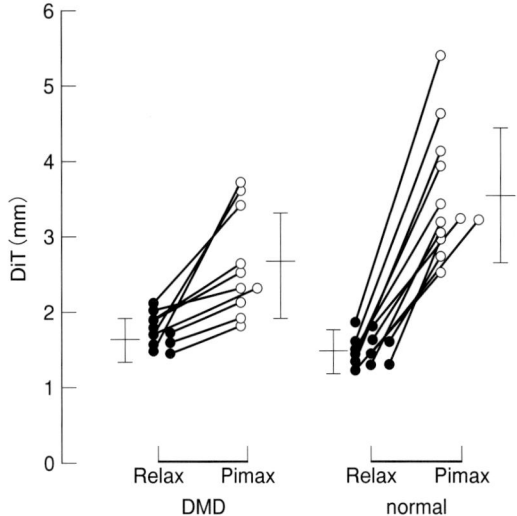

図III-2-4 機能的残気量位のリラックス時（Relax）と最大吸気時（Pi max）における進行性筋ジストロフィーの小児と健常小児との横隔膜厚の比較

縦軸は，超音波断層像で計測した横隔膜厚である。DMDは疾患群（10例），Normalは健常人（12例）である。各群で症例毎にプロットし，各々で平均＋/−標準偏差で示している。リラックスしている時は，疾患群の横隔膜厚がむしろ大きい。しかし，Pi max時での横隔膜厚は明らかに健常人群が大きい。(Ueki J, De Bruin PF, Pride NB. In vivo assessment of diaphragm contraction by ultrasound in normal subjects. Thorax 1995；50：1157. より改変後，引用）。

留状態の典型的な症例である。図III-3-10は胸膜癒着前後の胸部単純X線写真である。著明な胸水の減少をみるが，肋骨横隔膜角に胸水が残存している。図III-3-11は，図III-3-8の①から④の観察部位での胸膜癒着後の超音波断層像である。各々の超音波断層像は，①の前側胸部の第2肋間で"band-like type"，③の背部の肩甲骨下の肋間では"loculated type"，②の前胸部の第4肋間と④背部の横隔膜上の矢状断"triangle type"であった。

表III-3-2は対象14症例のまとめである。①前側胸部の第2肋間では"loculated type"，"band-like type"が半々であり，③背部の肩甲骨下の肋間では"loculated type"10例，"band-like type"4

例で，両観察部位が"triangle type"である症例は存在しなかった。一方，②の前胸部の第4肋間と④背部の横隔膜上の矢状断では，ほぼ全例が"triangle type"であった。このように，胸膜癒着術後の胸水の残存の形式は観察部により一定の傾向があった。また，1ヵ月を経過して，残存する胸腔スペースのサイズは以後大きな変化はなかった。

図III-3-12，III-3-13は胸水の器質化と胸腔スペースのサイズを経時的にみたものである。超音波断層像上で胸水中に内部エコーは胸膜癒着術後1週間程度経過すると出現し，遅くとも9ヵ月までには出現した。また，胸腔スペースは胸膜癒着後1ヵ月までは縮小するが，それ以後は胸腔スペースのサイズの減少はみられなかった。

胸膜癒着の有無をみる際に，胸水を挟んで壁側胸膜と臓側胸膜の呼吸性の滑走の所見が重要となる。呼吸性に壁側・臓側胸膜の滑走が消失していれば，胸膜癒着が存在することになる。壁側・臓側胸膜の滑走の消失する時期をみると，図III-3-8で示す①前側胸部の第2肋間と③背部の肩甲骨下の肋間の胸郭の上部では1週間から1ヵ月の間に，②前胸部の第4肋間と④背部の横隔膜上の矢状断の胸膜下部では3〜5ヵ月の間にみられた。胸郭の上部と下部での胸膜癒着の出現する時期が異なることが示唆される。

以上，超音波断層法で胸膜癒着術前後の胸腔を観察することにより，胸水貯留の形態，胸水貯留スペース，胸膜癒着，胸水の内部エコーが部位により異なることが示された。

2）胸膜肥厚・胸腔内腫瘤

図III-3-14は結核による慢性膿胸の症例である。内部に点状のエコーを有する胸水と壁側胸膜が全周にわたり肥厚している。

胸膜播種を伴う悪性胸水，胸膜転移，胸膜腫瘍（胸膜中皮腫など）で，胸膜腫瘤が胸膜表面に観察されることがある。図III-3-15は悪性胸水に伴う胸腔内腫瘤である。胸水の存在とともに，壁側

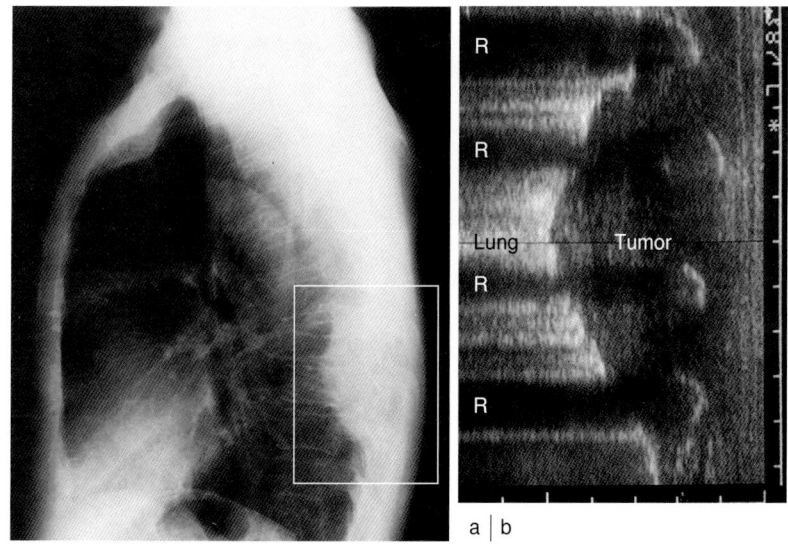

図III-2-5 原発性肺癌の原発巣から胸壁へ浸潤を来した症例
　胸部単純側面写真（a）の四角で示した断面での超音波断層像（b）では，胸膜エコーが消失し，内部が低エコーの腫瘍が肺内から胸壁へと4本の肋骨を囲むように進展している。肋骨は，ほぼ等間隔にみられる無音響学的影として認識される。本例では，病変と胸壁とが一塊となっている。

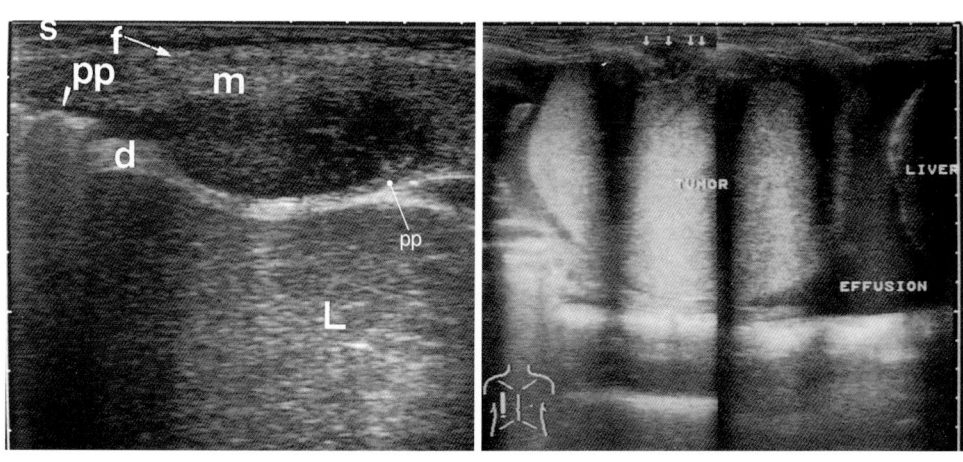

図III-2-6

(a) 胸壁への転移
　胸壁は，皮膚（s），脂肪（f），筋層（m），壁側胸膜（pp）からなる。筋層内に内部が低エコーの結節病変（転移巣）が描出されている。腫瘍は壁側胸膜（pp）に境界され，肝臓（L）を圧排している。図III-2-1で示したように，横隔膜（d）は5層構造からなっている。
(b) 胸壁から発生した軟部腫瘍（Askin腫瘍）
　前胸壁からの矢状断面の超音波像で，図の左が頭側である。胸壁と一塊となった腫瘍（矢印）が胸腔内を占拠している。胸水（effusion）も存在する。等間隔に存在する無音響的影は肋骨である。

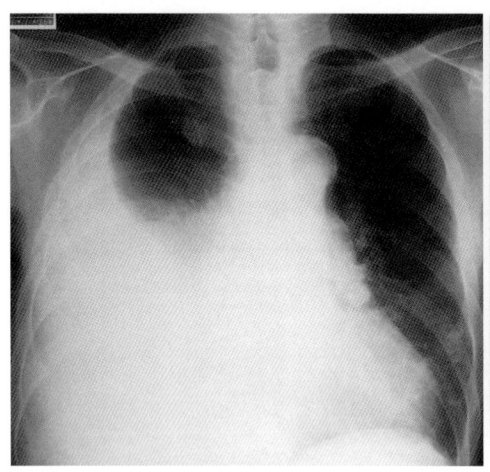 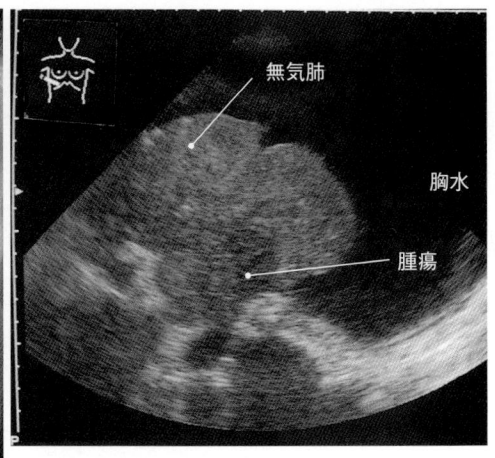

図III-3-1　肺癌による癌性胸膜炎症例
(a) 胸部単純X線写真
　右中下野の透過性が消失している。胸水が存在することが示唆される。
(b) 超音波断層像
　右肋間走査での超音波断層像では，肺を取り囲むように胸水（内部がエコーフリー）が認められる。肺は胸水のために含気を消失している。肺内部には低エコーの病変がみられ，原発巣と無気肺とが別々に描出されている。

胸膜と横隔膜上に内部が均一な低エコーの腫瘍が認められる。図III-3-16は悪性胸腺腫による胸腔内播種症例の超音波断層像である。横隔膜上に内部が高エコーの播種病変が胸水とともに観察される。しかし，腫瘍の内部エコーから組織による差を論じることはできない。図III-3-17は，腹腔内リンパ節原発の悪性リンパ腫症例での胸膜転移の超音波断層像である。胸腔内に突出する腫瘍として描出されている。この症例では，呼吸時に腫瘍は肺表面を滑るように動くことが確認され，肺外腫瘍であることがわかる。胸膜転移は腎癌，肺癌の時にも経験される。

胸膜腫瘍と鑑別を要するものに胸膜下脂肪層がある（図III-3-18）。壁側胸膜にそった内部が低エコーの索状構造，内部輝度は脂肪と同じであることがポイントとなる。

3）胸膜腫瘍の実態

図III-3-19は，結核性慢性膿胸に合併した悪性リンパ腫の症例である。壁側胸膜から胸壁にいたる腫瘍が観察される。

以下，超音波断層法で観察された壁側胸膜を含む胸壁腫瘍47例について解析した。胸壁への進展様式は，肺内腫瘍からの直接浸潤，癌性胸膜炎に続発した腫瘍，壁側胸膜を含む軟部組織への転移，肋骨転移，壁側胸膜由来の腫瘍，術後の局所再発がある（表III-3-3）。対象例の進展様式をみると肺内腫瘍からの直接浸潤が半数を占め，以下癌性胸膜炎に続発した腫瘍，壁側胸膜を含む軟部組織への転移，肋骨転移が続く（図III-3-20）。さらに，原発性肺癌と転移性肺癌を比較すると原発性肺癌では65％は原発巣からの直接浸潤であり，転移性肺癌では進展様式が様々であり，特徴的なものはない（図III-3-21）。

4）気　胸

既述したように健常肺の超音波断層法では，胸壁直下の壁側胸膜・臓側胸膜およびその直下の空気により形成される胸膜エコーコンプレックスがみられる（図I-1）。気胸では胸腔内の空気が存在

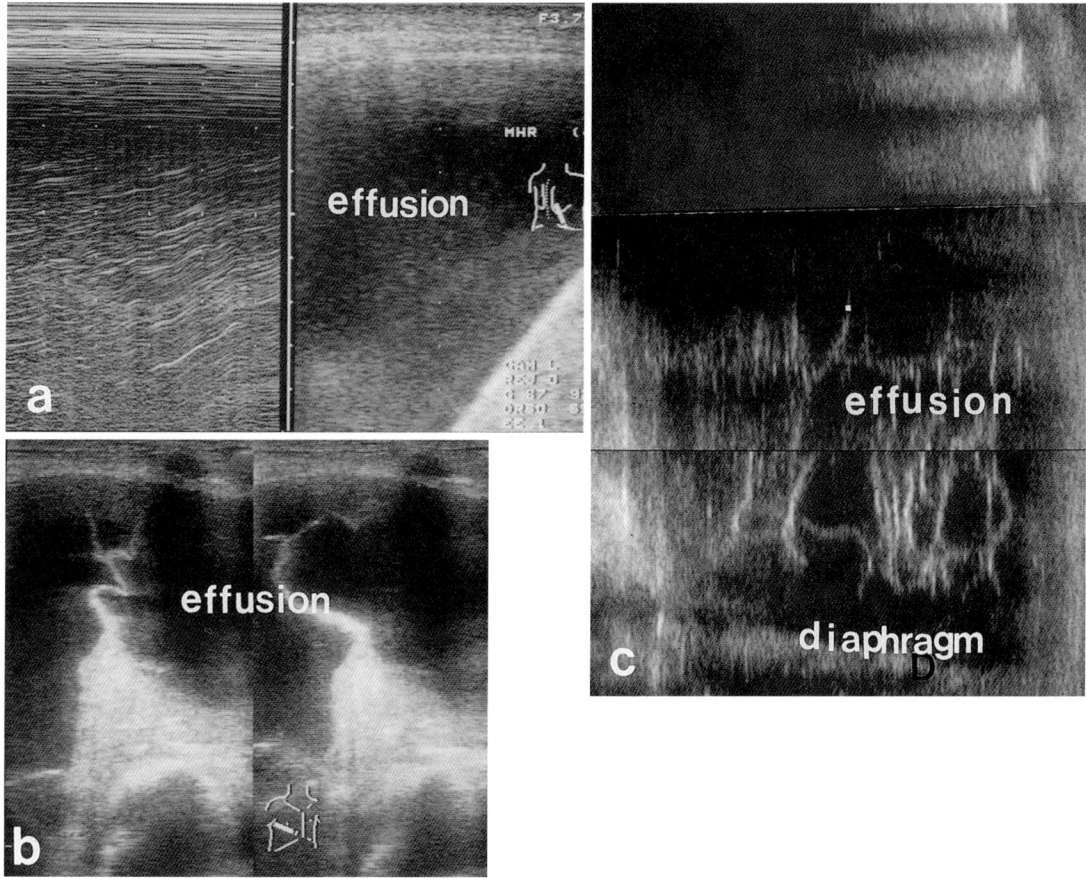

図III-3-2

(a) 点状エコーを伴う胸水
　胸水内部の微細な点状の無数のエコーが認められる。左のMモード像では，点状エコーが胸水中を浮遊していることがわかる。
(b) フィブリンを伴う胸水
　内部がエコーフリーの性状の胸水中に「海草」のように不規則な動きを伴う索状エコーを示すフィブリンが存在する。
(c) フィブリンネットを伴う胸水
　横隔膜と肺を結ぶ多数の索状エコーが網状構造を形成している。胸水中にみられるフィブリンネットである。

する。そのため，壁側胸膜直下には空気が直接あるために，胸膜エコーコンプレックスは認められず，輝度の高いエアーエコーがみられるだけである。図III-3-22は，左気胸の症例である。

4. 肺内病変

1) 肺内病変の局在

　正常の肺の超音波像は，壁側胸膜と臓側胸膜が密に接し，臓側胸膜直下に空気が存在していることから，これらのコンポーネントは胸壁直下の輝度の高い一層の線状エコー（胸膜エコーコンプ

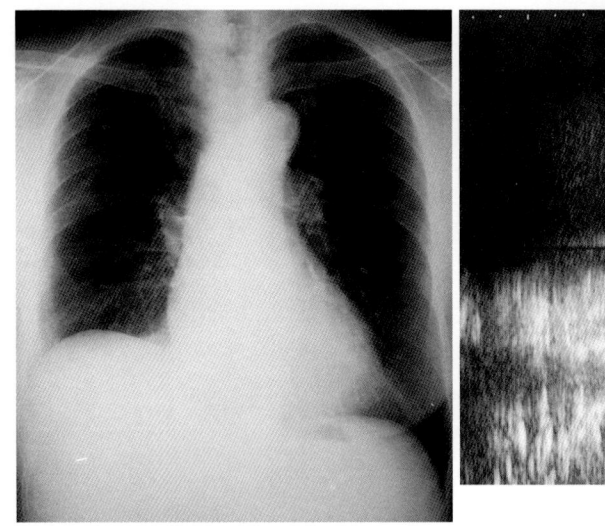
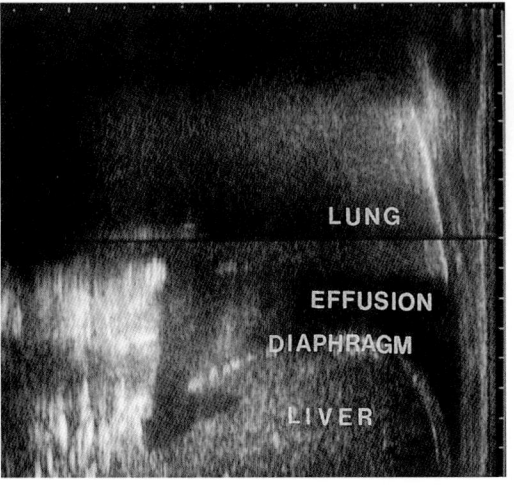

図III-3-3 肺下胸水の症例

胸部単純X線写真（立位）（左）では，右横隔膜位が挙上しているようにみえる。右肋間走査での超音波断層像（右）では横隔膜と肺底部との間に内部がエコーフリーの胸水が存在しており，肺下胸水と診断できる。

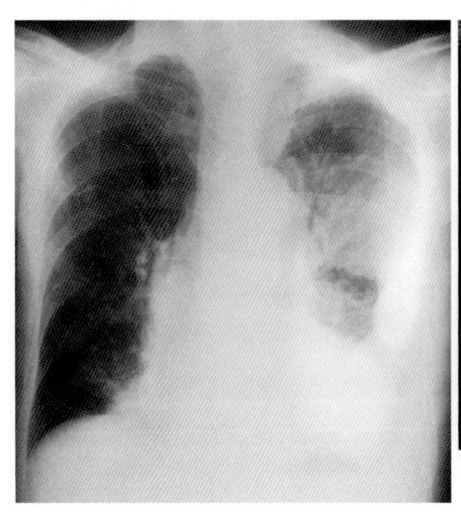
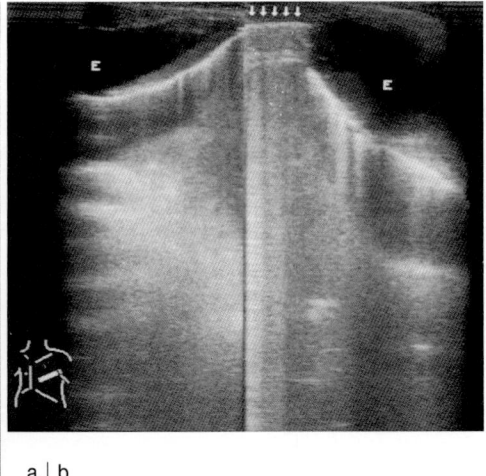

a | b

図III-3-4 胸膜癒着を伴う胸水

本例は膿胸の症例である。胸部単純X線写真（立位）（a）では，左横隔膜から側胸壁にかけて透過性が低下している。

左側胸壁からの超音波像（b）では，右方が尾側，左方が頭側である。肺と胸壁が癒着しており，呼吸性にも肺と胸壁の間の動きはない（矢印）。癒着部位の上下には，内部がエコーフリーの性状を示す胸水（E）が分葉化して存在していることがわかる。本例は，癒着部の上下に各々ドレーンを挿入して，ドレナージを実施した。

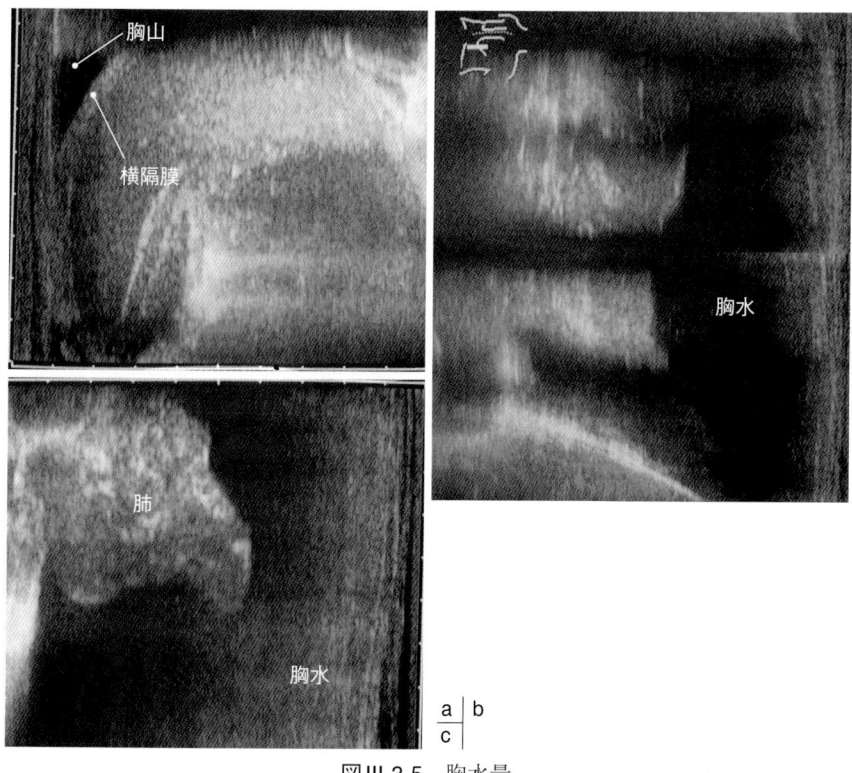

図III-3-5　胸水量

(a) 微量胸水
　　横隔膜角に胸水が存在する。横隔膜全体を被う程度の胸水は少量とする（図III-3-3）。
(b) 中等量胸水
　　肺全体を覆うように胸水が存在する。ただし，肺の変形は，著しくない。
(c) 大量胸水
　　胸水のために既存構造が圧排される状態をいう。この超音波像では胸水のために肺容量が著しく減少している。

レックス）となる（図I-1）。胸膜直下に空気のない構造が存在した時に，超音波断層法で肺内病変として描出される（図I-3）。病変の局在が，胸壁の内側を裏打ちする壁側胸膜，そして臓側胸膜より深部にあることを確認することが，肺内病変を認識するまず第一歩である。

2) 肺内病変に起因する胸膜変化

　健常者の胸膜エコーコンプレックスは，外に凸の平滑な曲線で描出される（図I-1）。しかし，肺容量が部分的に変化する場合には，胸膜エコーコンプレックスのラインが変化してくる。間質性肺炎では肺間質の線維化・肺胞の虚脱により不規則な肺容量の減少をみるために，肺表面に凹凸が出現する（図III-4-1）。末梢発生の原発性肺癌では癌病巣内の間質の縮みにより胸膜が陥入し，胸膜表面が不整となる（図III-4-2）。肺炎，肺化膿症から胸腔に病変が波及することにより発症する膿胸などの浸出性胸膜炎における胸膜癒着で胸水が存在すれば，超音波断層像で部分的な臓側胸膜と壁側胸膜が描出される（図III-3-4）。原発性肺癌を代表とする癌病巣が臓側胸膜を越えて進展する

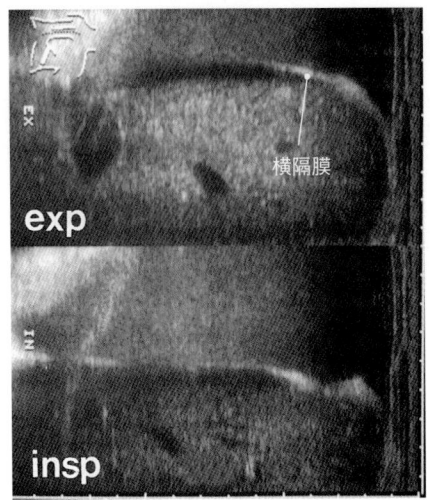

図III-3-6 胸水による横隔膜変形
上段が呼気,下段が吸気の超音波像である。胸水が存在するために,吸気時には横隔膜ドームが消失し,平坦化している。

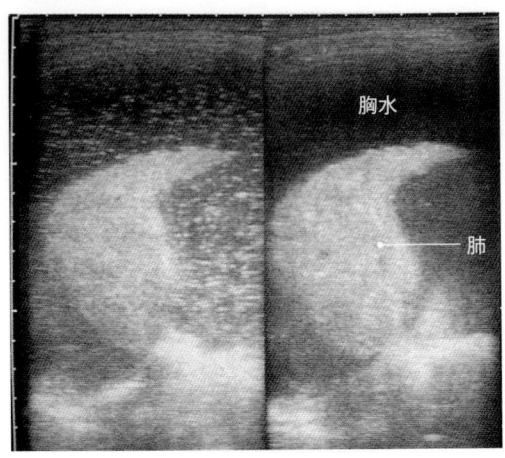

図III-3-7 胸水中に浮遊する点状エコー
本例は,air-fluid levelの存在する胸水貯留例である。胸水により圧排されて含気の消失した肺が存在する(右)。体動により胸水中に高輝度の内部エコーが浮遊するように出現する。胸水と空気が混合され,水泡を形成するためにこのような内部エコーが出現する(左)。

表III-3-1 対象例の背景と胸膜癒着術後の経過観察期間

Patient	Age/Sex	原疾患	Affected side	経過観察期間***(月)
1	62/M	Lung cancer (ad)*	left	19
2	48/M	Lung cancer (ad)	right	18
3	54/M	Malignant Thymoma	left	14
4	75/M	Prostatic cancer (ad)	right	13
5	72/F	Lung cancer (ad)	right	11
6	59/M	Lung cancer (ad)	left	9.5
7	67/M	Lung cancer (ad)	right	9
8	62/F	Lung cancer (ad)	right	6
9	47/F	Lung cancer (ad)	right	4
10	62/M	Lung cancer (ad)	right	4
11	54/M	Lung cancer (ad)	left	2.5
12	63/M	Lung cancer (ad)	right	1.5
13	41/M	Lacrimal cancer (adcyat)**	left	1.5
14	44/M	Lung cancer (ad)	left	1

*ad=adenocarcinoma, **adcyst=adenoid cystic carcinoma, ***平均±SD:8±4月

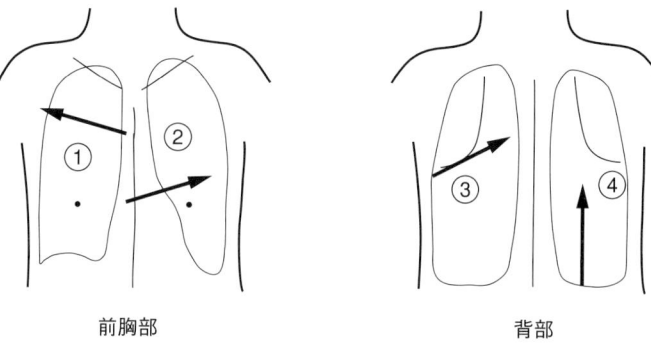

図Ⅲ-3-8 超音波断層法の観察部位
①前側胸部の第2肋間，②前胸部の第4肋間，③背部の肩甲骨下の肋間，④背部の横隔膜上の矢状断を選択した。

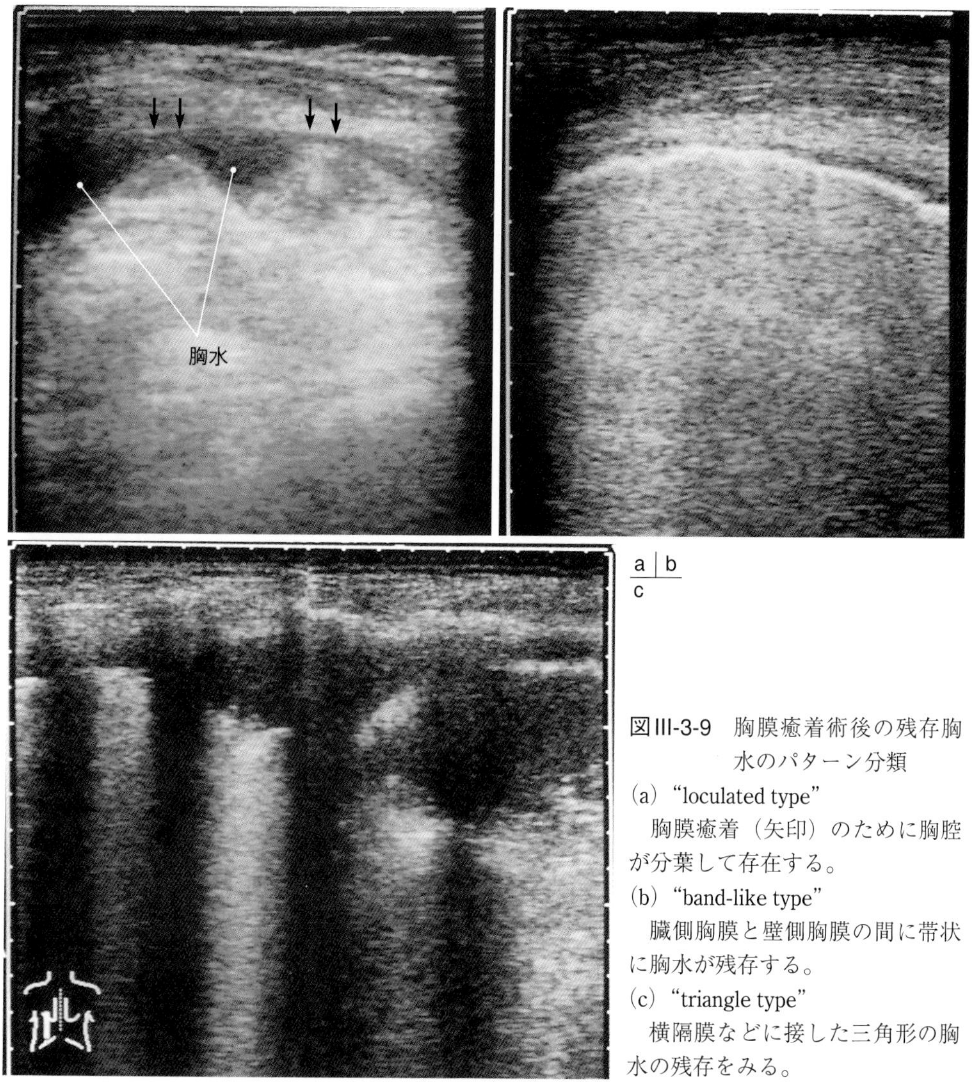

a	b
c	

図Ⅲ-3-9 胸膜癒着術後の残存胸水のパターン分類

(a) "loculated type"
　胸膜癒着（矢印）のために胸腔が分葉して存在する。
(b) "band-like type"
　臓側胸膜と壁側胸膜の間に帯状に胸水が残存する。
(c) "triangle type"
　横隔膜などに接した三角形の胸水の残存をみる。

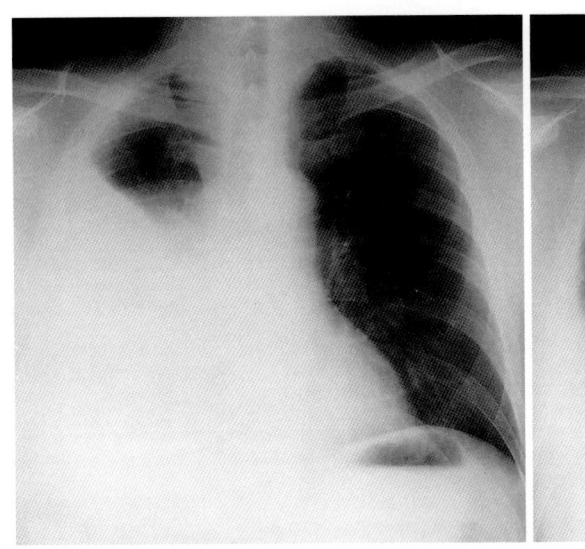
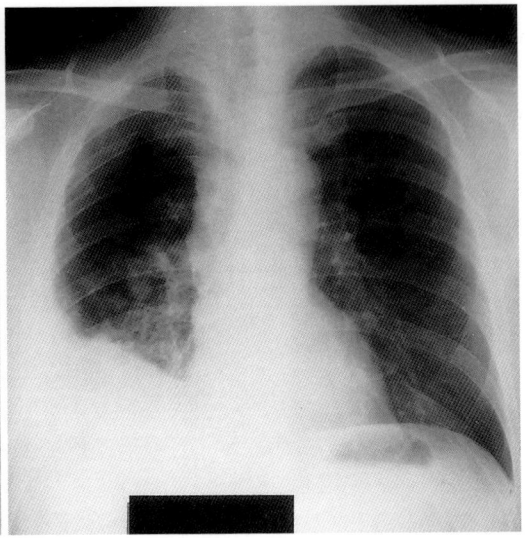

図 III-3-10　48歳・男性の胸膜癒着術前後の胸部単純X線写真
(a) 胸膜癒着術前
　　右側に大量の胸水が貯留している。
(b) 胸膜癒着術1ヵ月後
　　胸水の減少をみるが，肋骨横隔膜角は消失しており，胸水が残存することが予測される。

と臓側胸膜の胸膜エコーが断裂する（図III-4-3b）。

3）代表的な肺病変の超音波断層像：無気肺・airspace consolidation・腫瘍

　解剖学的に空気の消失した肺内病変は，中枢気道の閉塞による無気肺，胸水など圧排性無気肺，肺胞腔内が水分や細胞成分に置換された状態（alveolar airspace consolidation），腫瘍に大別される（図III-4-3, III-4-4）。中枢気道閉塞による無気肺の超音波像の特徴は，肺葉の原型を留めるように含気が消失し，内部は肝臓様エコーとなる。すなわち，全体には低エコーであるが，短い索状のエコーが均一に，多数みられることが特徴的である（図III-4-4a）。典型例では，これらの内部エコーは2本の平行した細い短い索状エコーとして認識される。これは含気の残存した細気道，低エコーで樹枝状の構造は肺内の血管と圧排性無気肺と考えられている。圧排性無気肺は，通常中等量以上の胸水貯留の際にみられることが多い。超音波断層像の特徴は，内部に空気の残存を示唆する輝度の高い索状エコーがみられる（図III-4-4b）。Alveolar airspace consolidationでは，胸膜直下に肝臓様になった肺内病変として認識される。既存の肺胞構造の破壊がなく，中枢気道の疎通性は維持されているので，呼吸により変動する病変内の輝度の高いエコー（ストロングエコー）がみられるのが特徴である（図III-4-4c）。通常，airspace consolidation病変内の輝度の高いエコーは病変辺縁に目立つ。これらの呼吸により変動する高エコーは，病変辺縁に残存した肺胞の換気を反映したものと考えられている。逆に，輝度の高い線状エコーが病変中央に存在する場合には空洞を考慮する（後述）。さらに，airspace consolidationの病変が進行すると肺胞内部の空気が消失すると内部のストロングエコーも目立たなくなる。その際には，内部エコーでは無気肺の際の超音波断層像との鑑別はむずかしい。しかし，あくまでもairspace consolidationでは肺容量の著しい減少はないのが特徴である。

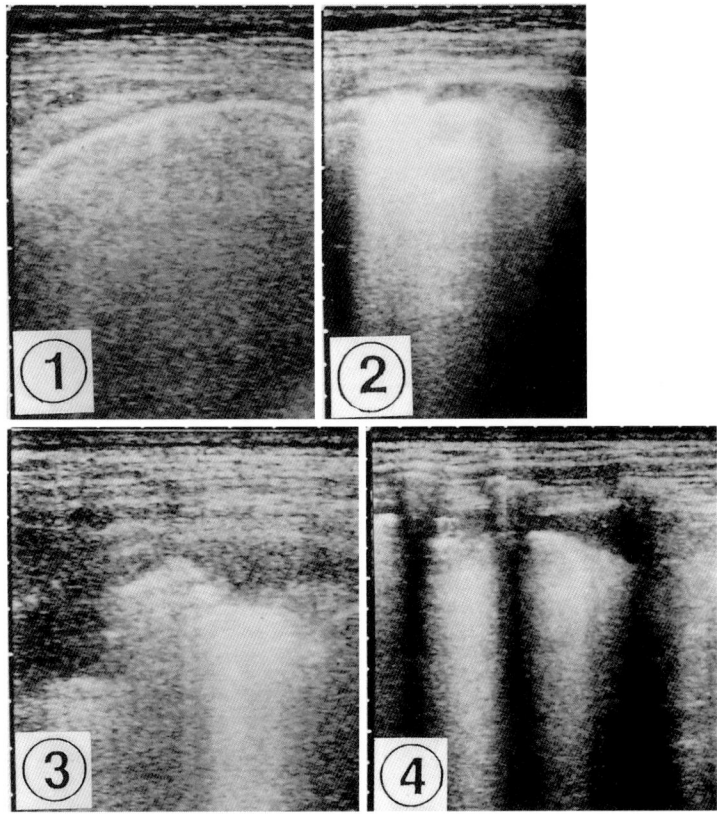

図Ⅲ-3-11 胸膜癒着術1ヵ月後の超音波断層像（症例は図Ⅲ-3-10と同一）

①〜④は，図Ⅲ-3-8に示す観察部位を，胸水残存のパターンは図Ⅲ-3-9に準じて示す。
①前側胸部の第2肋間："band-like type"
②前胸部の第4肋間："triangle type"
③背部の肩甲骨下の肋間："loculated type"
④背部の横隔膜上："triangle type"

腫瘍では，サイズが小さくとも既存の肺胞構造が変化していれば内部エコーは上記の無気肺やairspace consolidationと異なる（図Ⅰ-3）。しかし，肺胞壁の破壊を伴わない肺癌（細気管支肺胞上皮型肺癌）では，airspace consolidationと区別はできない。腫瘍ではサイズや病巣内の変化により，内部が低エコーの場合と高エコーの場合がある（図Ⅲ-4-3）。無気肺やairspace consolidationでは胸膜の破壊性変化を伴うことはまずないが，肺癌では胸膜エコーコンプレックスの断裂や肺内病変の胸壁までの波及を伴うことが特徴である（図Ⅲ-4-5）。腫瘍内部のエコー輝度が高く，その内部に低エコーが巣状に存在する場合には内部の壊死の存在を考慮する（図Ⅲ-4-5）。超音波断層像で無気肺やairspace consolidationと内部構造の異なる結節病変・腫瘤病変をみた場合には腫瘍を疑う（図Ⅲ-4-6，Ⅲ-4-7）。

表III-3-2 対象14例における胸膜癒着術後の胸水残存のパターンと超音波断層像の観察部位

Shape of space*	観察部位**			
	①	②	③	④
Loculated	7 (50%)	-	10 (71%)	-
Band-like	7 (50%)	1 (1%)	4 (29%)	-
Triangle	-	13 (99%)	-	14 (100%)

数字：症例数
*：図III-3-9，III-3-11に示す3つのtype
**：図III-3-8に示す①～④の観察部位

4) その他の変化

(1) 肺炎，肺炎と類似の超音波断層像—肺炎，細気管支肺胞型肺癌，間質性肺炎の蜂窩肺，サルコイドーシスの肺病変，肺血栓塞栓症に伴う肺病変—

大葉性肺炎は肺胞壁の破壊はなく，肺胞腔内に細胞浸潤や滲出物などを伴うのが，病理所見である。肺胞腔内の含気がまったく存在しなければ，超音波断層像としては肝臓様となり内部にわずかに短い索状エコーが均等にみられることになる（図III-4-4）。しかし，臨床的には，肺胞内の空気が残存しており，上記の肺内エコーに加えて，呼吸で変化する輝度の高い索状あるいは点状エコーをみる。しかも，肺胞内の空気が残存するのは病変の辺縁に目立つ（図III-4-8）。図III-4-9は，細気管支肺胞上皮型肺癌の超音波断層像である。肺内含気の低下と残存する空気による内部の高輝度の索状，点状エコーがみられ，しかも呼吸性に変化する。病理学的には，肺胞壁に沿った癌細胞の進展と肺胞腔内を充填する細胞分泌液と癌細胞などのために肺胞腔内の含気は消失している。つまり，これらの超音波断層像では肺胞壁の破壊のない肺胞腔内の含気が低下している状態をみているに過ぎないので，超音波断層像からは肺炎と鑑別できない。

図III-4-10は，蜂窩肺における胸膜直下に存在する含気の低下した構造を示す超音波断層像である。空気の存在を示唆する索状の輝度の高い内部エコーを伴う点では，先の肺炎（図III-4-8）の内部構造と極めて類似している。しかし，間質性肺炎の特徴としては，含気のない病変の分布が胸膜ラインに沿って存在し，かつ輝度の高いエコーは病変内部に目立つ。通常は，胸膜ラインは平滑でない（図III-4-1）。これらのことを総括すると肺胞壁の肥厚・断裂，肺胞の虚脱を病理変化の特徴とするために，胸膜ラインは不整となるが，胸膜の断裂，病変の胸壁への進展はなく，含気のない病変は胸膜直下に目立ち，拡張した肺胞道から細気管支内に存在する空気は病変の中心部に多く存在することを裏打ちしていると考えられる。

図III-4-11は，胸膜直下に存在したサルコイドーシスの結節病変である。胸膜ラインは平滑で，内部には呼吸により変化する輝度の高い索状・点状エコーを伴う。この超音波断層像も肺炎の超音波断層像（図III-4-8）と極めて類似している。肺炎と異なる点は，わずかながら胸膜の陥入像があること，病変内部の索状・点状エコーが病変内部にほぼ均一に存在する傾向がある点である。

図III-4-12は，肺血栓塞栓症に伴う肺梗塞の症例である。内部は均一な低エコーとなり，一部に含気の存在を示す輝度の高い点状エコーをみる。この症例の特徴は，病変の分布にある。病変は胸膜を基点とした楔形であり，しかも横隔膜直上では経気道性に到達しにくい部位での病変であるこ

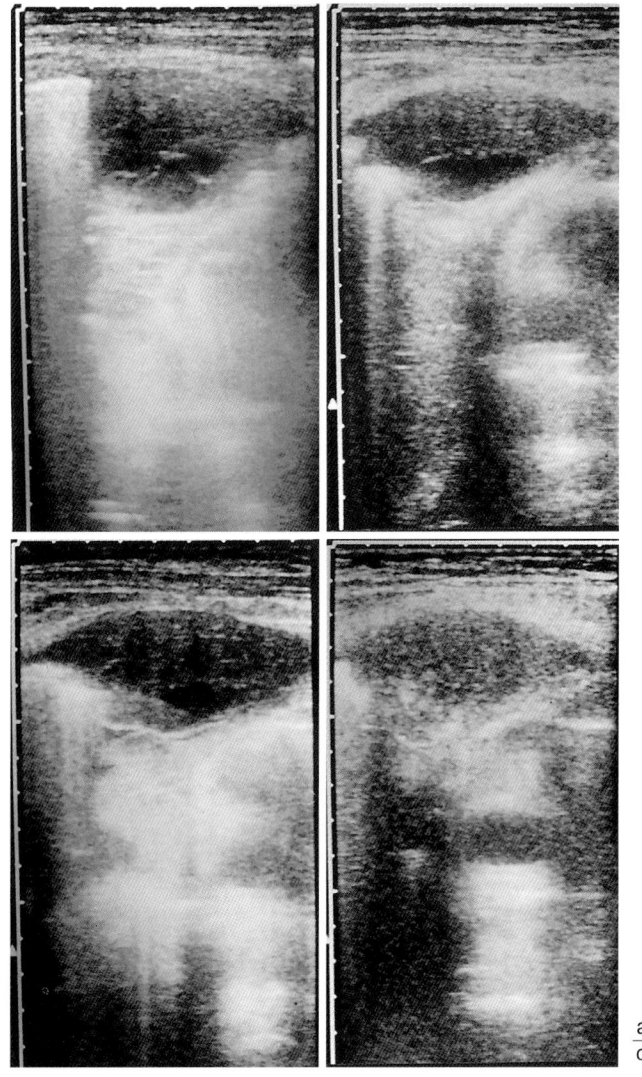

図Ⅲ-3-12 胸膜癒着術後の残存した胸腔のサイズ，内部エコー，臓側と壁側胸膜間の滑走の有無（75歳・男性）

観察部位は前側胸部第4肋間（**図Ⅲ-3-8**の②）である。

(a) 胸膜癒着術1週間後

胸水中に索状エコーが出現し，胸水中を浮遊している。

(b) 胸膜癒着術1.5ヵ月後

胸水の内部エコーが増加し，臓側胸膜寄りの一部に低エコーの部位を残すのみとなっている。

(c) 胸膜癒着術5ヵ月後

さらに，内部エコーが増加してきている。この時期には，臓側胸膜と壁側胸膜の間の滑走が消失し，胸膜癒着が確認される。

(d) 胸膜癒着術後12ヵ月後

胸水中の内部は点状・索状エコーが存在し，器質化したことが示唆される。胸腔スペースのサイズは，経過中明らかな変化はみられない。

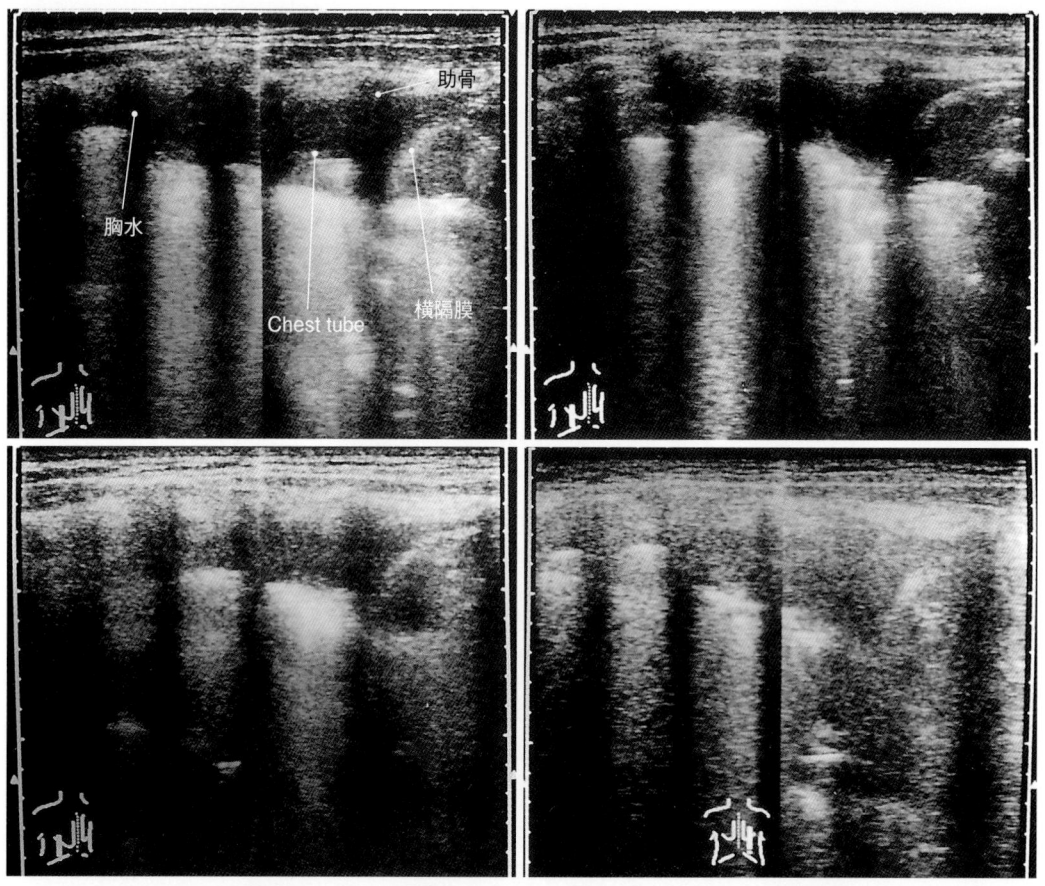

図Ⅲ-3-13 胸膜癒着術後の残存した胸腔のサイズ，内部エコー，臓側と壁側胸膜間の滑走の有無（62歳・男性）

観察部位は，背部の横隔膜上の矢状断（図Ⅲ-3-8の④）である。左方が頭側である。

(a) 胸膜癒着術中
　胸水はほぼ内部エコーはなく，低エコーである。胸腔内にドレーンチューブが観察される。
(b) 胸膜癒着術1ヵ月後
　胸腔スペースのサイズが縮小し，肺の再膨張がみられる。しかし，胸水中の内部エコーの出現が明らかではない。
(c) 胸膜癒着術3.5ヵ月後
　肺の再膨張がわずかながらみられる。胸水中に点状エコーが出現している。
(d) 胸膜癒着術後9ヵ月後
　胸腔スペースの縮小はみられない。胸水の内部エコーがさらに増加している。

とが特徴である。経気道的に病変が拡がる肺炎では，肋骨横隔膜角の部位の肺から病変が拡がることは少ない。

(2) 肺化膿症，肺化膿症と類似の超音波断層像―肺癌との鑑別―

　肺化膿症では肺の基本構造である肺胞壁が破壊されているために内部が不均一となり，空洞が存在する場合には内部に高輝度の線状エコーを伴う

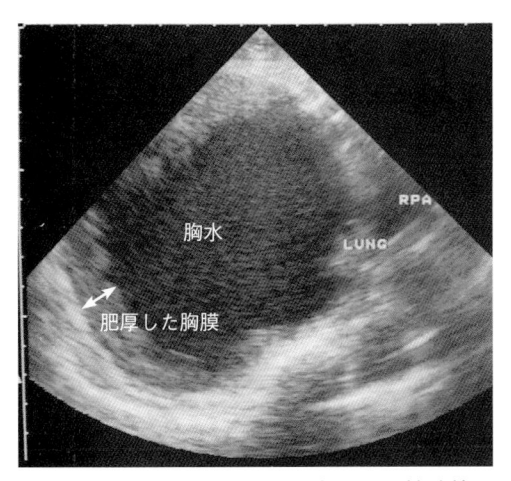

図III-3-14 肥厚した胸膜をもつ陳旧性結核性胸膜炎

右肋間走査での超音波像である。右方が縦隔側である。胸腔内部は多数の内部エコーを有する胸水が存在している。著しく肥厚した壁側胸膜に胸腔内は覆われている。胸膜表面は不整で，この断面では胸水のために著しく虚脱した肺が縦隔側にわずかに観察されるのみである。

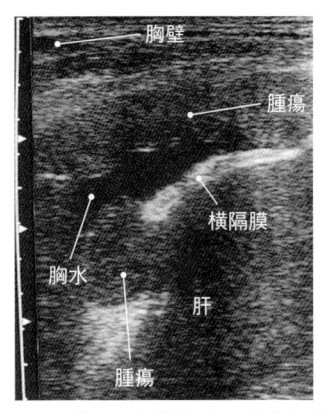

図III-3-15 肺癌の悪性胸水に伴う胸膜播種

壁側胸膜と横隔膜の表面に融合する結節病変が存在する。横隔膜上の病変に接する横隔膜ラインは消失しており，病変の横隔膜，肝臓への浸潤を示唆する。

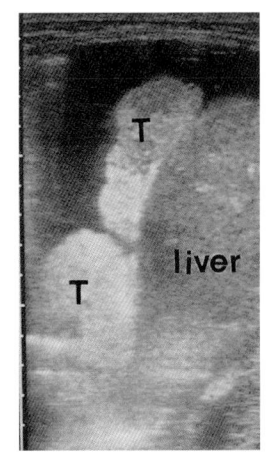

図III-3-16 胸腺腫の胸膜播種

横隔膜上に内部が均一高エコーの播種病変（T）が胸水とともに認められる。

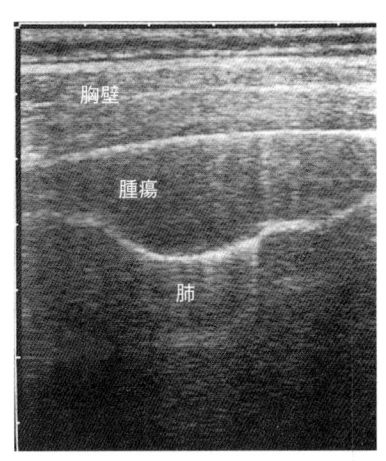

図III-3-17 胸膜発生の悪性リンパ腫（腹腔内リンパ節原発）

輝度の高い一層の臓側胸膜ラインを覆うように内部が均一低エコーの病変をみる。病変と肺との間には滑走がみられる。

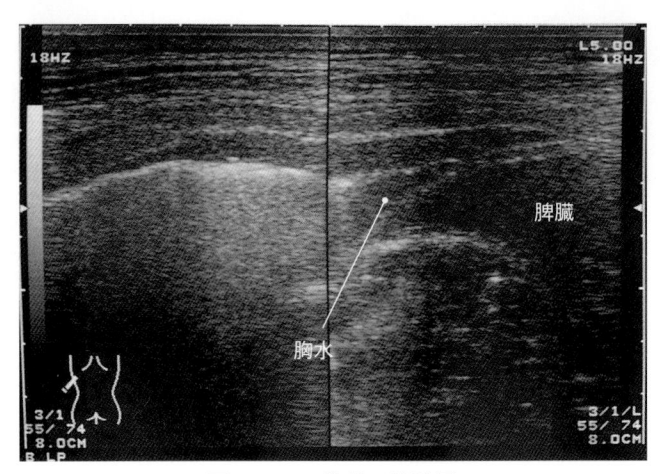

図III-3-18 胸膜下脂肪層

胸壁内の皮膚，脂肪層，筋肉層の下に輝度の高い線状エコーに接して輝度の低い板状構造がある．本例では，その構造と横隔膜との間には胸水が存在する．内部エコー，解剖学的形態から，胸膜下脂肪層と考えられる．

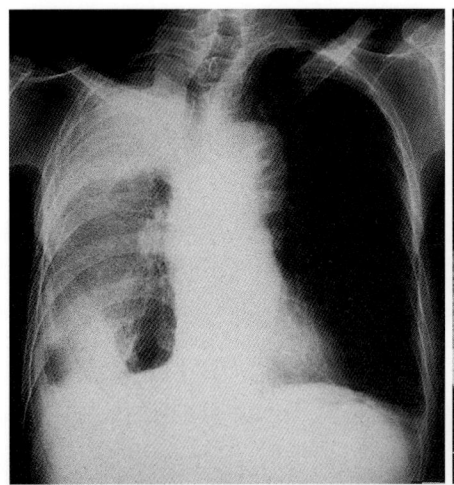

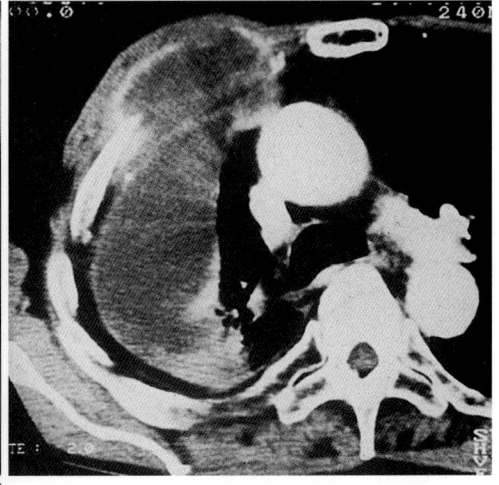

a	b
c	

図III-3-19 結核性慢性膿胸に合併した悪性リンパ腫

(a) 胸部単純X線写真

右側胸部のX線透過性が減弱し，特に上肺野から肺尖にかけてその傾向が強い．

(b) 胸部CT写真

肋骨の破壊を伴う胸壁腫瘍が存在する．壁側胸膜の肥厚を伴う胸水をみる．

(c) 超音波断層像

壁側胸膜から胸壁に至る腫瘍をみる．壁側胸膜は全体に肥厚し，輝度の高い内部エコーを有する胸水をみる．

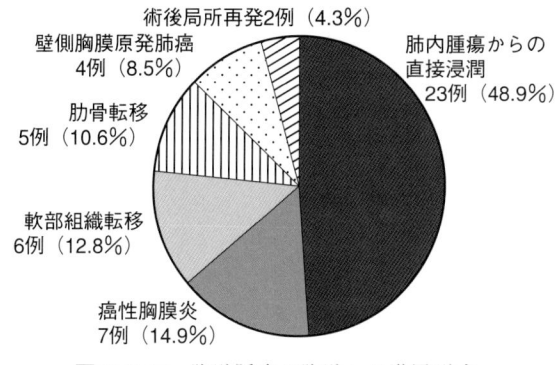

図III-3-20 胸壁腫瘍の胸壁への進展形式

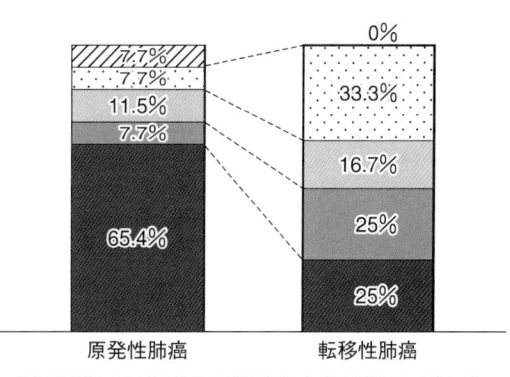

図III-3-21 原発性肺癌と転移性肺癌における胸壁腫瘍の比較（進展形式による分類）

表III-3-3 胸壁腫瘍の胸壁への進展形式

1. 肺内腫瘍からの直接浸潤
2. 癌性胸膜炎に続発した腫瘤
3. 壁側胸膜を含む軟部組織への転移
4. 肋骨転移
5. 壁側胸膜原発腫瘍
6. 術後局所再発

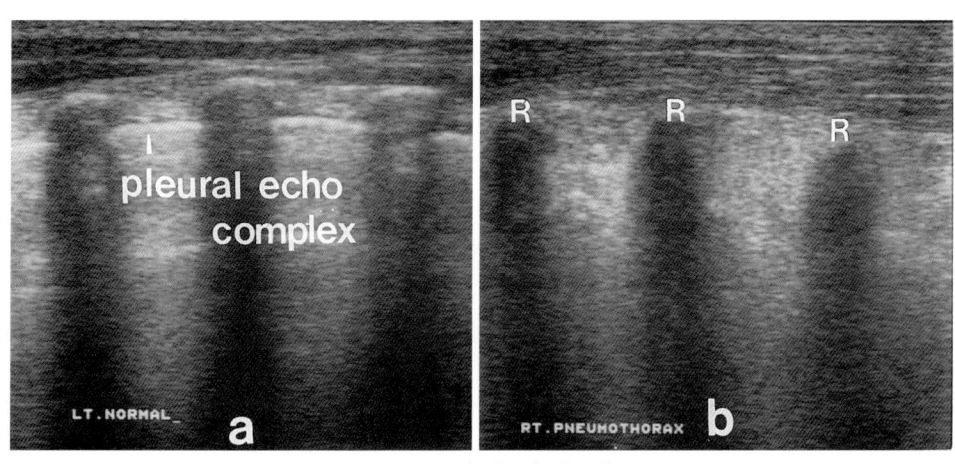

図III-3-22 気胸の超音波像

背部からの矢状断面での超音波断層像で，左（a）が健側，右（b）が患側のものである。Rは肋骨による無音響学的影である。健側では，壁側胸膜・臓側胸膜および胸膜直下の空気により，一層の輝度の高い胸膜エコーコンプレックスが観察される。一方，患側は壁側胸膜直下には空気が存在するために輝度の高いエアーエコーが描出されており，健常肺の超音波像と異なる。

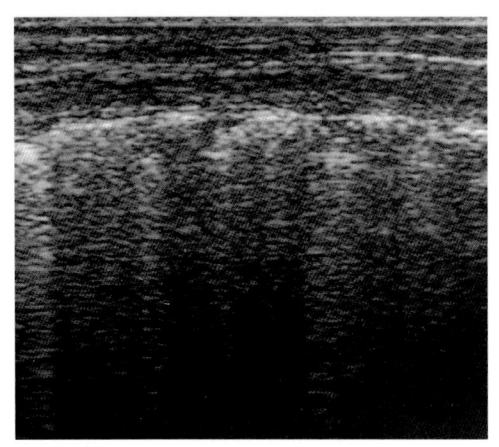

図III-4-1 間質性肺炎の超音波断層像
胸膜エコーラインが不整となっている。不整な胸膜直下の含気が消失している所では、背部エコーがみられる。

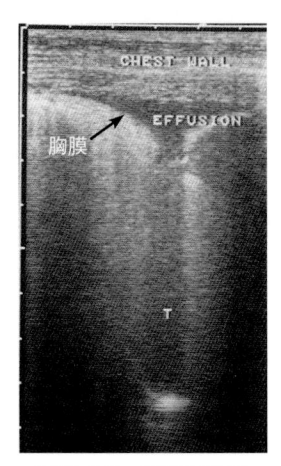

図III-4-2 胸膜陥入像
肺癌（T）に伴う胸膜陥入像である。陥入してできた胸腔スペースには胸水（effusion）が貯留している。

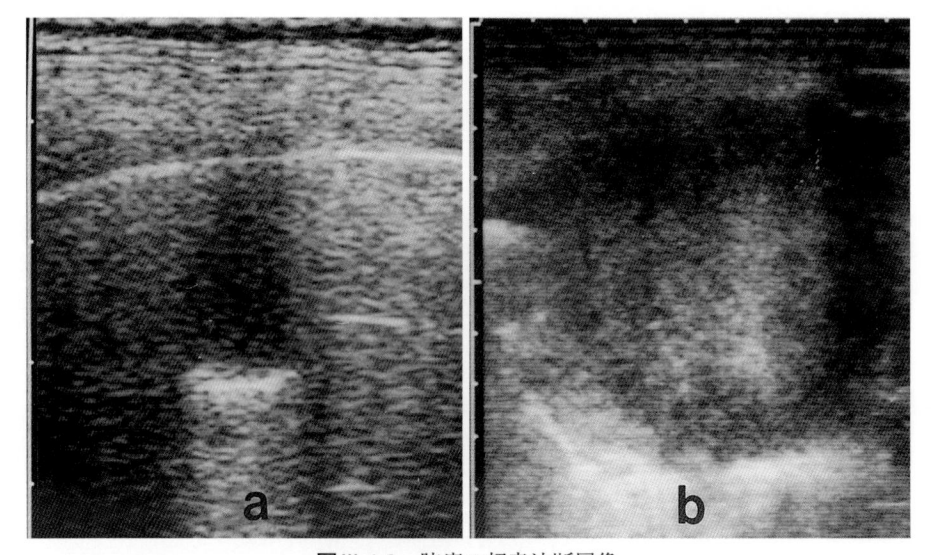

図III-4-3 肺癌の超音波断層像
(a) 内部が均一な低エコーである。胸膜エコーラインは平滑で連続性である。
(b) 内部は不均一で、輝度の高い内部エコーが中心部に多く存在する。胸膜エコーラインが断裂しており、肺内病変が胸壁まで及んでいる。

（図III-4-13）。この所見は、肺の基本構造である肺胞が破壊されていることを示している所見である。図III-4-14は、直径が10cmを越える肺癌病巣である。内部エコーが不均一で、しかも内部は低エコーの所と高エコーの所が混在している。また、図III-4-14では胸壁と肺病変との境界が不鮮明で、肺内病変と胸壁が一塊となっている。詳細は後述するが、このように胸壁に広範な進展を来す場合は悪性疾患を考える。

(3) 肺分画症

分画肺はもともとは、肺動脈の代わりに大循環系から分岐した迷入動脈が流入し、主に肺静脈あ

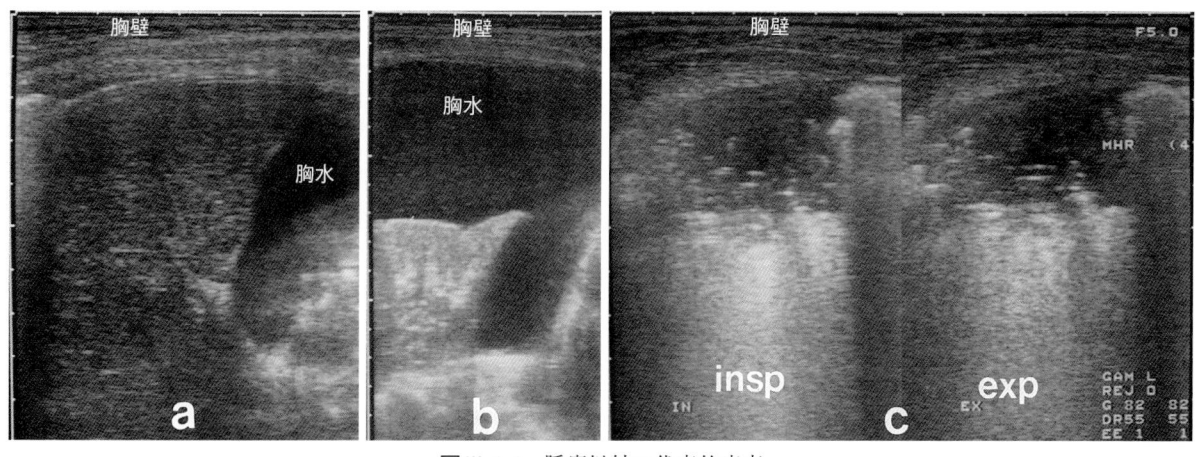

図III-4-4 腫瘍以外の代表的病変

(a) 中枢気道閉塞による無気肺
　肺葉の形は保持しているが，肺内は肝臓様となっている。内部に索状の内部エコーが均一にみられる。呼吸性変化では内部エコーの変化はない。

(b) 胸水による圧排性無気肺
　胸水が中等量以上に存在し，肺容量が著しく減少している。内部エコーの所見は，中枢気道閉塞による無気肺の所見に加えて，空気の残存を示唆する輝度の高い内部エコーがみられる。

(c) Airspace consolidation
　胸膜エコーラインは平滑で断裂はない。内部には肺胞内の空気の残存を示唆する輝度の高いエコー（ストロングエコー）が主に辺縁に存在する。さらに，呼吸により内部のストロングエコーが出没する（左：吸気，右：呼気）。病変が進行すると肺胞腔から空気が消失する。その際の内部エコーは，無気肺の超音波像との区別ができなくなるが，airspace consolidationでは原則として肺容量の減少はないか少ない。

るいは中心静脈に還流している。分画肺自体が通常の肺葉の中に存在するか，分画肺が独立して胸膜に覆われて存在するかにより，肺葉内分画症と肺葉外分画症に分けられる。病理学的には，既存の肺との交通が存在しなければ，気道分泌など分泌物が貯留して囊胞を形成し，周囲には含気のない肺が存在する。一方，主に既存の肺との交通を有する場合には，感染の反復により肺胞の破壊や気管支拡張の所見が存在する。以下，自験の肺葉外分画症3例，肺葉内分画症2例計5例の所見について述べる。

　図III-4-15は，既存の肺との交通のない肺葉内分画症の症例である。CT写真では内部に低濃度領域を伴う腫瘤病変をみる。食道超音波断層像では，内部が低エコーで均一な囊胞様部分と周囲の含気のない構造からなる。図III-4-16は肺葉外分画症の症例であるが，超音波断層像上で内部は輝度の高い結節状の構造と周囲の低エコー領域からなる。図III-4-17は，外科的に切除された既存肺との交通のない肺分画症の病変を超音波断層像で観察し，病変の割面像と対比させたものである。上段が図III-4-15，下段が図III-4-16の症例のものである。共通の所見としては，内部の囊胞部分と周囲の含気のない未熟な肺から成っている。しかし，病変内部の囊胞部分の内部エコーは，低エコーのものから高エコーのものまで様々である。

　図III-4-18は肺葉内分画症の症例である。本例は反復する感染を認めた。X線写真では空洞，索状影，肺容量の減少をみる。超音波断層像では胸膜直下に含気の減少した病変を認め，内部に高輝度の点状・索状エコーが存在している。本例の切除肺では，肺胞破壊と線維化，気管支拡張，空洞

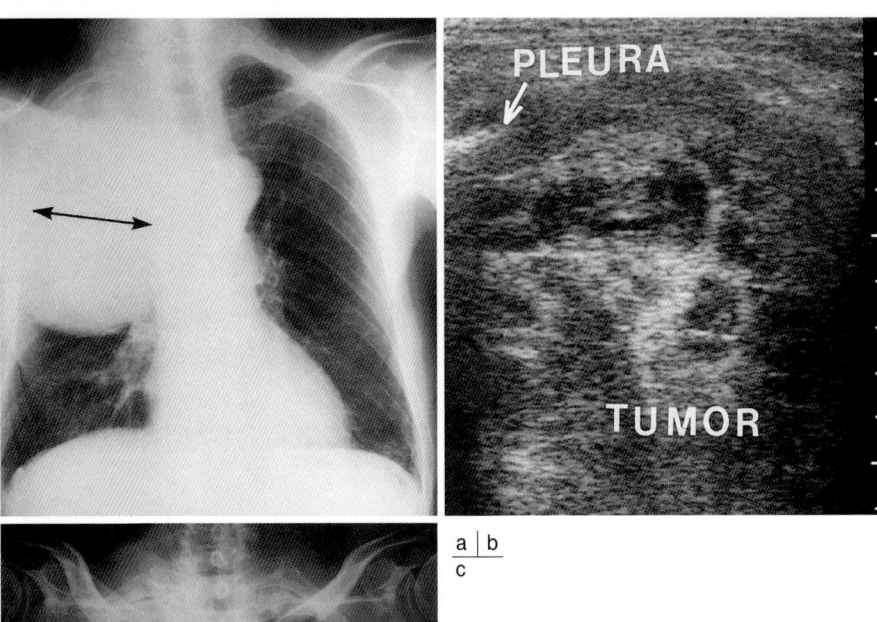

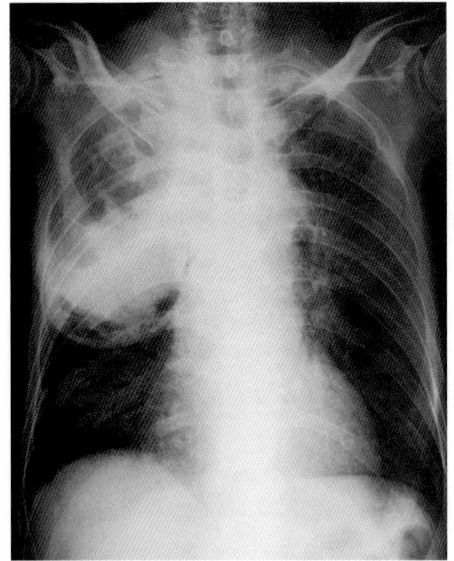

図III-4-5　腫瘍内壊死を有する肺癌症例
(a) 胸部単純X線写真
　　右上葉全体を占める巨大な腫瘍が存在する。
(b) 超音波断層像
　　胸部単純X線写真上の矢印で示す部位からの超音波断層像である。腫瘍内部に輝度の高い内部エコーを有し，さらにその内部は低エコーを伴っている。
(c) 空洞が自壊した際の胸部単純X線写真
　　本例は突然，血液とともに腫瘍内部の壊死物質を喀出し，死亡した。このX線写真では，腫瘍内部に空気が存在し，右下肺野に浸潤影をみる。

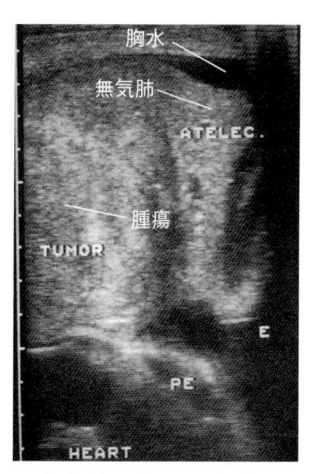

図III-4-6 中枢気道閉塞による無気肺の中に存在する腫瘍（原発性肺癌）
　背部からの肋間走査である。無気肺の中に巨大な腫瘍が存在する。肺の周囲には胸水も認められる。無気肺内部には均一な点状の内部エコーが認められるが、腫瘍内部は無気肺より全体に輝度が高く、内部エコーが不均一である。

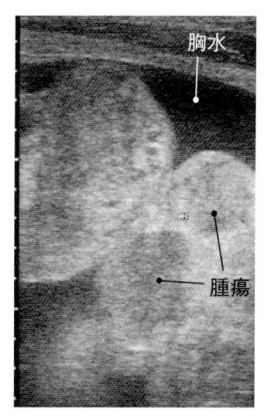

図III-4-7 胸水による圧排性無気肺の中に存在する腫瘍（骨肉腫の肺転移）
　胸水により肺が圧排されて、含気が減少し無気肺となっている。無気肺内部に円形の内部が均一な低エコーの転移病巣が観察される。

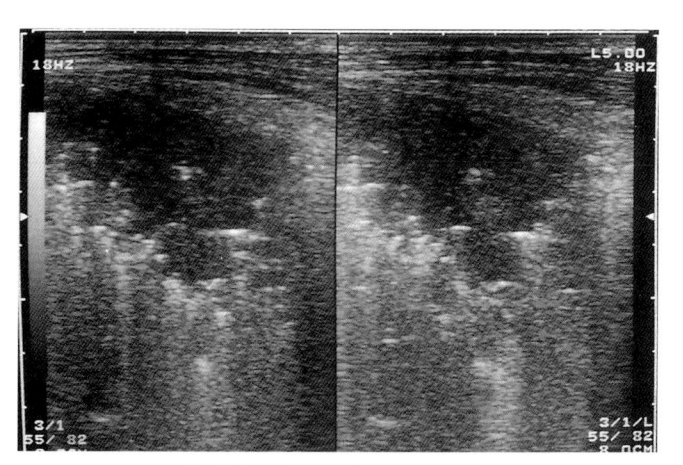

図III-4-8 肺炎の超音波断層像
　胸膜直下に内部が低エコーの肺内病変をみる。病変内部には、索状・点状の輝度の高いエコーが存在し、呼吸により内部エコーが変化する。左が吸気、右が呼気のものである。

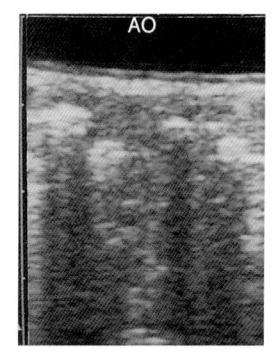

図III-4-9 細気管支肺胞上皮型肺癌
　食道超音波内視鏡により、下行大動脈（AO）に接する癌病巣が描出されている。肺病変内に含気を示す高輝度の索状エコーをみる。

をみる。他の肺葉内分画症症例も空洞の所見は欠如したが、他は同様の所見であった。
　以上より、肺葉外分画症や既存の肺との交通のない肺葉内分画症の際には超音波断層像から本症を疑うことは可能であるが、既存の肺との交通を伴う肺葉内分画症の場合は容易ではない。図III-4-19は肺葉外分画症の迷入動脈を食道超音波断層法で観察したものである。下行大動脈から分岐する迷入動脈が観察される。ドプラー法による観察では、血流量の計測も可能であった（図III-4-

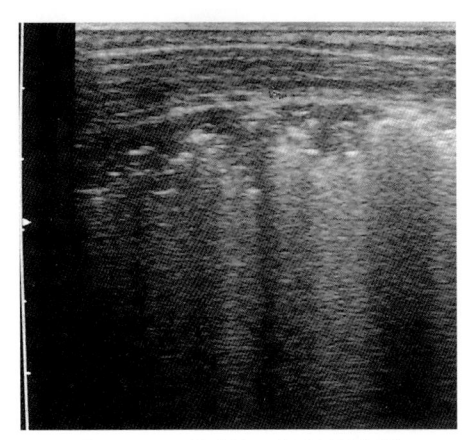

図III-4-10　蜂窩肺の超音波断層像
　胸膜直下に含気の低下した病変が存在する。病変内部には，含気の存在を示唆する高輝度の索状・点状エコーをみる。特徴としては，病変が胸膜直下に存在し，含気を示す索状・点状エコーの分布が病変中心部に多く存在することである。

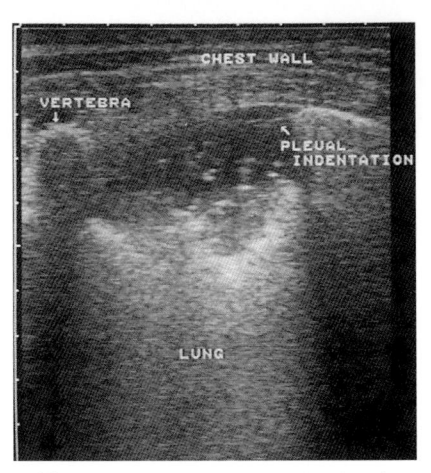

図III-4-11　airspace consolidationを呈したサルコイドーシスの肺野病変
　肺内病変は均一な低エコーで内部に多数の輝度の高い点状エコーが存在する。肺内病変に接して，胸膜のわずかな陥入がある。多数の輝度の高い点状エコーが病変内にほぼ均等に存在する。

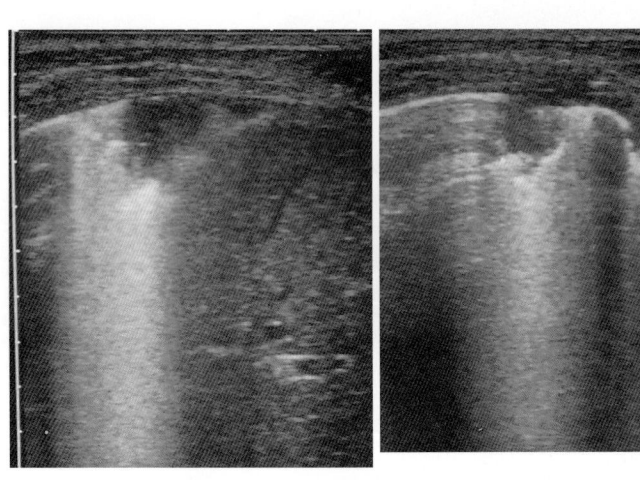

図III-4-12　肺血栓塞栓症による肺梗塞
　胸膜に沿って楔形の肺内病変をみる。胸膜ラインの中断はない。特に，(a) の病変は，肋骨横隔膜角に相当する部位で，経気道的に病変が広がる肺炎とは病変分布が異なる。

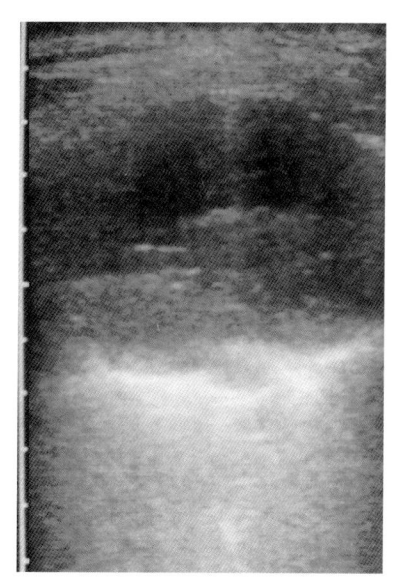

図Ⅲ-4-13 肺化膿症
内部が低エコーの部分と不規則な内部エコーを有する部分からなる。病変の中心部には輝度の高い索状・点状エコーが存在する。

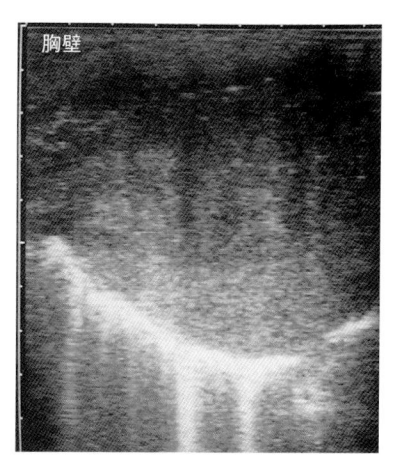

図Ⅲ-4-14 胸壁浸潤をみる巨大な肺癌病巣
内部全体が不均一な高エコーを呈している。この症例の特徴は，病変と胸壁との間の境界が不明で，病変が胸壁まで浸潤している。

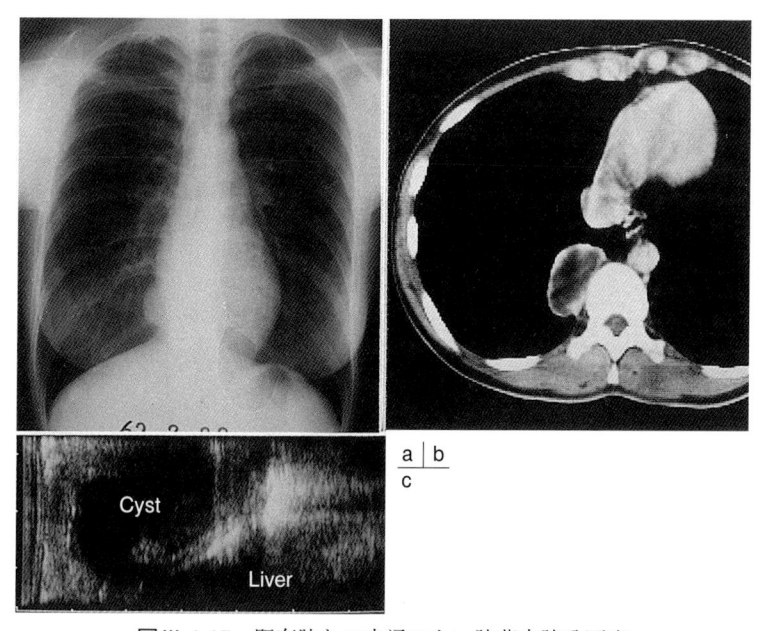

図Ⅲ-4-15 既存肺との交通のない肺葉内肺分画症
(a) 胸部単純X線写真
　心右縁に円形陰影をみる。
(b) 胸部CT写真
　胸椎に接した内部に低吸収領域を伴う腫瘤様陰影を見る。
(c) 食道超音波内視鏡による超音波断層像
　左方が食道面，上方が頭側，下方が尾側である。
　内部は低エコーな囊胞性病変で，周囲に内部エコーを有する構造をみる。

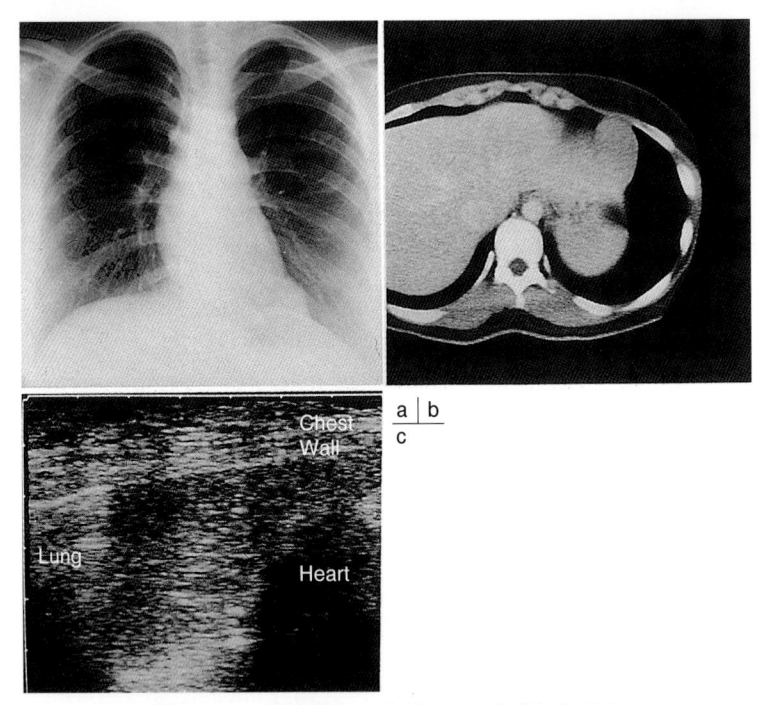

図III-4-16 既存肺との交通のない肺葉外分画症
(a) 胸部X線単純写真
　心左縁に円形陰影をみる。
(b) 胸部CT写真
　左前胸壁に接した内部が均一な腫瘤様陰影を見る。
(c) 体表からの超音波断層像
　肋間走査による記録である。右方が正中側となる。
　内部は全体に輝度の高い構造と周囲の低エコーな構造とからなっている。

19a)。表III-4-1は、本項のまとめとして5例の病型、超音波断層像、既存肺との交通の有無、胸部X線所見を示した。

(4) 空　洞

　肺炎など肺胞充実性病変内の肺胞内に残存する空気は、通常病変の辺縁に存在する。超音波断層像では、輝度の高い索状エコーが病変周囲に存在し、呼吸により変化する（図III-4-8）。図III-4-20は直径2cm弱の肺内病変の超音波断層像である。中心部に輝度の高い索状のエコーをみる。
　肺病変の中心部が壊死により、脱落した状態が空洞で、空洞内部には空気が存在する。肺内含気が低下した病変内部に空洞（空気）が存在しても、空洞より深部は副エコーにより病変が観察され、多くは背部エコーを伴う。
　図III-4-21は右下葉の癌性空洞の症例である。CT写真で空洞が存在することがわかる。ほぼ同時期に行われた超音波断層像では、胸壁に接した肺内病変と背部エコーをみる。また、病変内部に輝度の高い索状エコーが存在する。この索状エコーの長さは、CTで計測した空洞の横径とほぼ一致する。以下同様の方法で、空洞横径と病変内部に存在する高輝度の索状エコーの長さを14例（原発性肺癌8例、肺化膿症4例、肺結核1例、肺アスペルギローマ1例）で比較した（図III-4-22）。両者の関係は、ほぼ$Y = X$となる。従って、図III-4-20、III-4-21に示すような超音波断層像がえられた場合には、空洞を考慮し、しかも病変内部

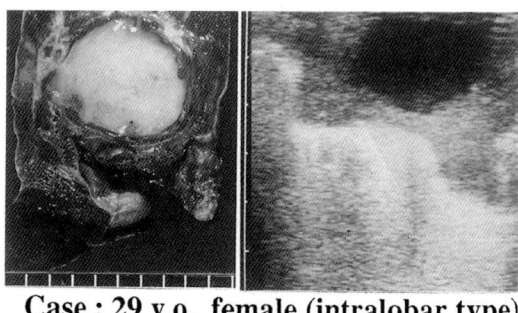

Case : 29 y.o. female (intralobar type)

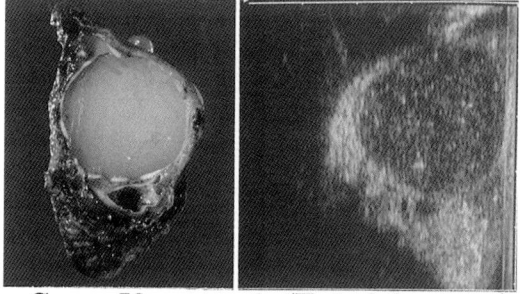

Case : 58 y.o. male (Extralobar type)

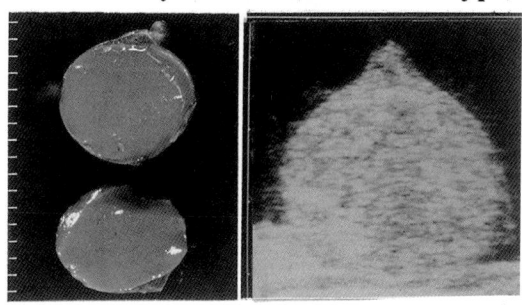

Case : 21 y.o. female (Extralobar type)

図III-4-17　既存肺との交通のない分画肺の摘出標本の割面像と超音波断層像の比較
　超音波断層像では，割面像と同様に各々囊胞部分と周囲の含気のない未熟な肺が別々に描出されている。しかし，囊胞部分の内部構造は，上段では均一な低エコー，中段では低エコーで内部に点状エコーを伴う，下段では全体の輝度が高く，さらに輝度の高い索状・点状エコーを伴うと様々であった。

に存在する高輝度の索状エコーの長さは空洞横径とみなすことができる。

(5) 肺内病変の内部構造

　肺内病変と含気については既述した。肺胞内含気の残存がなければ，一般的に内部エコーは低くなることが多い。図III-4-23は肺腺癌の病巣である。内部が均一な低エコーとなっている。図III-4-24は直径1cmの結節病変であるが，同様に内部が均一な低エコーとなっている。本例は，肺結核であるが，図III-4-23とは超音波断層像からの鑑別はできない。図III-4-25は悪性リンパ腫の肺病変である。胸膜ラインは保たれて，内部が比較的均一な低エコーとなっている。図III-4-26は，無気肺の中に原発巣が描出されている肺癌症例である。無気肺の中に内部が低エコーの結節病変が存在していることがわかる。このように腫瘍の多くは低エコーとなることが多い。しかし，腫瘍サイズが大きくなると内部の壊死などの変化が加わ

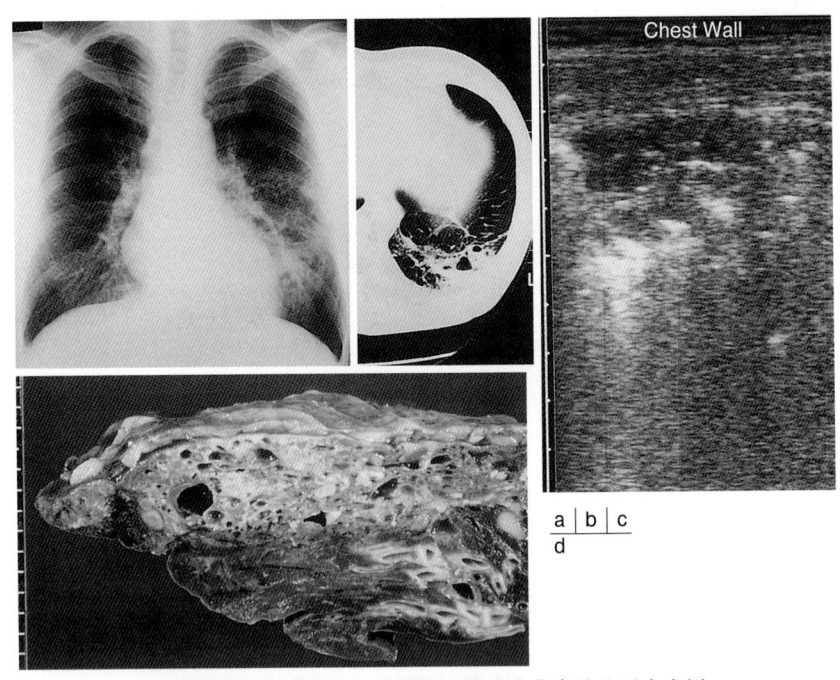

図Ⅲ-4-18 既存肺との交通を有する肺葉内肺分画症症例
(a) 胸部単純X線写真
　　左下肺野の透過性低下，輪状影，一部にニボーをみる。
(b) 胸部CT写真
　　下葉の容量減少，索状影，嚢胞影をみる。
(c) 体表からの超音波断層像
　　胸膜直下に含気の減じた肺内病変が存在し，内部に高輝度の索状，点状エコーをみる。これらの内部エコーは，空気の存在を示唆する。
(d) 分画肺割面像
　　感染の反復によると考えられる肺虚脱と線維化，嚢胞性病変をみる。

り，内部のエコー輝度が高くなることを念頭におく（図Ⅲ-4-3，Ⅲ-4-4，Ⅲ-4-27）。

　肺嚢胞は通常は空気で満たされているために，健常肺との鑑別はできない。しかし，嚢胞内に液体が貯留する状態となれば，胸膜エコーコンプレックス直下に内部が均一な低エコーとして描出され，鏡面像を有する場合には体動により，低エコー内の輝度の高い点状エコーが出現し，内部を浮遊するように動く。この所見が把握されれば，肺嚢胞内の液体を証明したことになる（図Ⅲ-4-28）。

(6) 肺内病変を境する構造の変化

　以下，肺内病変を境する胸膜の変化を示す。図Ⅲ-4-29は，胸膜直下に肺内病変が存在する。内部は均一低エコーで，胸膜ラインも平滑で保たれている。病変と胸壁とは呼吸性にお互いに変動する。図Ⅲ-4-30は，臓側胸膜が陥入して凹んでいる。壁側胸膜ラインは平滑で，連続性である。肺内病変は低エコーで均一である。図Ⅲ-4-31は，胸膜直下に肺内病変が存在する。臓側胸膜が盆地のように凹んでいる。臓側胸膜ラインは一部不整であるが，壁側胸膜は平滑で断裂はしていない。図Ⅲ-4-32は，肺内病変と接する臓側胸膜ラインは消失し，さらに壁側胸膜ラインも明らかではな

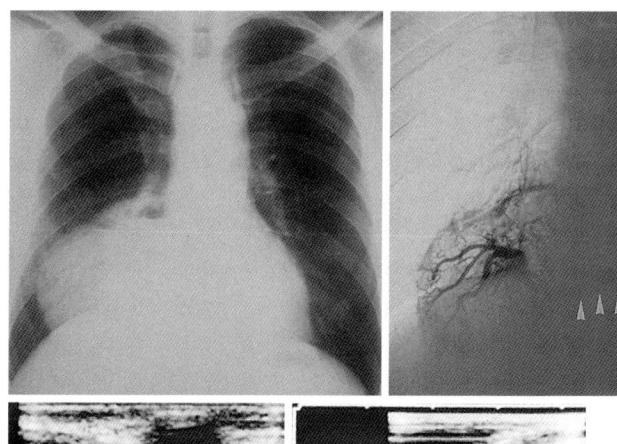

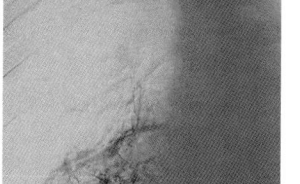

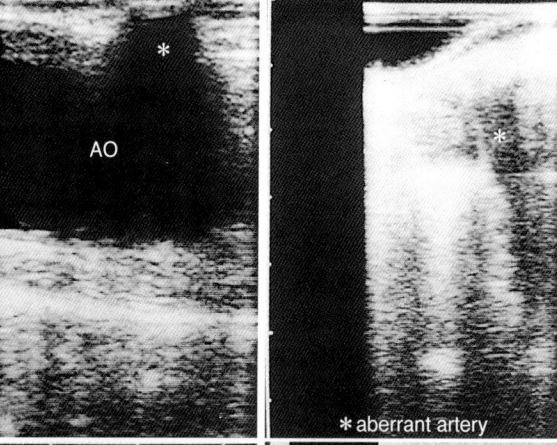

III. 各コンパートメント別にみた超音波断層像　39

図III-4-19 超音波断層像で迷入動脈が観察された症例

本例は，右下葉に分画肺が存在し，既存の肺との交通をみた。

(a) 胸部単純X線写真では，右下肺野の腫瘤様陰影をみる。
(b) 血管造影では，下行大動脈から分岐する迷入動脈（arrow head）が確認され，肺静脈に流入している。
(c) CT写真と食道超音波断層像

CTでは右下葉に内部が低濃度の部分を有する分画肺が存在する。CT写真内の矢印a, b, cの観察断面での超音波像では迷入動脈（＊）が認められる。AOは下行大動脈である。

(d) カラードプラー法で観察した迷入動脈

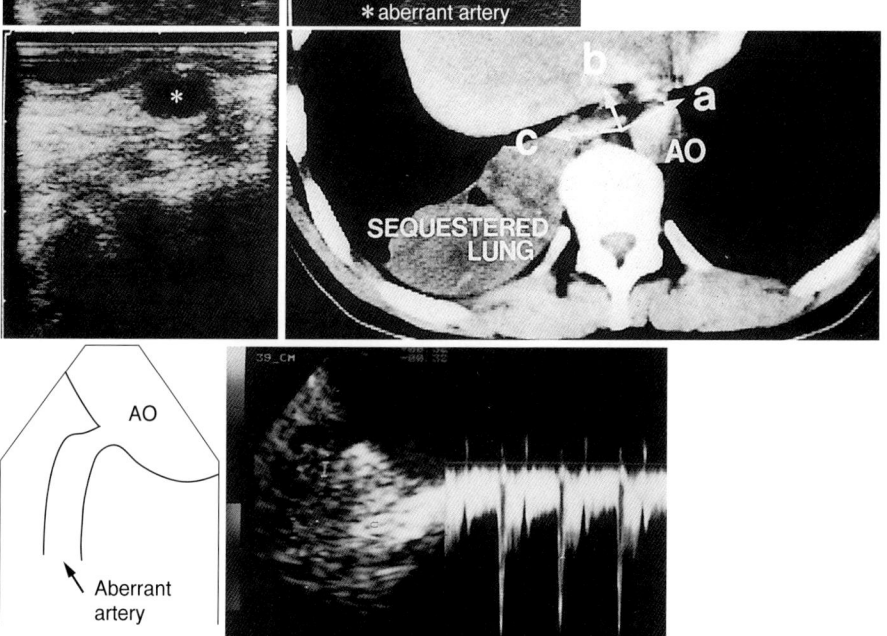

表 III-4-1　自験肺分画症症例の病型，超音波所見，既存肺との交通の有無

症例	型	超音波所見	既存肺との交通の有無
1	肺葉内	囊胞（内部エコーフリー）と周囲の無気肺	無
2	肺葉内	無気肺と内部の呼吸で変化する高輝度の索状・点状エコー	有
3	肺葉内	無気肺と内部の呼吸で変化する高輝度の索状・点状エコー	有
4	肺葉外	囊胞（内部低エコー）と周囲の無気肺	無
5	肺葉外	囊胞（内部高エコー）と周囲の無気肺	無

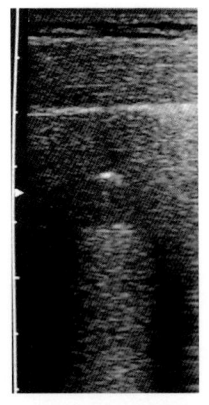

図 III-4-20　空洞の超音波断層像
胸膜直下に背部エコーを伴う肺内病変をみる。病変内部に高輝度の索状エコーが存在する。

い。呼吸性には病変は胸壁と一塊となっている。図 III-4-33 は，肺内病変が胸壁内に及んでおり，肋骨のレベルを超えて進展している。図 III-4-34 は，無気肺内に存在する腫瘍が，胸膜・心外膜を超えて左肺動脈に浸潤している。

(7) 悪性疾患と良性疾患における内部エコーと胸膜・胸壁との関係

ここでは，既述してきた超音波断層像での内部エコー，胸膜・胸壁と病変との関係を病変サイズ別に評価した結果を示す。

表 III-4-2〜5 は，悪性疾患 157 病変（原発性肺癌 120 病変，転移性肺癌 32 病変，悪性リンパ腫 5 病変）と良性疾患 69 病変（肺結核 32 病変，肺炎・肺化膿症 18 病変，その他 19 病変）の計 226 病変を対象とした検討である。表 III-4-2 は，肺内病変の内部エコーを均一低エコー，低エコーと高エコーが混在する不均一エコー，点状エコーを有するもの，索状エコーを有するものに分けてみたものである。均一低エコーの辺縁など一部に点状エコー・索状エコーがある場合は両方の所見があるものと判定している。悪性疾患では均一低エコーを呈するものが多く，良性疾患では内部に空気の存在を示す点状エコーを呈するものが多い傾向にあった。良性疾患では，肺炎・肺化膿症では，特に内部に点状エコーを呈するものが多い。

表 III-4-3 は，肺内病変と胸膜・胸壁との関係をみたものである。胸膜の断裂と呼吸性移動の消失などの複数の所見をみる場合には，各々の所見が陽性と判定している。良性疾患では，胸壁への進展はみられず，病変と胸壁との呼吸性移動が消失する例は少ない。一方，悪性疾患例では，胸膜の不整・断裂，病変の呼吸性移動の消失，胸壁への進展をみる例が，各々 43％，25％，14％存在し，これらの所見は悪性疾患に多く存在する傾向がある。表 III-4-4 は，病変サイズ別に病変内部の内部エコーの傾向をみたものである。悪性疾患では，基本的な特徴は内部が均一低エコーであり，病変のサイズが大きくなるに従い，内部エコーが不均一となり，内部に索状・点状エコーを有する例が増加する傾向にある。一方，良性疾患では，含気の存在を示唆する点状・索状エコーは病変サイズが 2cm であっても存在することが明らかになった。表 III-4-5 は，病変サイズ別に肺内病変と胸膜・胸壁との関係をみたものである。悪性疾患では，病変のサイズが大きくなるに従い，胸膜の不整断裂，病変の呼吸性移動の消失，胸壁への進展

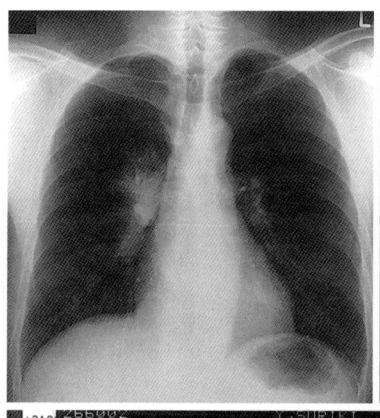

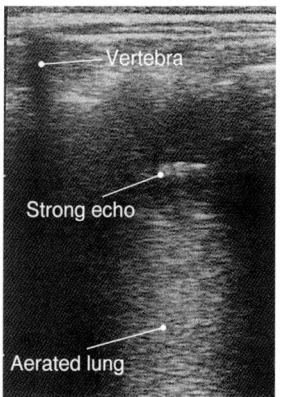

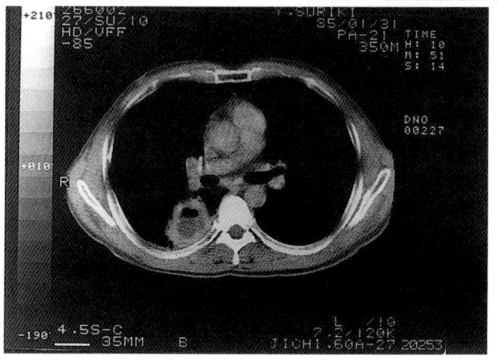

図III-4-21　癌性空洞の症例
(a) 胸部単純X線写真
　右肺門レベルに腫瘤陰影を認める。
(b) 胸部CT写真
　右S^6領域に胸壁に接する腫瘍が存在する。腫瘍内部には低濃度で，空洞が存在する。CT写真上の横径を計測した。
(c) 超音波断層像
　胸膜直下に肺内病変が存在し，背部エコーを伴っている。病変内部に直線に近い高輝度の索状エコーが存在する。超音波断層像上の索状エコーの長さを計測した。

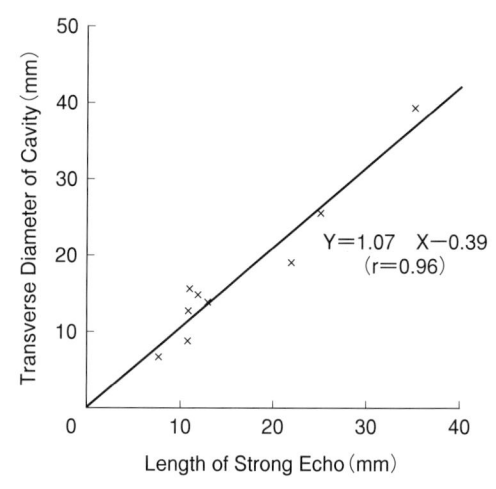

図III-4-22　CT写真上の空洞横径と超音波断層像上の索状エコーの長さとの関係

超音波断層像上の索状エコーの長さ（X軸）とCT写真上の空洞の横径（Y軸）との相関関係を比較した。$Y = 1.07X - 0.39$（$r = 0.96$）の正の1次相関関係が存在した。超音波断層像上の索状エコーの長さはCT写真上の空洞の横径を反映していることが示唆される。

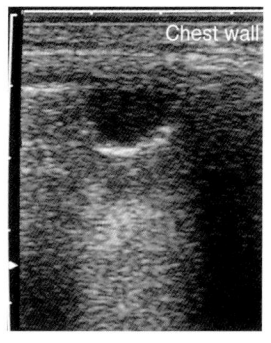

図III-4-23　小結節病変（肺癌）
　胸膜直下に内部が均一低エコーの横径1cmの結節病変が存在する。
　超音波ガイド下穿刺術で腺癌細胞が検出された。

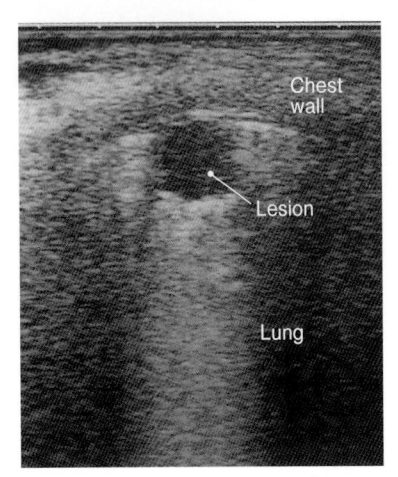

図Ⅲ-4-24　小結節病変（肺結核）
　胸膜直下に内部が均一低エコーの横径1cm弱の結節病変が存在する。
　超音波ガイド下穿刺術で結核菌塗抹検査が陽性であった。

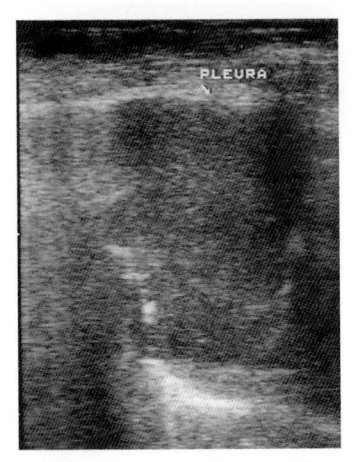

図Ⅲ-4-25　肺悪性リンパ腫
　胸膜直下に内部が均一低エコーの腫瘤（直径約8cm）をみる。胸膜ラインは連続性である。内部には，含気の残存を示す高輝度の索状・点状エコーは存在しない。

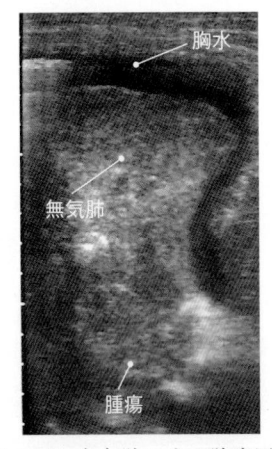

図Ⅲ-4-26　無気肺の中の肺癌原発巣
　肺を取り囲む胸水の中に含気のない肺が描出されている。肺内病変の中に，境界が不整の内部が比較的均一な低エコーを呈する腫瘍が存在する。周囲の無気肺の部分は，腫瘍と比較するとやや輝度が高い。

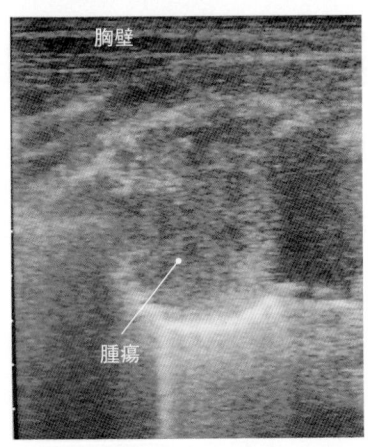

図Ⅲ-4-27　内部エコーの輝度の高い腫瘍
　胸壁まで進展する腫瘍が存在する。腫瘍の内部エコーは全体に輝度が高い。

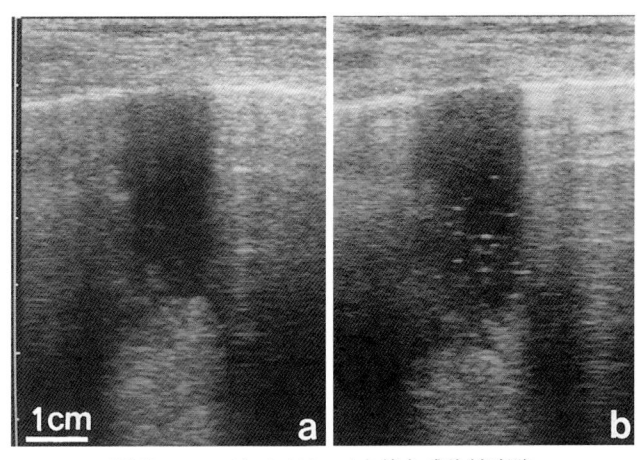

図III-4-28 Air-fluid level を伴う感染性嚢胞
(a) 安静の状態で観察した超音波断層像では，胸膜エコーの直下に内部エコーのない（エコーフリー）肺内病変が観察される。その深部には輝度の高い肺内病変が存在する
(b) 体動直後の超音波断層像では，エコーフリーな胸膜直下の病変内に輝度の高い点状エコーが内部を浮遊するように動いている。

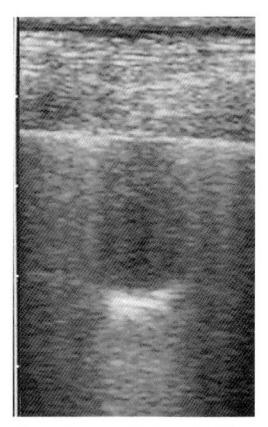

図III-4-29 肺癌病変に接する胸膜—平滑，連続性の胸膜ライン—
胸膜直下に内部が均一低エコーの病変が観察される。胸膜エコーは平滑，連続性である。

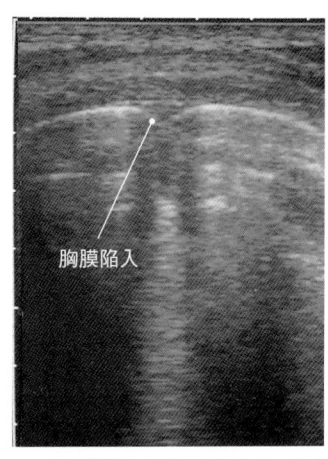

図III-4-30 胸膜陥入を伴う肺病変—胸膜陥入—
胸膜陥入を伴う肺内病変をみる。しかし，胸膜ラインは連続性で，かつ平滑である。本例は，肺結核による変化である。

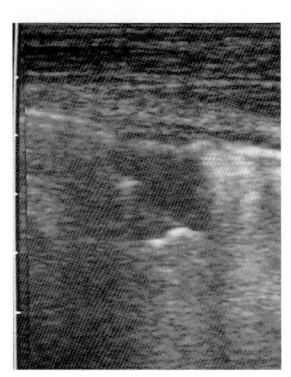

図III-4-31 盆地状に陥没する胸膜ライン
　肺内病変に接する胸膜ラインが盆地状に陥没している。肺内病変の内部は均一低エコーである。

図III-4-32 胸膜ラインの途絶
　肺内病変に接する臓側胸膜ラインは完全に断裂している。さらに、内部が均一低エコーの病変は胸壁まで達しており、壁側胸膜ラインも消失している。呼吸性に病変は変動しない。肺内病変が壁側胸膜まで及んでいる所見である。

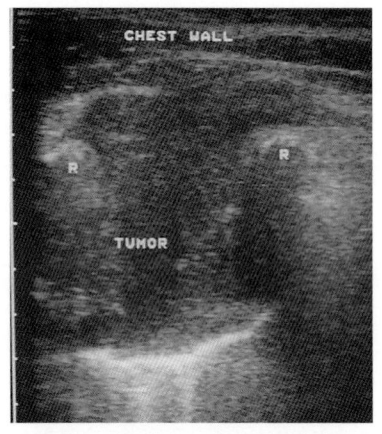

図III-4-33 胸壁内に進展する肺内病変
　内部が不均一な腫瘍は肋骨（R）を超えて胸壁まで及んでいる。

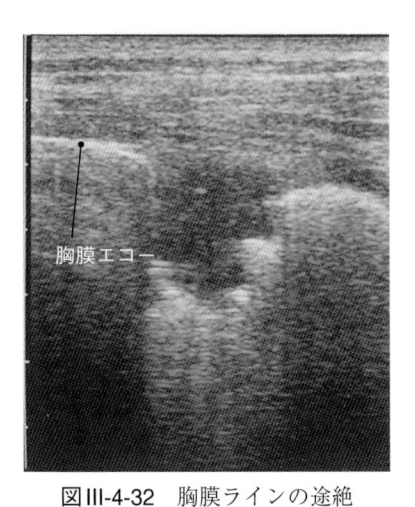

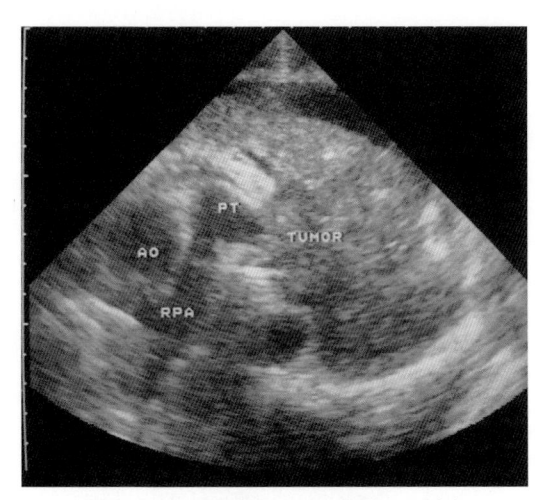

図III-4-34 肺動脈にまで進展する腫瘍
　内部が低エコーの肺内腫瘍は、胸膜を超えて縦隔に進展し、左肺動脈に浸潤している。この肺内病変は、胸膜を超えて浸潤している。
　PT, RPA, AOは、各々肺動脈幹、右肺動脈、上行大動脈である。

表 III-4-2　病変内部の超音波断層像

疾患	症例数	超音波所見			
		均一低エコー	不均一エコー	点状エコー	索状エコー
原発性肺癌	(n=120)	76 (63%)	15 (13%)	22 (18%)	16 (13%)
転移性肺癌	(n=32)	23 (72%)	3 (9%)	2 (6%)	8 (25%)
悪性リンパ腫	(n=5)	2 (40%)	-	1 (20%)	1 (20%)
悪性疾患	(n=157)	101 (64%)	18 (11%)	26 (17%)	25 (16%)
肺結核	(n=32)	9 (28%)	-	18 (56%)	9 (28%)
肺炎・肺化膿症	(n=18)	2 (11%)	1 (6%)	12 (67%)	4 (22%)
その他	(n=19)	7 (37%)	-	12 (63%)	2 (11%)
良性疾患	(n=69)	18 (26%)	1 (1%)	42 (61%)	15 (22%)

表 III-4-3　胸膜・胸壁の超音波断層像

疾患	症例数	超音波所見				
		正常胸膜	胸膜陥入	胸膜の不整・断裂	呼吸性移動の消失	胸壁への進展
原発性肺癌	(n=120)	15 (13%)	38 (33%)	47 (39%)	36 (30%)	20 (17%)
転移性肺癌	(n=32)	12 (38%)	4 (13%)	18 (56%)	3 (9%)	2 (6%)
悪性リンパ腫	(n=5)	1 (20%)	2 (40%)	2 (40%)	-	-
悪性疾患	(n=157)	28 (18%)	44 (28%)	67 (43%)	39 (25%)	22 (14%)
肺結核	(n=32)	17 (53%)	10 (31%)	9 (28%)	3 (9%)	-
肺炎・肺化膿症	(n=18)	9 (50%)	5 (28%)	5 (28%)	1 (6%)	-
その他	(n=19)	5 (26%)	10 (53%)	5 (26%)	1 (5%)	-
良性疾患	(n=69)	31 (45%)	25 (36%)	19 (28%)	5 (7%)	-

をみる頻度が高くなる。一方，良性疾患では，胸壁までの進展をみる例はなく，その他の上記の変化は病変サイズとは無関係に認められる。特に，胸膜の不整や陥凹は悪性疾患に特異的なものではないことがわかる。

以上の特徴をまとめると以下のように要約される。

①病変サイズが小さい時は，悪性疾患の内部が均一低エコー，良性疾患では内部に含気の存在を示す輝度の高い索状・点状エコーを伴う頻度が高い。

②胸膜エコーの断裂，肺内病変の胸壁への進展は，悪性疾患を疑う所見である。

③胸膜エコーの陥入像は良悪性の鑑別にはならない。

5）原発性肺癌における胸膜・胸壁浸潤の評価

原発性肺癌では原発巣のサイズが小さくかつ周囲構造への浸潤の程度が軽いほど予後が良好である。原発性肺癌のTNM分類は，原発巣（T），所属リンパ節転移（N因子），遠隔転移（M因子）

表 III-4-4 サイズ別にみた病変内部の超音波断層像

	サイズ（cm） （症例数）	均一低エコー	不均一エコー	索状エコー	点状エコー
悪性疾患	5＜ (n=39)	18 (46%)	14 (36%)	9 (23%)	9 (23%)
	2〜5 (n=71)	46 (65%)	4 (6%)	10 (14%)	12 (17%)
	≦2 (n=47)	37 (79%)	-	6 (13%)	5 (11%)
良性疾患	5＜ (n=3)	-	1 (33%)	1 (33%)	1 (33%)
	2〜5 (n=23)	3 (13%)	-	6 (26%)	17 (74%)
	≦2 (n=43)	15 (35%)	-	8 (19%)	24 (56%)

表 III-4-5 サイズ別にみた胸膜・胸壁の超音波断層像

	サイズ（cm）	正常胸膜	胸膜陥凹	胸膜の不整断裂	呼吸性移動の消失	胸壁への進展
悪性疾患	5＜ (n=39)	6 (15%)	8 (21%)	28 (72%)	18 (46%)	10 (26%)
	2〜5 (n=71)	11 (15%)	23 (32%)	30 (42%)	16 (23%)	10 (14%)
	≦2 (n=47)	11 (23%)	13 (28%)	9 (19%)	5 (11%)	2 (4%)
良性疾患	5＜ (n=3)	1 (33%)	2 (67%)	-	1 (33%)	-
	2〜5 (n=23)	9 (39%)	8 (35%)	11 (48%)	2 (9%)	-
	≦2 (n=43)	21 (49%)	15 (35%)	8 (19%)	2 (5%)	-

の組み合わせで病期が評価される．原発巣のサイズが3cm以下であっても，原発巣が臓側胸膜に達していればT2となり，壁側胸膜を含む胸壁に直接浸潤していればT3となる．原発性肺癌の原発巣の胸膜・胸壁浸潤の進達度は，手術所見・病理診断をもとに分類される（表III-4-6）．

既述したように，超音波断層法では胸壁に接する胸膜・肺内病変の描出に活用しうる．しかも，超音波断層法では高分解能かつリアルタイム画像がえられるために，臓側胸膜表面への腫瘍浸潤も評価可能である．体表からの超音波断層法で原発巣が描出しうる頻度は約7割程度であり，超音波断層法の活用が大いに期待される．

平成7年に日本超音波医学会で，病理学的診断と対応させた『原発性肺癌の胸膜・胸壁浸潤の超音波診断基準』が制定された（表III-4-6）．超音波断層像で原発巣が含気肺のために描出できないか，原発巣と臓側胸膜の間に無気肺などの癌以外の病巣が存在していることが確認され，臓側胸膜と癌病巣とが接しておらず，胸膜エコーが平滑で断裂していない時はuP0と判定する．この所見は癌病巣と胸膜との直接的な関係はなく，肺癌取り扱い規約のP0に対応する．原発巣に接する胸膜エコーの陥入をみるのみか，胸膜エコーは平滑かつ断裂をみない時はuP1と判定する（図III-4-35）．この所見は，病変は胸膜に接しているが，胸膜表面まで達していない病理所見（肺癌取り扱い規約のP1）と対応する．腫瘍に接する胸膜ラインの肥厚・不整・断裂がある場合にはuP2と判定する（図III-4-36）．図III-4-36bでは臓側胸膜ラインは完全に断裂しているが，壁側胸膜のラインは平滑で断裂もない．病理所見としては，癌病巣が臓側胸膜の表面でとどまっているP2と対応する．超音波画像上でuP1，uP2の場合には病変は呼吸性変動をみる（図III-4-37）．さらに，肺内病変が壁側胸膜を含む胸壁まで進展し，呼吸による病変と胸壁との間の呼吸性変動が消失している時はuP3と判定する（図III-4-38）．図III-4-38bは，一見図

表 III-4-6 肺癌胸膜浸潤の超音波診断基準 (Ultrasonographic grading of pleural invasion of lung cancer) (五十嵐知文, 名取 博. 超音波による肺癌胸膜浸潤の術前評価に関する研究. 超音波医学 1991；18：417. 岩神真一郎, 高橋伸宜, 小幡賢一, 植木 純, 玉城 繁, 壇原 高, 福地義之助. 日本超音波医学会の診断基準を用いた原発性肺癌における胸膜浸潤. 超音波医学 1999；26：1099. より引用)

手術所見 P 因子		超音波診断所見		Ultrasonographic Features
P0：癌組織が肉眼的に肺胸膜表面に達していない。	uP0：	周囲の含気性肺で腫瘤が描出されない。無気肺, 閉塞性肺炎等の非合気性病変が介在し, 腫瘤は肺胸膜に達していない。	uP0：	Mass is not visualized due to surrounding air echo. De-aerated structures such as atelectatic lung or obstructive pneumonia are present between the mass and the visceral pleural echo.
P1：癌組織が肉眼的に肺胸膜表面に達している。	uP1：	腫瘤は肺胸膜に接しているが, 肺胸膜エコーは平滑, 連続性で, 肥厚, フィブリン付着像はない*。腫瘤は描出されず, 胸膜陥入像のみを認める。	uP1：	Mass reaches to the visceral pleural echo. The pleural echo is smooth, and continuity of pleural echo is conserved. There is no pleural thickening or fibrin echo*. Mass itself is not visualized. However associated pleural indentation is present.
P2：癌組織が肉眼的に肺側胸膜表面を明らかに越えている。	uP2：	腫瘤は胸膜に達しているまたは肺胸膜に接し, 肺胸膜エコーは部分的な中断, 不整, 肥厚, フィブリン付着像を認める。壁側胸膜エコーは平滑で, 腫瘤の呼吸性移動は肺に一致して良好である。	uP2：	Mass reaches to the pleural space, beyond the visceral pleural echo. There is localized irregular visceral pleural surface, pleural thickening, fibrin echo, or localized deletion of visceral pleural echo. Parietal pleural echo is smooth. Respiratory movement of the mass is maintained and synchronous to respiratory movement of the lung.
P3：癌組織が肉眼的に壁側胸膜を越え, 連続的に胸壁, 横隔膜, 隣接臓器あるいは葉間を越えて隣接葉に及んでいる。	uP3：	腫瘤は胸壁内へ連続し, 胸膜エコーは中断, 消失している。壁側胸膜の肥厚, 癒着像*がみられる。腫瘤の呼吸性移動は低下, 欠如している。	uP3：	Mass continuity is present into the chest wall. Pleural echo is discontinuous. There is fibrin echo, thickening of the parietal pleura, or adhesion of the pleural space*. Movement of the mass is absent, or is restricted

*：既往歴の胸膜炎, 胸膜肥厚, 癒着に注意。　　　*：Proceeding pleuritis, pleural thickening and adhesion must be considered.

注1) この診断基準は肺癌の胸膜, 胸腔, 胸壁方向への浸潤の進展度を uP0 から uP3 までの4段階に分類するものである。
2) 日本肺癌学会取り扱い規約改定第4版 (1995) の手術記載, 胸膜浸潤因子 P 因子の P0 から P3 までの4段階の基準との対応を考慮している。
3) 表には肺内から連展していく肺癌の先端部分が, 臓側胸膜, 胸腔, 壁側胸膜のどの部分まで達しているのか, 超音波像で観察しうる胸膜表面との関係から診断する超音波所見を示した。

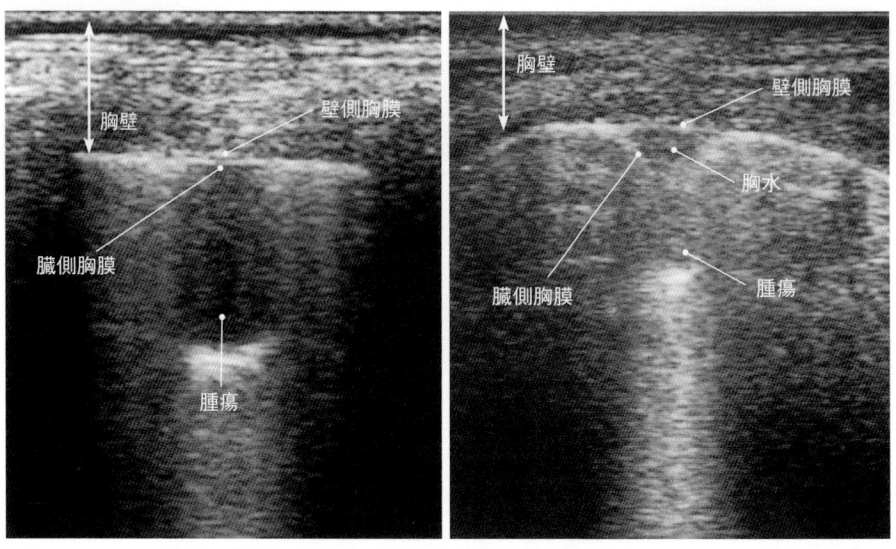

図Ⅲ-4-35 原発巣が胸膜に接するのみで胸膜表面まで病変が及んでいない腫瘍の超音波像（uP1）

(a) 胸膜直下に内部が均一かつ低エコーの原発巣がみられる。原発巣に接する胸膜エコーは平滑で，断裂はない。腫瘍と胸壁が接する領域では，胸壁よりの輝度の高いライン（壁側胸膜）と腫瘍表面の輝度の高いライン（臓側胸膜）が別々に観察される。呼吸性に病変は胸壁に沿って移動する。

(b) 胸膜直下の原発巣に向かって胸膜陥入像がみられる。胸膜表面は平滑で，断裂をみない。胸膜陥入部には胸水が貯留している。

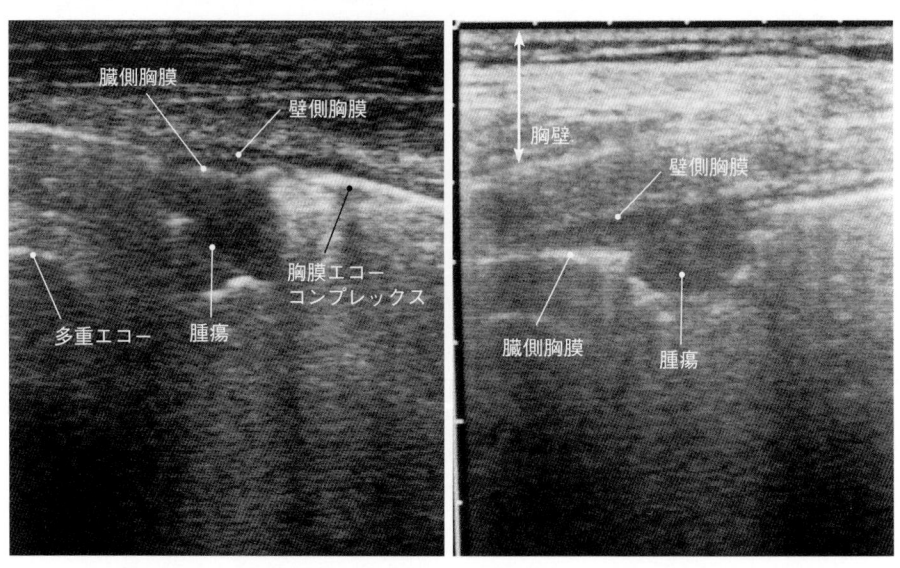

図Ⅲ-4-36 原発巣が臓側胸膜表面まで浸潤している超音波像（uP2）

(a) 原発巣に接する胸膜は底辺をもつような胸膜陥入をみる。胸膜エコーは不整となっている。

(b) 原発巣に接する臓側胸膜エコーは断裂している。しかし，壁側胸膜エコーラインは連続性で保たれている。

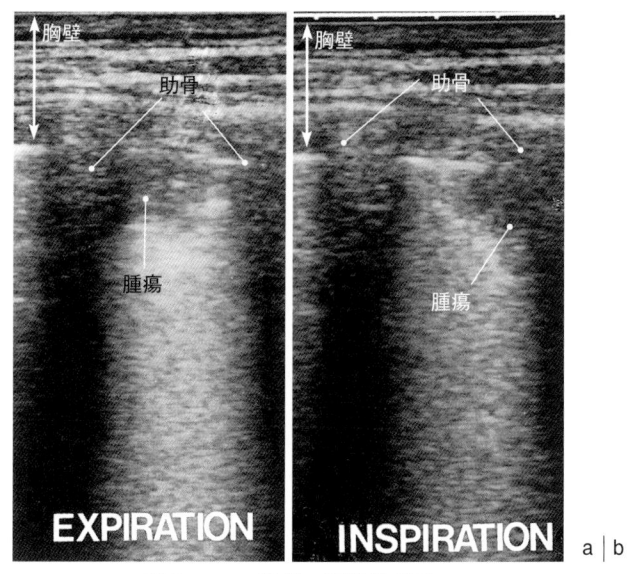

図Ⅲ-4-37　腫瘍の呼吸性変動
　(a) は呼気時の超音波像である。肋骨による無音響学的影に挟まれた領域に肺癌病巣が観察される。(b) は吸気時の超音波像である。原発巣が胸壁に沿って呼吸性に変動していることがわかる。
　この所見が存在すると壁側胸膜を含む胸壁への腫瘍浸潤は否定的である。

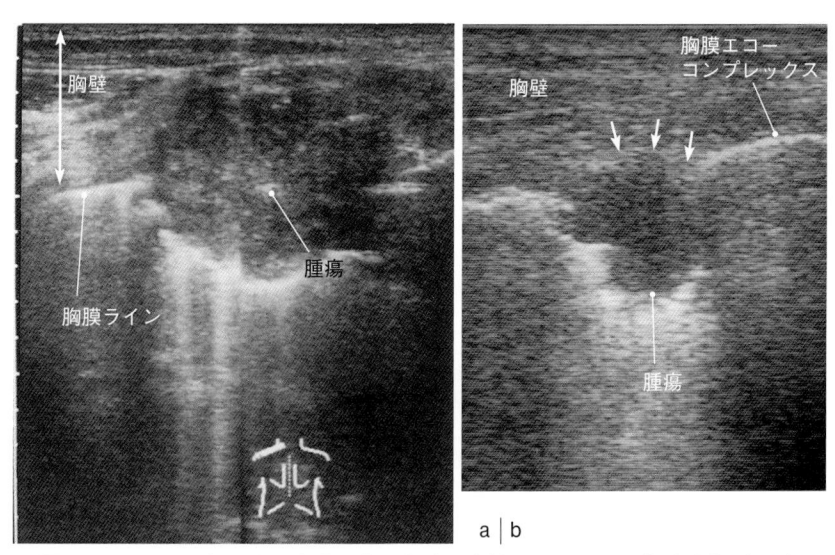

図Ⅲ-4-38　原発巣が壁側胸膜を含む胸壁に直接浸潤している超音波像（uP3）
(a) 原発巣の腫瘍エコーが胸壁にまで及んでいる。胸膜エコーラインは断裂している。腫瘍の呼吸による変動は認められない。
(b) 原発巣の部位の胸膜エコーラインは消失している。腫瘍エコーは胸壁直下まで及んでいる。壁側胸膜ライン（矢印）も消失しており，呼吸による原発巣の変動は認められない。

表 III-4-7 uP分類と病理所見との比較（岩神真一郎，高橋伸宜，小幡賢一，植木 純，玉城 繁，檀原 高，福地義之助. 日本超音波医学会の診断基準を用いた原発性肺癌における胸膜浸潤. 超音波医学 1999 ; 26 : 1099. より改変後，引用）

p因子	uP分類				sensitivity
	uP0	uP1	uP2	uP3	
p0	25	2	-	-	25/27 (93%)
p1	4	26	2	-	26/32 (81%)
p2	1	12	14	-	14/27 (52%)
p3	-	3	5	18	18/26 (69%)
predictive values	25/30 (83%)	26/43 (60%)	14/21 (67%)	18/18 (100%)	83/112 (74%)

III-4-36bに類似しているが，壁側胸膜ラインが不明瞭となっていること，病変の呼吸性変動がないことから，uP3と判定される。

手術を実施した自験肺癌112症例を対象に，切除標本の組織診断を含む病理所見と超音波所見（uP分類）との関係をみたのが，表III-4-7である。この成績は，先に述べた日本超音波医学会が制定した診断基準をもとに原発巣の胸膜・胸壁浸潤を超音波断層法で評価した報告である。全体で超音波診断分類（uP分類）と病理所見との一致率は74％であった。特に，uP3と判定した症例は全例P3であり，超音波診断法による胸壁浸潤の診断精度が高い。一方，uP1とuP2と病理所見との一致率は各々60％，67％であり，過小評価する傾向がある。その原因としては，胸膜変化の最も高度な病変が縦隔側，横隔膜面，葉間，骨組織直下などのために，腫瘍と胸膜との関係が十分に描出できないこと，陳旧性病変や間質性肺炎などの良性疾患による胸膜表面の不整や癒着が存在するも，肺尖部の病変のために十分な呼吸性変動の有無を評価できない場合があることを念頭においた解析が必要である。

5. 縦隔病変の超音波断層像

1）体腔内超音波診断法：食道超音波内視鏡像

超音波は空気と骨に弱点があるために，体表からの操作では病変の描出が困難な場合がある。このような欠点を克服して，超音波断層像の特徴を生かすために体腔内超音波診断法が開発されている。呼吸器領域で用いられる体腔内超音波診断法は，食道，気道，血管を介したものがある。

著者らは，1981年から経食道的に超音波内視鏡（食道超音波内視鏡transesophageal endoscopic ultrasonography：以下EUS）を病態解析のために実施している（図III-5-1，III-5-2）。呼吸器関連の部位で，特に超音波診断法が応用しにくい領域は縦隔・肺門部である。EUSはこれらの領域を描出するのに適している。本項では自験例でのEUSの成績を報告する。

(1) 方法

先端部に超音波探触子を内蔵した消化管用内視鏡を経口的に食道に挿入し，食道壁を介して観察を行った．著者らの施設では，リニア型の探触子のものを使用している（図III-5-1）．

絶食として，通常の上部消化管内視鏡と同様に，EUSを食道に挿入し，患者背臥位の状態で観察を行った．図III-5-2は，肺門部の高さで，ほぼ正中側を観察した時の典型的な超音波断層像である．食道に接して右肺動脈本幹，左房，上行大動脈，大動脈弁などがリアルタイムに観察することができる．

右心系血管を同定するために，適宜コントラストエコー法を併用した．具体的な方法は，経静脈的，主に肘静脈を介して生理的食塩水10ccを注入した．詳細は，後述するが，本法により右心系心血管を造影することができる．

(2) 基本的解剖

本法で観察される縦隔構造の解剖学的なオリエンテーションで重要な指標は心血管系である．ここでは，重要な縦隔内の位置関係の指標となる心血管系のEUSによる超音波断層像を呈示する．各図の上方が食道面，右方が頭側，左方が尾側である．

図III-5-3は患者背臥位の状態で前方をみたものである．各図には食道からみた観察断面をスクリーントーンで，内視鏡の観察方向を矢印で示してある．図III-5-3右では矢印は右（R）と左（L）を結ぶ直線と垂直に前方を観察したことを表している．図III-5-3bはコントラストエコー法を併用したものである．肘静脈から注入した生食による造影効果は上大静脈，右房，右室を経て肺動脈に到達している．しかし，肺毛細血管を通過後は造影効果がなくなるために，大動脈は造影されない．

以下，図III-5-3で示すレベルと方向の画像を「EUS基本画像」として，解説する．

図III-5-4はEUS基本画像（図III-5-3）観察断面から内視鏡を下方に移動したものである．左房，大動脈弁，右室が観察され，Mモード像では大動脈弁の前尖と後尖の動きが描出されている．

EUS基本画像（図III-5-3）の観察レベルで，内視鏡をやや右方に回転させると肺動脈と上大静脈が観察される（図III-5-5a）．コントラストエコー法では，上大静脈，肺動脈の順で血管内腔が造影される（図III-5-5b）．図III-5-6は図III-5-5と同一断面のままで，内視鏡を下方に移動した時の超音波像である．上大静脈，右房，下大静脈と連続して描出されている．

右肺動脈と上大静脈の描出される観察レベル（図III-5-5）で，内視鏡をさらに右方に回転させると右上肺静脈が，この位置から内視鏡を下方，やや右方に移動させると右下肺静脈が観察される（図III-5-7，III-5-8）．左上肺静脈と左下肺静脈は，右肺動脈とほぼ左右対称の断面，レベルで観察することができる（図III-5-9，III-5-10）．

図III-5-11はEUS基本画像（図III-5-3）とほぼ同一の断層面，レベルのものである．大動脈弁の下方に右室が観察される．このレベルで内視鏡を左方に回転させると右室から右室流出路・肺動脈幹が観察され（図III-5-12），右室流出路と肺動脈幹の間に肺動脈弁が確認できる（図III-5-13）．この位置から内視鏡を上方，左方に移動させると大動脈弓と左肺動脈がみられ（図III-5-14），さらに上方でやや正中側の観察断面で大動脈弓から分岐する左総頸動脈と左腕頭静脈が出現する（図III-5-16）．さらに，左に回転すると下行大動脈がみられる（図III-5-15）．大動脈壁は輝度が異なる5層構造からなっている．この血管層状構造は，後述する血管病変や腫瘍の脈管浸潤の評価に極めて重要な所見である．肺門レベルで内視鏡を右方向に90度以上回転させると奇静脈が見られる（図III-5-17）．僧帽弁や三尖弁は，体表からの観察の上下反転した形で描出される（図III-5-18，III-5-19）．

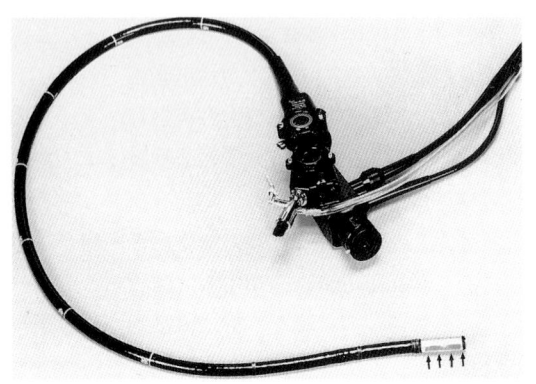

図III-5-1　食道超音波内視鏡（EUS）の全体像
　上部消化管用ファイバースコープの先端にリニア型探触子（矢印）を内蔵してある。探触子の周波数は7.5MHzである。通常の上部消化管ファイバースコープと同様な前処置を行い，原則として背臥位で観察を行う。

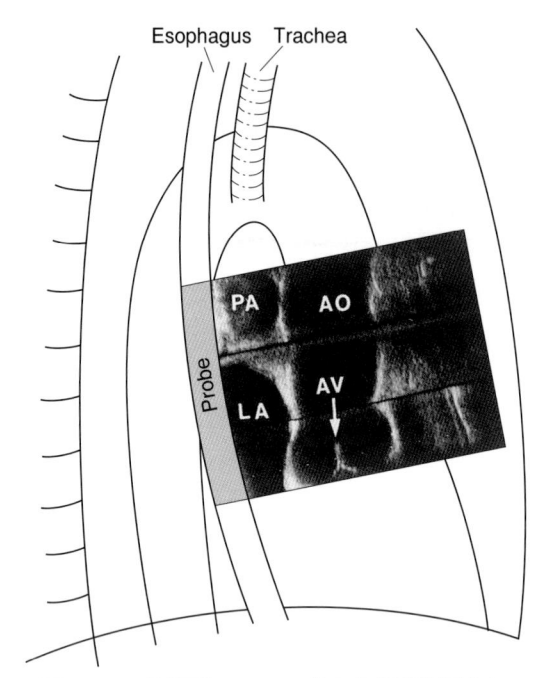

図III-5-2　肺門部レベルで前方を観察断面としたEUS像
　胸部側面像内に超音波断層像を組み合わせて示してある。PAは右主肺動脈，LAは左房，AOは上行大動脈，AVは大動脈弁である。

2）縦隔腫瘍の分類

　縦隔は両側肺・横隔膜に囲まれた領域で，縦隔内には心大血管系，食道，気道，神経などを内蔵している。縦隔病変の多くは腫瘍で，約20％は悪性腫瘍である。超音波診断法による縦隔腫瘍の評価項目は，存在診断，サイズ，内部構造，周囲臓器との関係である。

（1）病変の描出

　縦隔病変の描出では，図II-1-1で示す走査法の中で鎖骨上窩，胸骨柄上，傍胸骨が重要である。後縦隔腫瘍では傍脊椎，僧帽筋上が病変描出には有利である（図III-5-20〜22）。傍胸骨では骨により超音波が伝達できる領域（音響学的窓）が狭いために，超音波探触子をリニア型に併用してコンベックス型やセクタ型を使用することも必要となる。また，食道超音波内視鏡では体表から観察しにくい中縦隔腫瘍も描出しやすい。さらに，後述するが腫瘍の周囲組織への浸潤を評価する際には，リアルタイム画像を併用した超音波診断法は有用である。

（2）病変の内部構造の分類

　縦隔腫瘍の内部構造の分類については，玉城らの報告がある。超音波断層は高分解能画像がえられるために，腫瘍割面に近い超音波像をえることができる。内部構造は，腫瘍が充実性（図III-5-20，III-5-22），嚢胞性（図III-5-21），両者が混在する混合性に大別される（図III-5-23，III-5-24）。さらに内部を輝度及びその均一性に検討すると内部が輝度の高いものと低いもの，内部が均一なものと不均一なものに分類される（図III-5-25〜27）。

　縦隔腫瘍は発生母地の関係から，腫瘍組織と発生部位に強い相関がある。図III-5-28は自験縦隔腫瘍症例の発生部位と超音波断層像からみた内部構造との関係をみたものである。前上縦隔部の腫瘍をみると充実性腫瘍は極めて多彩な組織型から構成され，混合型は多くは奇形腫であることがわかる。中縦隔の充実型は悪性リンパ腫，嚢胞性はすべて心膜嚢腫であった。後縦隔発生の腫瘍は全例が神経原性であった。

Ⅲ. 各コンパートメント別にみた超音波断層像　53

a
―
b

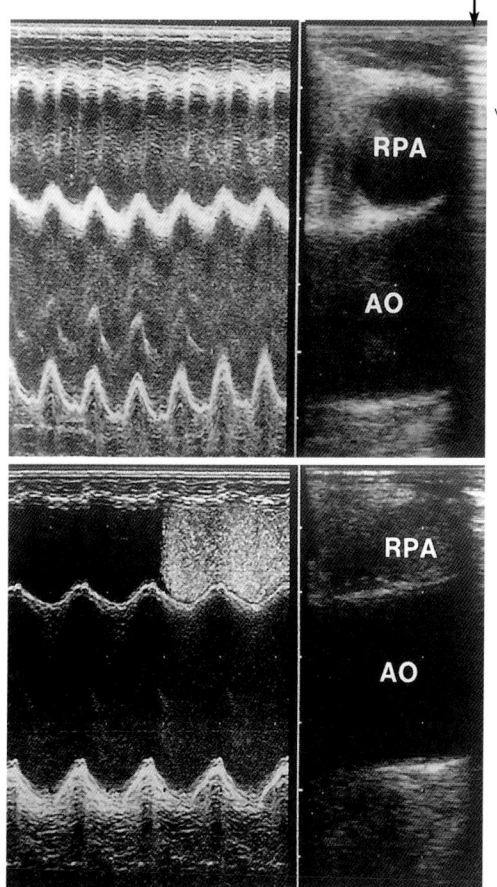

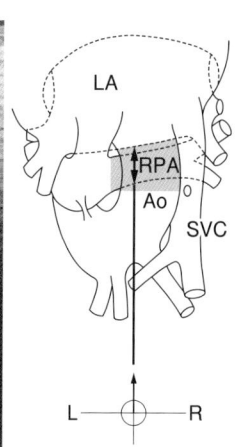

図Ⅲ-5-3　右肺動脈（RPA）と上行大動脈（AO）の超音波断層像
(a) 上方が食道面，右方が頭側，下方が尾側である。被検者が背臥位の状態で矢印で示す方向を観察したものである。Lは左方，Rは右方を意味する。肺動脈の頭側のエアーエコーは気管分岐部の空気である（矢印）。Mモード像では低圧系血管である肺動脈も拍動性に内腔を変動させていることがわかる。
(b) コントラストエコー像
　肘静脈から生理的食塩水10ccを急速に注入すると数秒後に肺動脈が造影されるが，大動脈は造影されない。

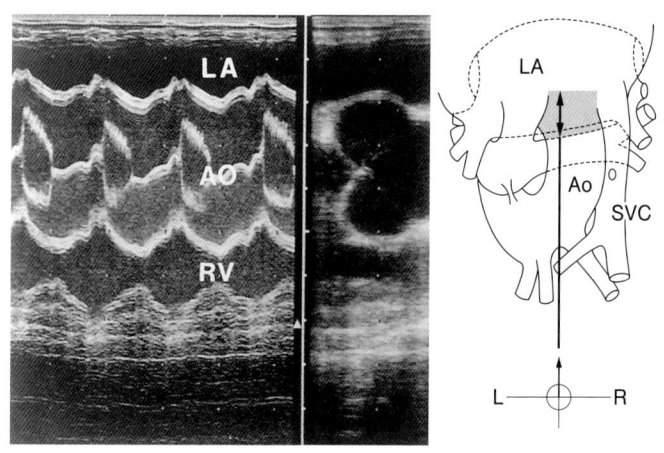

図Ⅲ-5-4　左房（LA）・上行大動脈（AO）・大動脈弁・右室（RV）の超音波断層像
　EUS基本画像から下方に内視鏡を移動させて観察したものである。大動脈内腔に大動脈弁の前尖と後尖が動いているのがわかる。

図Ⅲ-5-5 右肺動脈（RPA），上大静脈（SVC）の超音波断層像

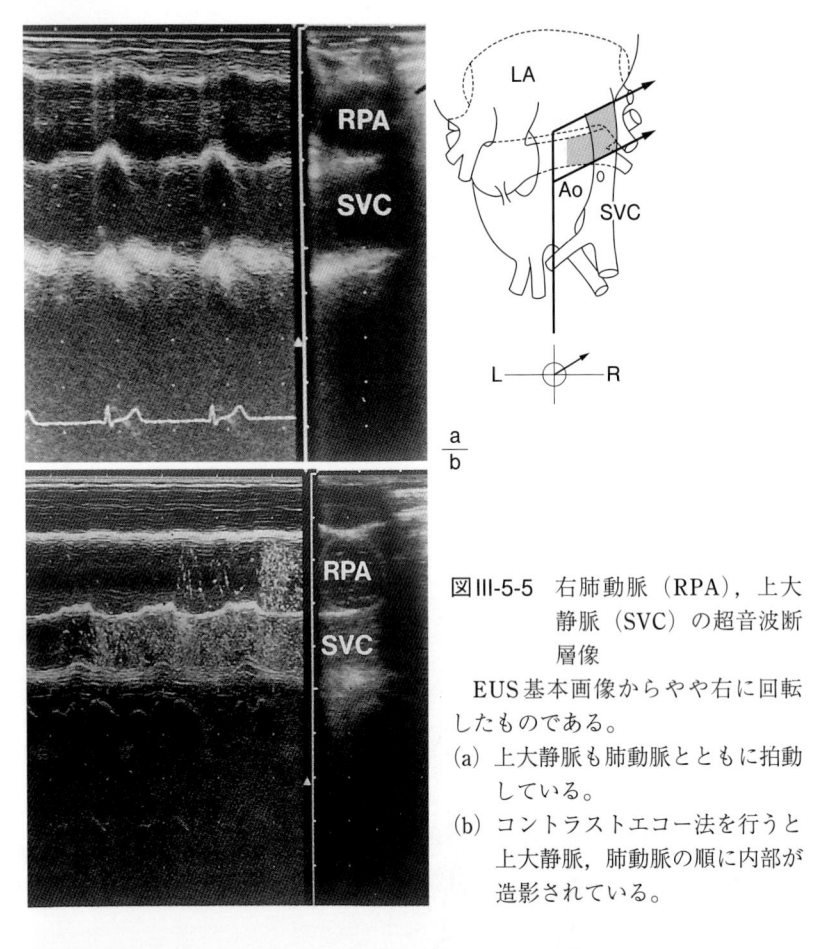

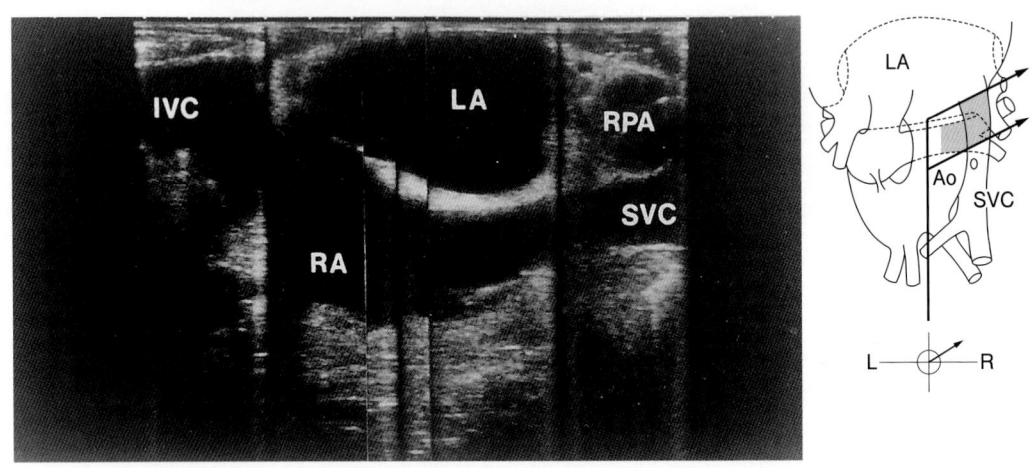

EUS基本画像からやや右に回転したものである。
(a) 上大静脈も肺動脈とともに拍動している。
(b) コントラストエコー法を行うと上大静脈，肺動脈の順に内部が造影されている。

図Ⅲ-5-6 上大静脈（SVC）から右房（RA），下大静脈（IVC）の観察
EUS基本画像からやや右方に回転した右肺動脈（RPA）と上大静脈を描出する観察断面で，内視鏡を下方に移動させて撮影した連続画像である。上大静脈，右房，さらに右房に連結する下大静脈が連続して観察される。LAは左房である。

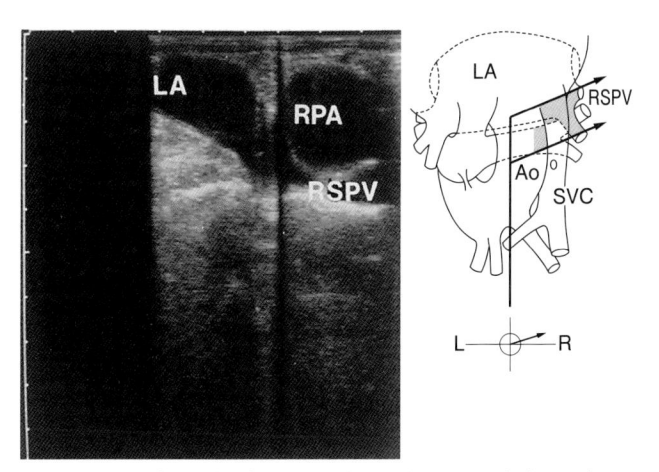

図Ⅲ-5-7 左房（LA）から分岐する右上肺静脈（RSPV）
肺動脈・上大静脈の観察断面（図Ⅲ-5-5）から，さらに内視鏡を右方に回転させると左房から分岐する右上肺静脈が観察される。

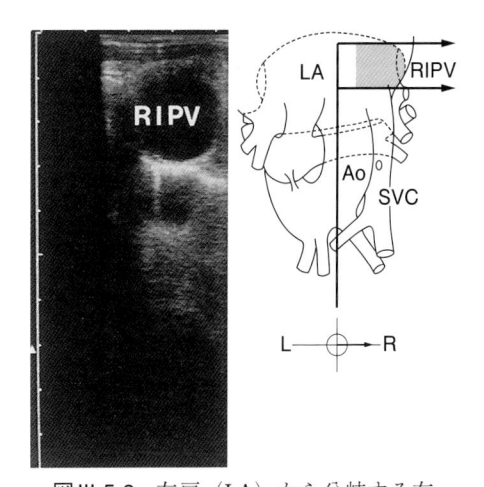

図Ⅲ-5-8 左房（LA）から分岐する右下肺静脈（RIPV）
右上肺静脈の観察断面（図Ⅲ-5-7）から，内視鏡をやや右方，下方に移動させると右下肺静脈が観察される。

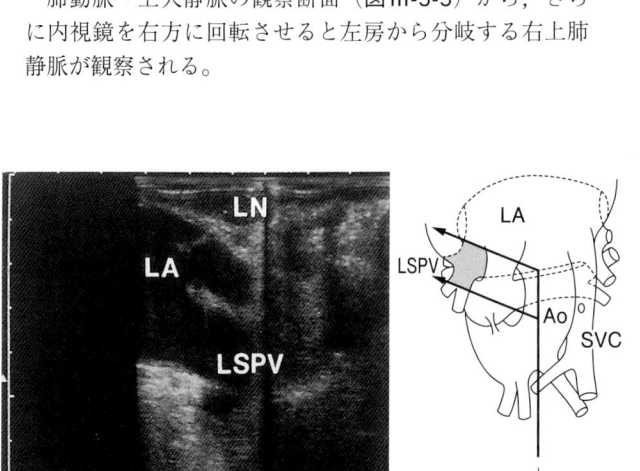

図Ⅲ-5-9 左房（LA）から分岐する左上肺静脈（LSPV）
右上肺静脈の観察断面（図Ⅲ-5-7）のレベルで，内視鏡を左右対称の角度に回転させると左房から分岐する左上肺静脈が観察される。食道に接して小さなリンパ節（LN）が存在する。

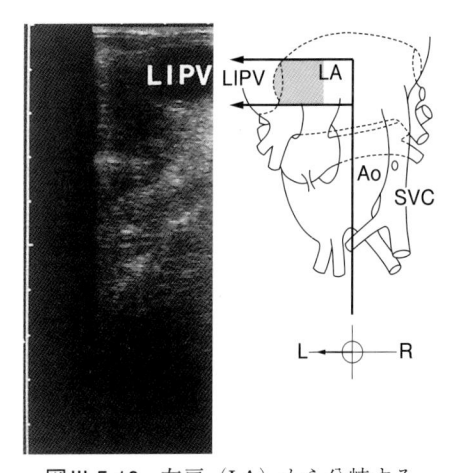

図Ⅲ-5-10 左房（LA）から分岐する左下肺静脈（LIPV）
左上肺静脈の観察断面（図Ⅲ-5-9）から，内視鏡をやや左方，下方に移動させると左下肺静脈が観察される。

　中田らは混合性腫瘍と腫瘍内嚢胞があるもの（cyst in tumor type）（図Ⅲ-5-23）と嚢胞の中に充実性部分の腫瘍があるもの（tumor in cyst type）（図Ⅲ-5-24）に分類している。超音波断層像と腫瘍割面との比較を行った自験88例の検討では，内部が均一で充実性のもの21例は神経原性腫瘍と胸腺腫，内部が不均一で充実性のもの35例中胸腺腫13例，悪性リンパ腫8例，その他（胚細胞腫4例，奇形腫4例）であった。一方，嚢胞性のものの多くは心膜嚢腫であった。中田らのいうcyst in tumor type11例では奇形腫と胸腺腫が半々で，tumor in cyst type 16例では奇形腫が多い傾

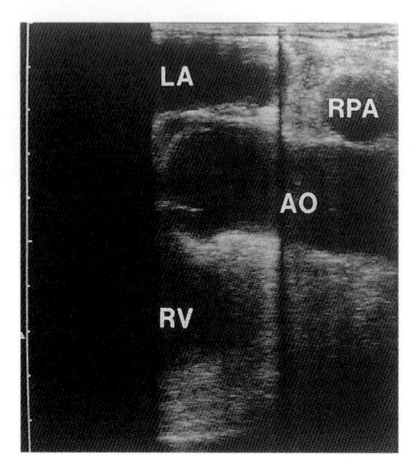

図Ⅲ-5-11 上行大動脈（AO）の前方に位置する右室（RV）
右肺動脈（RPA），左房（LA），上行大動脈が観察され，その前方に右室がみえる。

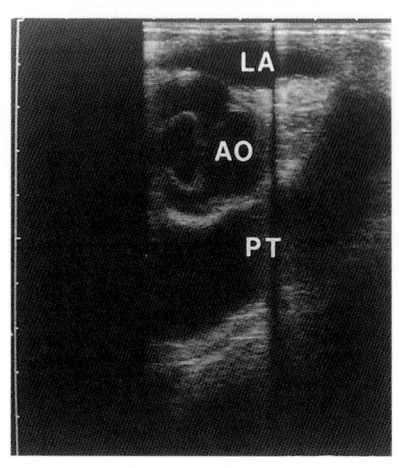

図Ⅲ-5-12 大動脈起始部（AO）の前方を走行する右室流出路と肺動脈幹（PT）
図Ⅲ-5-11の観察断面からさらに内視鏡を左に回転させると右室流出路から肺動脈幹（PT）が観察される。

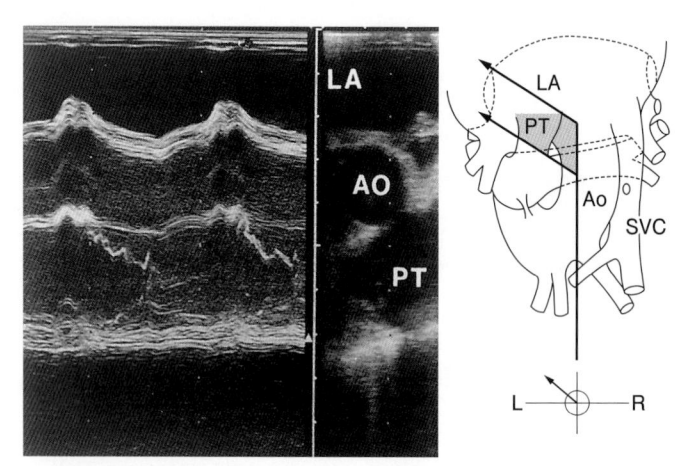

図Ⅲ-5-13 左房（LA），上行大動脈（AO），肺動脈幹（PT）
食道面から左房，上行大動脈，右室流出路と肺動脈幹が観察され，Mモード像では肺動脈弁の動きが描出されている。

向にあった。以上より，超音波断層像上で混合性腫瘍の中で，"tumor in cyst type"のものは奇形腫の確率が高いがことが示唆される。

3）心大血管系

（1）下大静脈の生理的特性：中心静脈の虚脱

硬性チューブの上流と下流の圧較差（ΔP），流量（$\dot{Q}$），抵抗（R）は式1の関係にある。

$$\Delta P = \dot{Q} \times R \quad (式1)$$

硬性チューブの抵抗Rは一定であるために，上流と下流の圧較差ΔPにより，流量$\dot{Q}$が規定されることになる。しかし静脈は動脈と比べて血管壁の厚さは薄く，容易に内腔を変化させる。上大静脈症候群，心タンポナーデ，右心不全の際に静脈内圧が上昇して頸静脈が怒張することは，しばしば臨床的に経験されることである。血管内腔が変

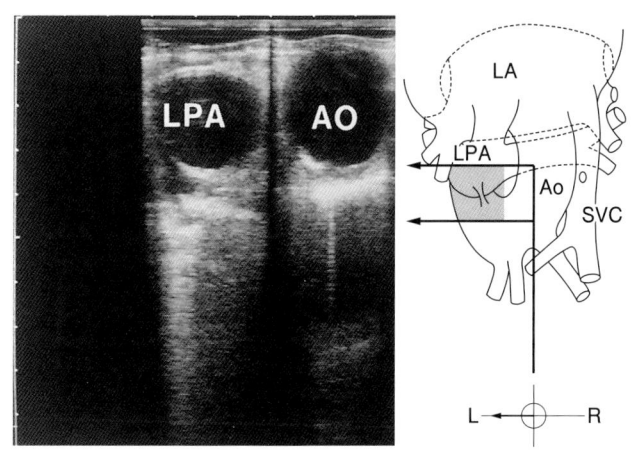

図Ⅲ-5-14　大動脈弓（AO）と左肺動脈（LPA）
AP windowをみたものである。大動脈弓が頭側，左肺動脈が尾側に観察される。

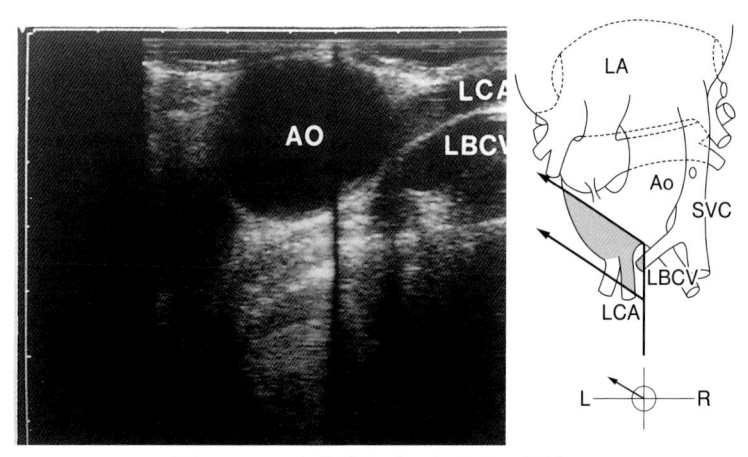

図Ⅲ-5-15　大動脈弓（AO）からの分岐
大動脈から分岐する左総頸動脈（LCA）が観察される。総頸動脈の前方を左腕頭静脈（LBCV）の横断面がみられる。

化している病態では，血管は硬性チューブではなく血管抵抗Rが一定でないことになる。以下，動物実験，臨床例をもとに超音波診断法も用いて行った中心静脈の生理学的な特性についての検討結果を述べる。

図Ⅲ-5-29は気道内圧を低下させた時の右房圧と大腿静脈内圧の経過を成犬で観察したHoltの実験結果である。閉胸下で気道内圧は胸腔内圧に影響し，右房圧を変化させる。この実験でみると気道内圧と右房圧は平行して変動している。一方，大腿静脈圧も当初は同様に低下してくるが，あるレベルからはいくら気道内圧を低下させても大腿静脈圧は一定となる。次に，Guytonによる別の成犬での実験をみると右房圧を低下させると右房への静脈還流はリニアに増加する。しかし，右房圧があるレベル以下となると静脈還流が一定となる（図Ⅲ-5-30）。両報告をまとめると以下のようになる。図Ⅲ-5-29は静脈系血管では下流圧を低

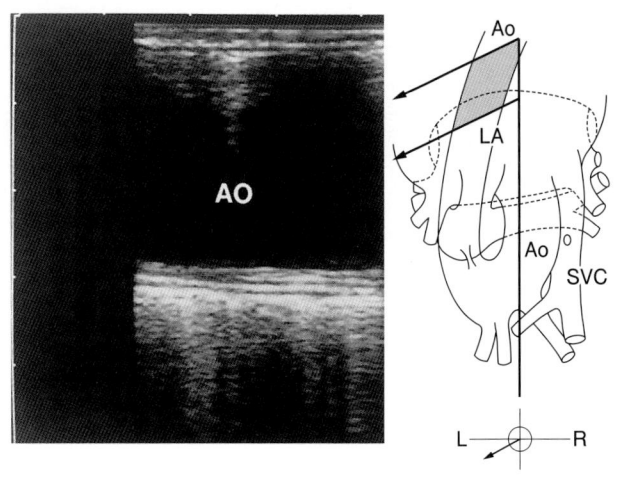

図Ⅲ-5-16 下行大動脈（AO）
食道に接して下行大動脈が観察される。この角度で内視鏡を下方に移動すると横隔膜レベルまでの下行大動脈の描出が可能である。大動脈壁は輝度の異なる5層構造を示す。この層状構造は血管壁の器質的変化を評価する際の重要な所見である。

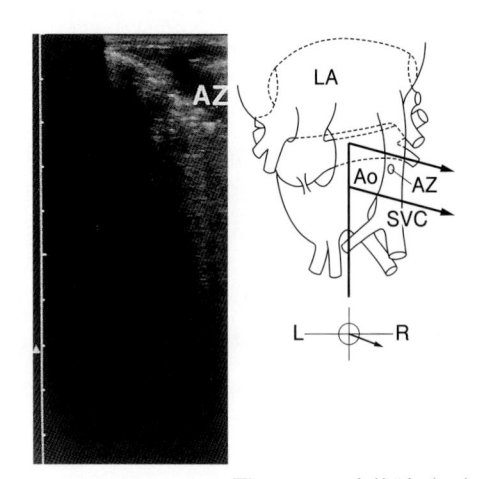

図Ⅲ-5-17 奇静脈（AZ）
食道に沿っている奇静脈は前方に走行して上大静脈に連なる。この超音波像では，奇静脈が前方に走行する所を示している。

下させることにより下流との圧較差（ΔP）を増やしていくと，あるレベルから上流圧は一定となることを示している。図Ⅲ-5-30は静脈系血管の下流である右房圧を低下させていくと静脈還流量はリニアに増加していくが，あるレベルからいくら右房圧，すなわち下流圧を低下させても静脈還流は増加せずに，一定であることを示している。

図Ⅲ-5-29，Ⅲ-5-30と式1と照らし合わせてみると以下ようなことが推測される。ΔPを増加させると当初はリニアな関係で血流（$\dot{Q}$）も増加し，この間血管抵抗（R）は一定である。しかし，あるレベルからはΔPを増加させても静脈還流が一定となる。このことは，血管抵抗が上昇したことを意味している。抵抗は以下の式2のような関係

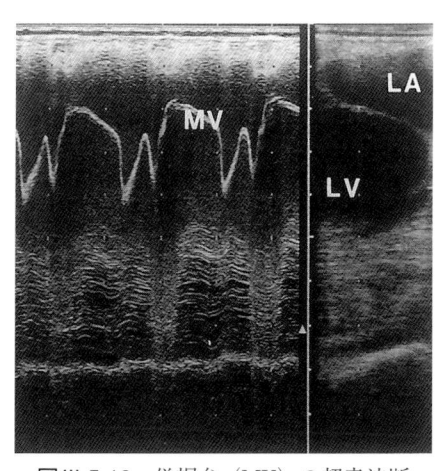

図Ⅲ-5-18 僧帽弁（MV）の超音波断
　　　　層像
　　LAは左房，LVは左室である。

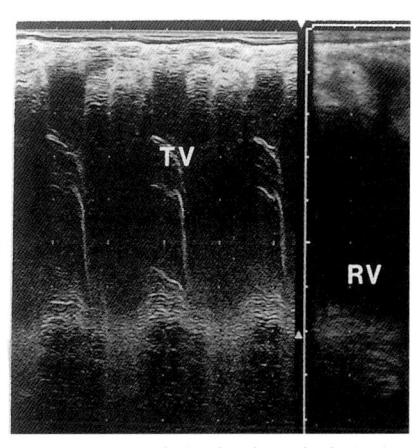

図Ⅲ-5-19 三尖弁（TV）の超音波断
　　　　層像
　　RVが右室である。

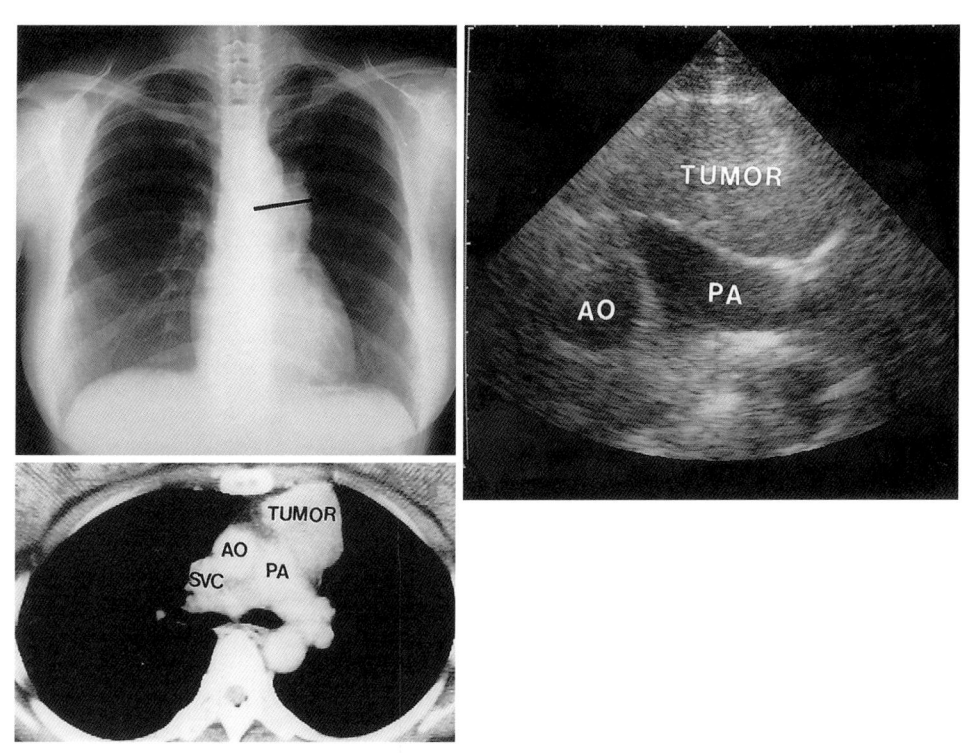

図Ⅲ-5-20 前縦隔腫瘍（胸腺腫）：充実性腫瘍
　胸部単純X線写真の左肺門付近に腫瘤をみる。超音波断層像は左肺門部レベルの前胸壁胸骨左縁（実線）からのものである。CTでは上行大動脈（AO），左肺動脈（PA）と前胸壁の間に腫瘍が見られる。超音波断層像では内部には均一な索状エコーを有している。腫瘍は被膜に覆われ，腫瘍と接する血管壁は平滑で連続性を保持している。

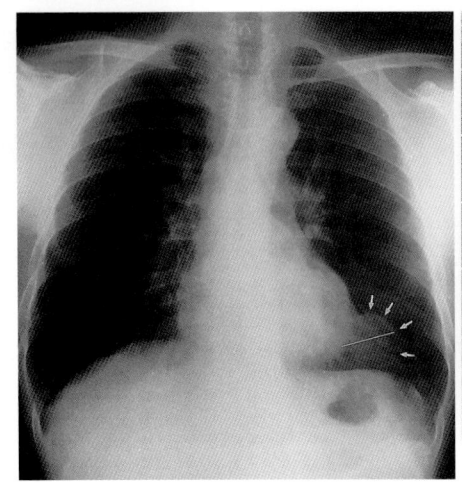

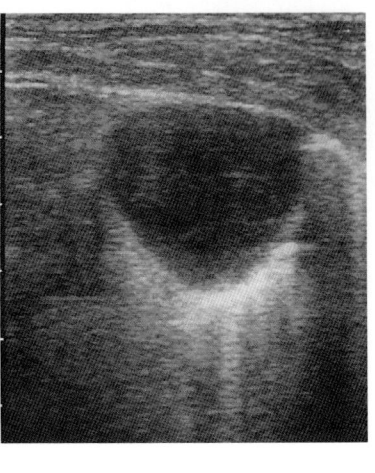

図III-5-21 中縦隔腫瘍（心膜嚢腫）：嚢胞性腫瘍
胸部単純X線写真の左心横隔膜角に円形の腫瘤影（矢印）をみる。前胸壁からの肋間走査での超音波断層像では，腫瘤内部は均一な低エコーを示している。

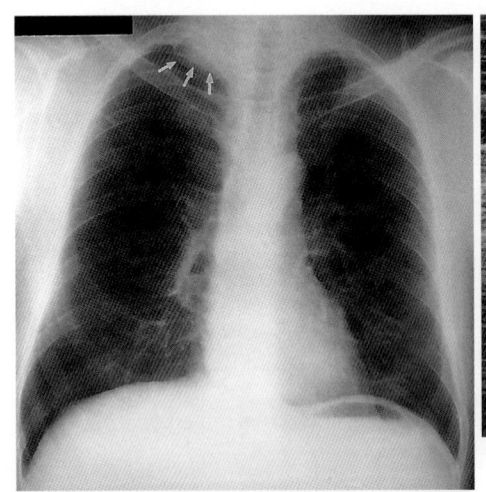

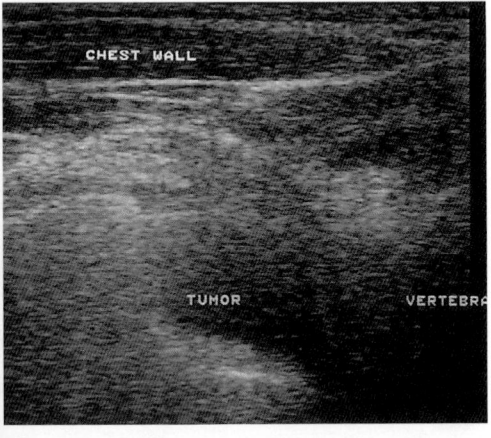

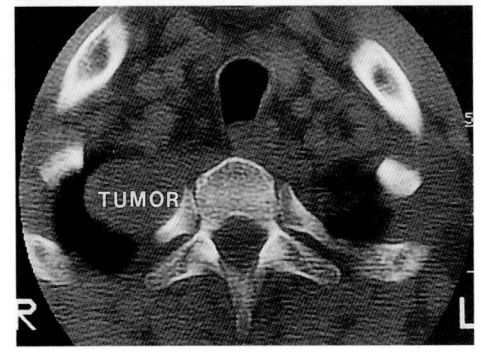

図III-5-22 後縦隔腫瘍（神経原性腫瘍）：充実性腫瘍
右肺尖部に腫瘤様陰影（矢印）をみる。CTでは肋骨に沿って腫瘍がみられる。左背部の肩甲骨上方の僧帽筋部での超音波断層像では内部均一で低エコーな腫瘍が観察される。

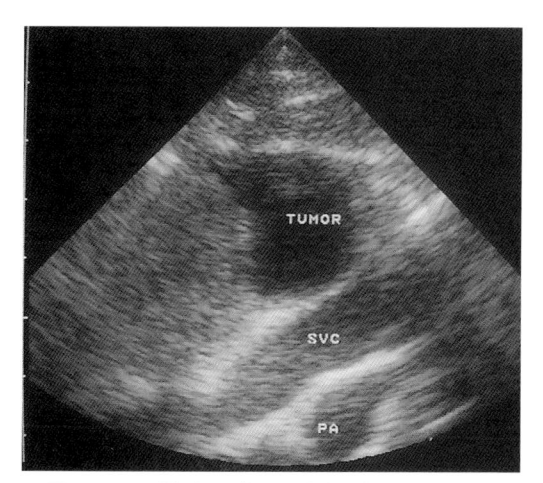

III. 各コンパートメント別にみた超音波断層像　61

図III-5-23　混合型縦隔腫瘍（嚢胞性胸腺腫）："cyst in tumor" type

右胸骨右縁付近の矢状断像である。充実性部分と嚢胞性部分からなる腫瘍が上大静脈の前方に存在する。この断面では腫瘍部分の多くを占める充実性部分の中に嚢胞性部分がみられる。PAは右主肺動脈である。

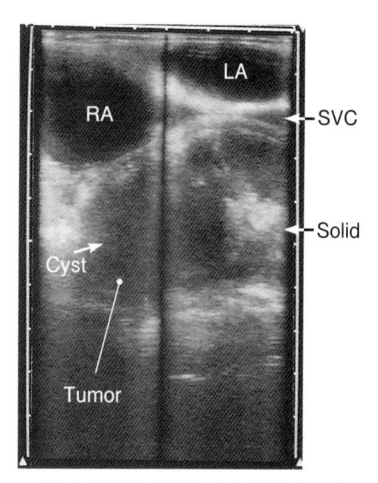

図III-5-24　混合型縦隔腫瘍（奇形腫）："tumor in cyst" type

食道超音波内視鏡像である。上方が食道面，右方が頭側である。右房（RA）・上大静脈（SVC）を前方から圧排する腫瘍が存在する。腫瘍内部は嚢胞部分が多くを占め，嚢胞内部に充実性部分を有している。LAは左房である。

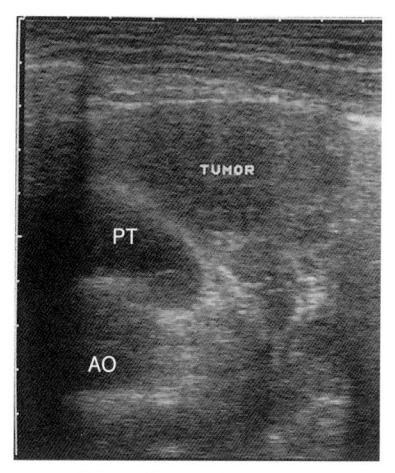

図III-5-25　内部が均一な低エコーを示す充実性縦隔腫瘍（悪性リンパ腫）

胸骨左縁からの走査でえられた超音波断層像である。肺動脈幹（PT）に接している内部が均一，低エコーの充実性腫瘍が描出される。AOは上行大動脈である。

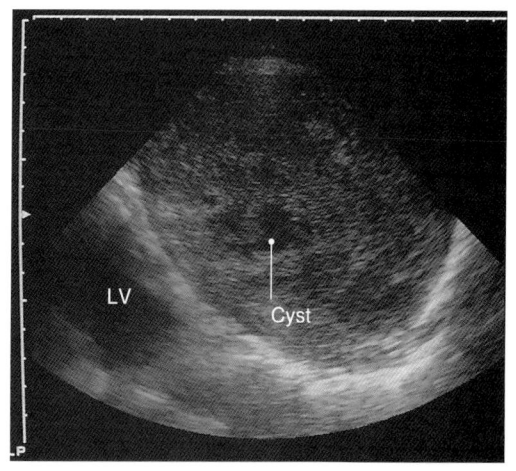

図III-5-26　内部が不均一な高エコーを示す充実性腫瘍（胚細胞腫）

胸骨左縁からの走査でえられたものである。左室（LV）に接する腫瘍が描出される。内部は不均一であり，全体に輝度の高いエコーが不均一に存在している。また，一部に嚢胞性変化もみられる。

がある。

血管抵抗 $(R) = 8 (L \times \delta) / \pi \times r^3$　（式2）
L：血管の長さ，δ：流体の粘性

r：血管半径

血管抵抗を構成する因子の中で，血管の長さ，流体の粘性は不変と考えられるので，血管抵抗を

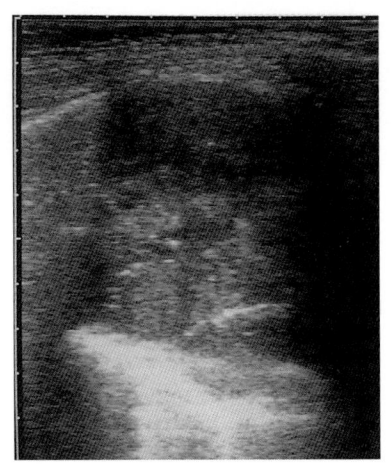

図 III-5-27　内部が不均一な充実性腫瘍（胸腺腫）
胸骨右縁からの走査のものである。腫瘍内部は低エコーで均一な部分と高エコーな部分とが混在している。

前上縦隔：45

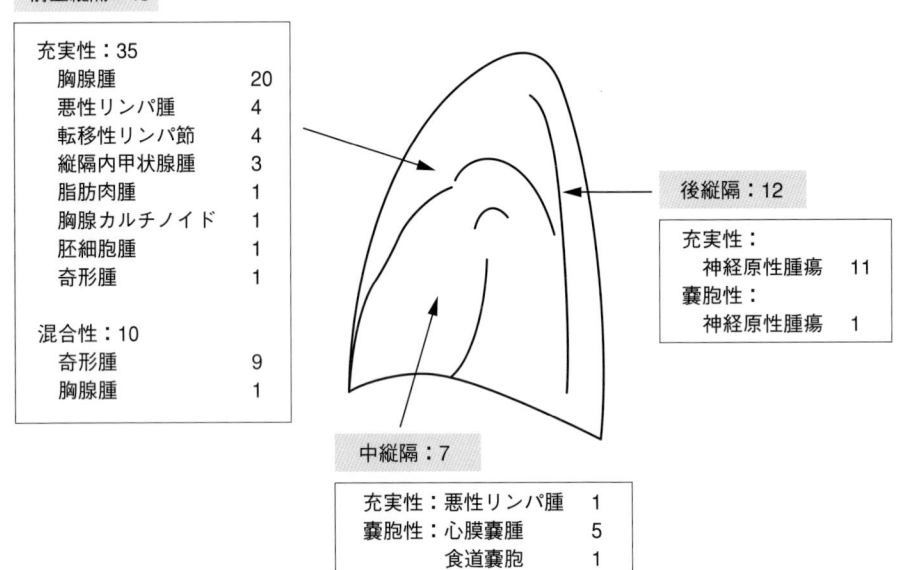

充実性：35
　胸腺腫　　　　　　20
　悪性リンパ腫　　　 4
　転移性リンパ節　　 4
　縦隔内甲状腺腫　　 3
　脂肪肉腫　　　　　 1
　胸腺カルチノイド　 1
　胚細胞腫　　　　　 1
　奇形腫　　　　　　 1

混合性：10
　奇形腫　　　　　　 9
　胸腺腫　　　　　　 1

後縦隔：12

充実性：
　神経原性腫瘍　　　11
嚢胞性：
　神経原性腫瘍　　　 1

中縦隔：7

充実性：悪性リンパ腫　 1
嚢胞性：心膜嚢腫　　　 5
　　　　食道嚢胞　　　 1

図 III-5-28　自験縦隔腫瘍症例の病変局在と超音波断層像の内部構造
前縦隔腫瘍45例，中縦隔腫瘍7例，後縦隔腫瘍12例の計64例の解析結果である。前縦隔腫瘍が最も多く，多彩な組織像をもつ症例から構成されている。前縦隔の混合性腫瘍は奇形腫が圧倒的に多い。中縦隔腫瘍の嚢胞性病変は，心膜嚢腫が多い。後縦隔腫瘍は神経原性腫瘍であった。混合性パターンをみる奇形腫の多くは嚢胞内部に充実性部分を伴う"tumor in cyst" type である。

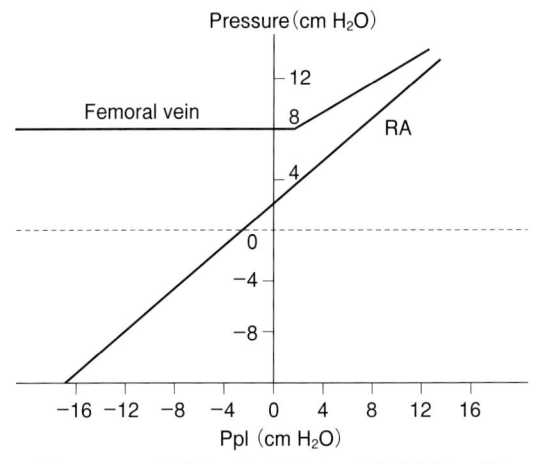

図III-5-29 気道内圧と右房圧，大腿静脈との関係

横軸は気道内圧を変化させた時の胸腔内圧，縦軸は右房圧と大腿静脈圧を示す。気道内圧を低下させると右房圧（RA）はリニアな関係で低下している。当初，大腿静脈圧（Femoral vein）も右房と同様にリニアな関係で低下するが，あるレベルからは右房圧が低下しても大腿静脈圧は一定となっている。（Holt JP. The effect of positive and negative intrathoracic pressure on cardiac output and venous pressure in the dog. Am J Physiol 1944；142：594. より改変し引用）

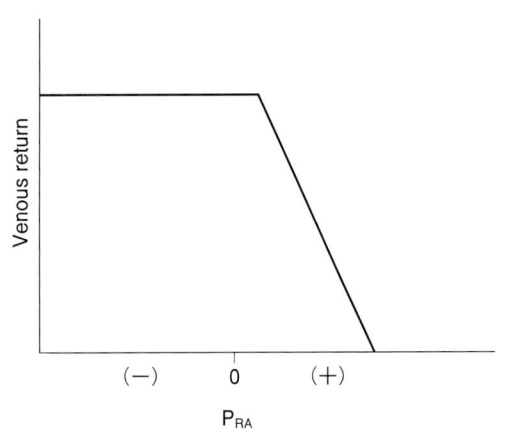

図III-5-30 右房圧と静脈還流量

横軸は右房圧，縦軸は静脈還流量である。右房圧を低下させると静脈還流量はリニアな関係で増加する。しかし，右房圧がゼロ付近になると，右房圧をいくら低下させても静脈還流量は増えてこない。（Guyton AC, Lindsy AW, Abernathy, B. Venous return at various right arterial pressures and the normal venous return curve. Am J Physiol 1957；189：609. より改変し引用）

増加させる因子は血管内腔の半径の減少であることが推察される。すなわち，図III-5-29で大腿静脈圧，図III-5-30で静脈還流量が一定となるレベルからは血管抵抗が上昇し，その原因として血管が虚脱して内腔が減じていること，図III-5-29の右房圧と大腿静脈圧の変化から，右房より上流の下大静脈が虚脱部位であることが予想される。

次に，気道内圧，胸腔内下大静脈圧（右房圧），胸腔内圧，静脈還流（心拍出量）に加えて，食道超音波内視鏡で下大静脈の動的形態を観察した成績を示す。この実験系は，気道内圧を変化させて，循環動態の諸指標とともに下大静脈の形態を超音波断層法でリアルタイムに観察したものであり，これは先に示した図III-5-29，III-5-30の実験を*in vivo*，閉胸下で実施したことになる。図III-5-31は成犬を用いた実験系である。超音波内視鏡による超音波断層像では，下大静脈は肝臓の中を縦走するエコーフリーな構造として認識できる。下大静脈は，呼吸により内腔の形態を変化させる。陽圧換気されている状態で吸気時に胸腔内圧が陽圧となり，右房圧が上昇する。この時，下大静脈は拡張する（図III-5-32）。次に，気管内挿管チューブから空気を吸引して，胸腔内圧，そして右房圧を低下させた状態を観察した（図III-5-33a）。気道内圧は低下し，下大静脈は著しく虚脱した。肺動脈圧，肺動脈血流速度は上昇し，心拍出量も増加している。大動脈圧も増加し，脈圧も開大している。逆に，気管内挿管チューブから空気を注入して，胸腔内圧，そして右房圧を上昇させた状態を観察した。この時には，下大静脈は拡張し，肺動脈圧，肺動脈血流速度，心拍出量，大動脈圧が低下していた（図III-5-33b）。この実験系をまとめた成績を図III-5-34に模式的に示した。胸腔内の下大静脈圧が低下すると（中心静脈の下流圧が

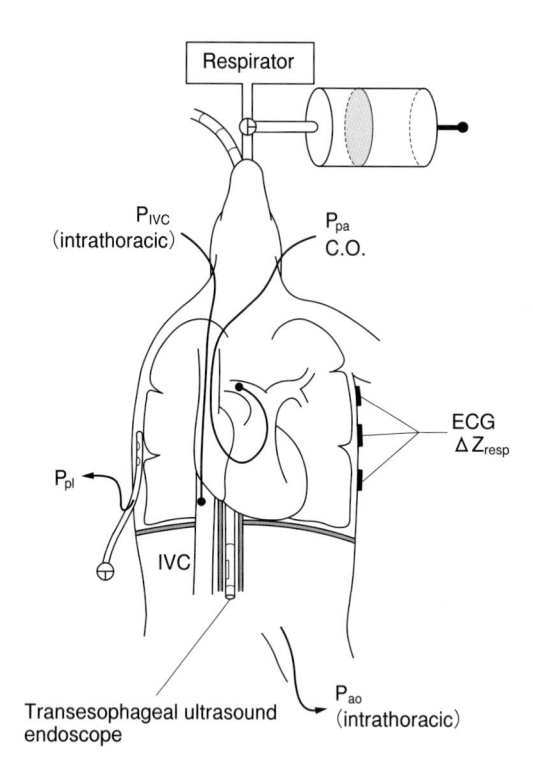

図III-5-31 成犬を用いて種々の生理的指標と下大静脈の形態を観察した実験のブロックダイアグラム

ペントバルビタール麻酔下に気管内挿管を行い，挿管チューブにピストン型シリンジを接続して，気道内圧を変化させた。胸腔内下大静脈圧（P_{IVC}），肺動脈圧（P_{pa}），肺動脈内の血流速度，心拍出量（C.O.），大動脈圧（Pao），胸腔内圧（Ppl）を連続モニターし，心電図（ECG），呼吸モニター（ΔZ_{resp}）を装着した。食道超音波内視鏡を食道に挿入して，横隔膜直下の下大静脈を観察した。

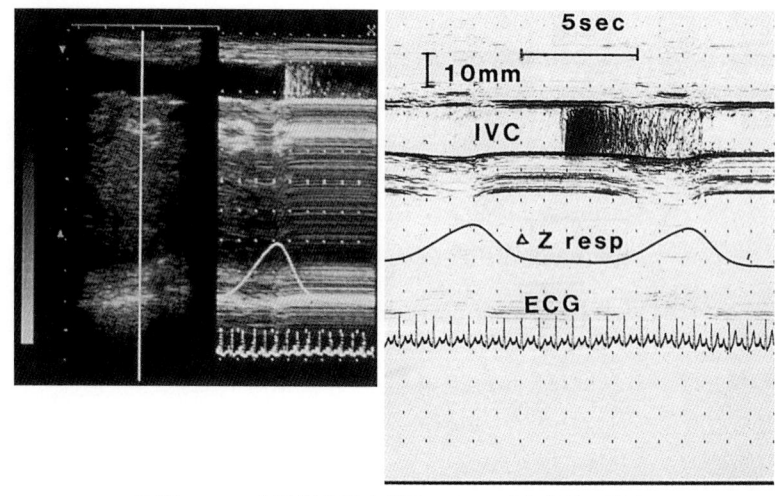

図III-5-32 食道超音波内視鏡による下大静脈の観察

肝臓内を縦走する下大静脈が観察される。生食を静脈注射すると，下大静脈が造影される。$\Delta Z\,resp$は呼吸波形である。陽圧をかけて吸気を行うと下大静脈が拡張することがわかる（Mモード像）。

下がることを意味する），下大静脈径は低下し，あるレベルから下大静脈は虚脱してしまう。逆に，心拍出量（スワンガンツカテーテルによる肺動脈での測定）は下大静脈圧が低下するほど増加し，下大静脈が虚脱する付近からは一定となる。以上のことから，*in vivo*の状態でも，下大静脈の下流

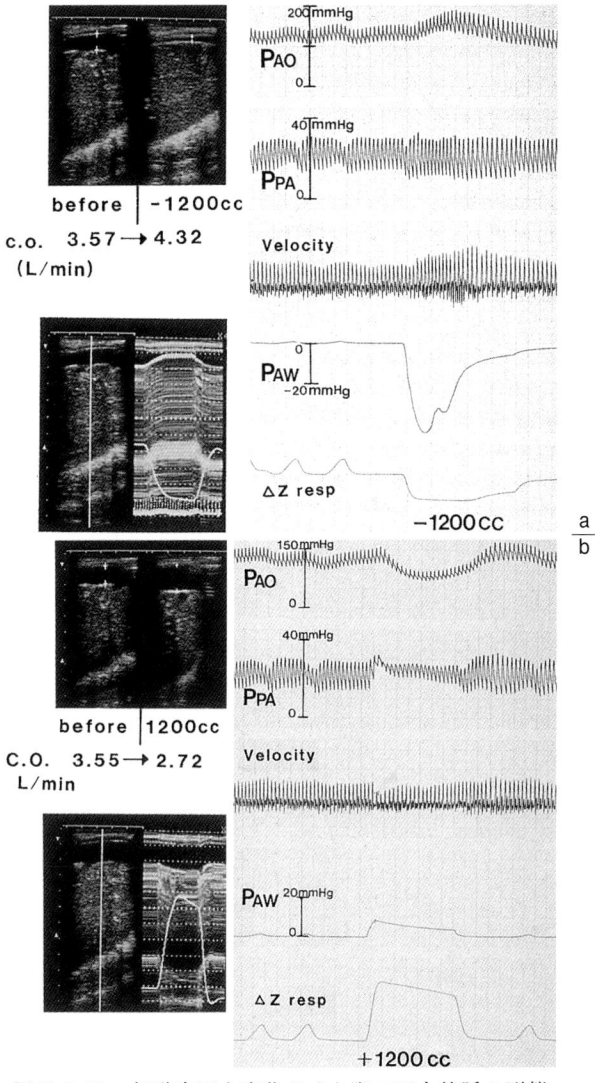

図Ⅲ-5-33 気道内圧を変化させた際の下大静脈の形態

(a) 気管内挿管チューブから1200 ccの空気をピストンシリンジから引くことにより，気道内圧を減少させた。この図では，大動脈圧（Pao），肺動脈圧（Ppa），肺動脈内の血流（velocity），気道内圧（Paw），ΔZ resp（インピーダンス呼吸曲線），操作前後の心拍出量（C.O.）を示している。超音波断層像では，気道内圧を変化させた前後の下大静脈を記録した。

気管内挿管チューブから空気をピストンシリンジで吸引することで気道内圧（PAW）は低下し，インピーダンス呼吸曲線（ΔZ resp）は低下する。大動脈圧（PAO）は上昇し，脈圧は増加する。肺動脈圧（PPA）も同様に変化し，肺動脈血流速度（Velocity）が上昇している。心拍出量（C.O.）は3.57lから4.32lと増加している。この時の下大静脈は著しく虚脱している。

(b) 気管内挿管チューブから空気をピストンシリンジで注入することで気道内圧（PAW）は上昇し，インピーダンス呼吸曲線（ΔZ resp）は上昇する。大動脈圧（PAO），肺動脈圧（PPA），肺動脈血流速度（Velocity）は減少した。心拍出量（C.O.）は3.55lから2.72lと低下した。この時の下大静脈は著しく拡張している。

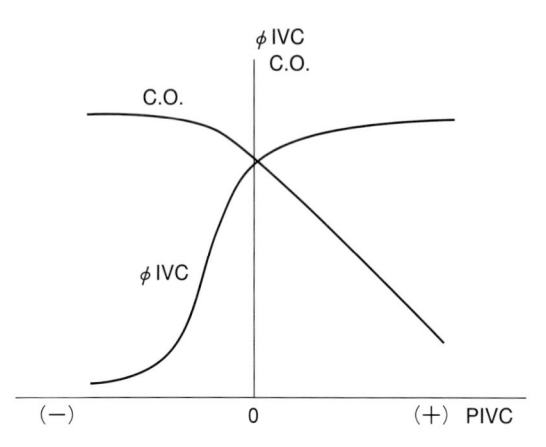

図III-5-34 気道内圧を変化させた時の下大静脈圧（PIVC）と心拍出量（C.O.）と下大静脈前後径（φIVC）を示す

気道内圧が上昇すると下大静脈は拡大し，心拍出量は低下する。一方，気道内圧を低下させると心拍出量はリニアに上昇するが，下大静脈圧がマイナスになると心拍出量は上昇しない。

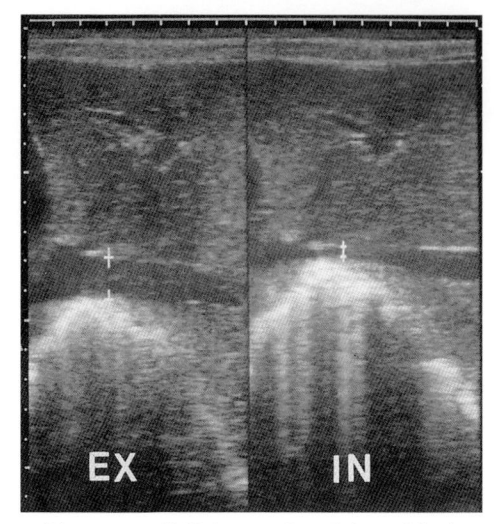

図III-5-35 健常人における吸気・呼気時の下大静脈の超音波像

左が頭側。肝臓内を縦走する下大静脈を観察したものである。EXが呼気時，INが吸気時を意味している。下大静脈が呼気時に拡張，吸気時に虚脱している。

圧があるレベル以下となると虚脱して，血管抵抗を変化させることにより，血流を制御していることが明らかにされた。すなわち，Guytonの成績（図III-5-30）の状態で，下大静脈が虚脱して血流量を調節していることが超音波断層像から裏付けられたことになる。

(2) 生体における下大静脈の動態

成人では，下大静脈は剣状突起直下の走査でほぼ全例で描出が可能である（図II-1-1）。図III-5-35は，健常人での背臥位で観察された下大静脈である。吸気時の虚脱，呼気時に拡張することがわかる。バルサルバ試験で胸腔内圧を上昇させると下大静脈は拡張する（図III-5-36）。一方，右心負荷が生じると右房は拡張し，右房圧が上昇する。図III-5-37は右心不全症例の下大静脈の超音波像である。吸気時の下大静脈の虚脱が乏しくなってきている。呼吸に伴う下大静脈の形態を定量的に評価するために，下大静脈の虚脱指数（Collapsibility Index：Co.I.）を計測した（図III-5-38）。図III-5-39は右心不全状態の治療経過中の下大静脈の虚脱指数（Co.I.）を示した。当初，中心静脈圧は23 cmH$_2$Oで，下大静脈は拡張し，呼吸性変動がほぼ消失している。治療に伴い中心静脈圧は10 cmH$_2$Oから4.8 cmH$_2$Oと改善している。下大静脈径の拡張が改善し，呼吸性変動も出現している。図III-5-40は，Co.I.と中心静脈圧との関係を臨床例でみたものである。両者は1次直線に近い負の2次曲線と相関をする（r＝0.77）。中心静脈圧が上昇すれば下大静脈の呼吸性変動は低下し，逆に中心静脈圧が低下すると下大静脈の呼吸性変動が回復することを示している。ちなみに，中心静脈圧（CVP）が10 cmH$_2$Oの時，Co.I.は約0.5となる。このことから，下大静脈のCo.I.が0.5以上であれば，中心静脈圧の上昇は存在しないことが示唆される。図III-5-41は，CVPとCo.I.が治療経過とともに記録できた症例での，CVPとCo.I.の関係をみたものである。右心負荷の治療を行うことで，図III-5-40で示した相関曲線に沿って，CVPとCo.I.が改善している。

図III-5-42は図III-5-34から中心静脈圧（胸腔内

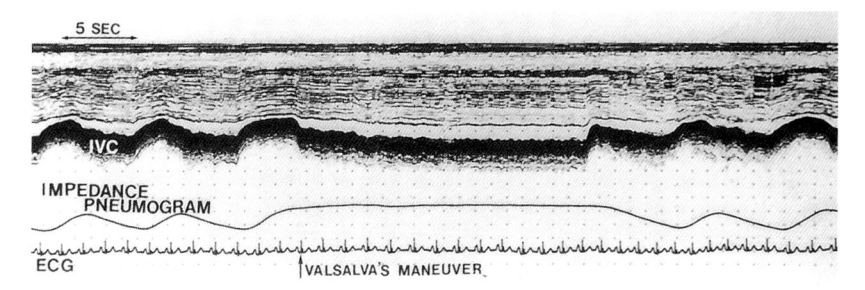

図III-5-36 バルサルバ試験の時に健常人の下大静脈のMモード像
上段から下大静脈（IVC），インピーダンス呼吸曲線（吸気時に上昇する），心電図を示す。下大静脈が呼気時に拡張，吸気時に虚脱して，バルサルバ試験で胸腔内圧を上昇させると著しく拡張している。

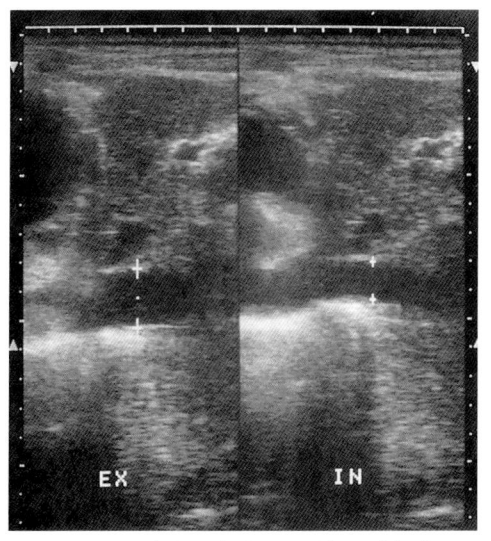

図III-5-37 右心不全症例の吸気・呼気時の下大静脈の超音波像
左が頭側。肝臓内を縦走する下大静脈を観察したものである。EXが呼気時，INが吸気時を意味している。下大静脈は拡張し，吸気時に虚脱しにくい。

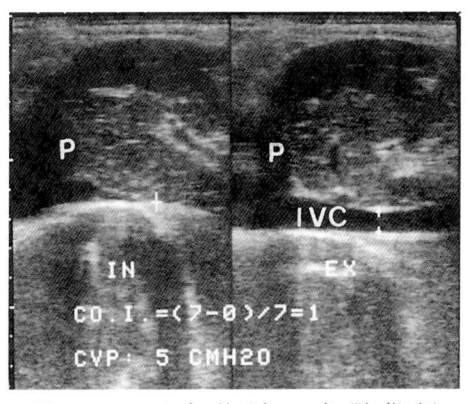

図III-5-38 下大静脈の虚脱指標（Collapsibility Index：Co.I.）の計測法
健常人の超音波像である。Co.I.は呼気時（EX）の下大静脈前後径から吸気時（IN）の下大静脈前後径を引いたものを呼気時の下大静脈径で除したものである。本例では，Co.I.は1になる。同時に計測された中心静脈圧は5cmH$_2$Oであった。

下大静脈圧）と下大静脈径の関係を模式的にみたものである。上段の健常人では，吸気時には胸腔内が陰圧となるために胸腔内下大静脈圧は低下し，呼気時には上昇する。したがって下大静脈径はAとBとの間を動くことになる。Co.I.はA－B/Aとなる。一方，下段の右心負荷が招来すると中心静脈圧は上昇する。従って，呼吸時には下大静脈径は，健常人より右方にシフトしたCとDとの間を動くことになる。Co.I.はC－D/Cとなる。これらの条件下での両者のCo.I.は明らかに前者の方が大きいことになる。この関係を臨床例で示したものが図III-5-40である。

既述した成績をまとめると図III-5-43のようになる。下大静脈の下流の圧（P3）が下大静脈圧

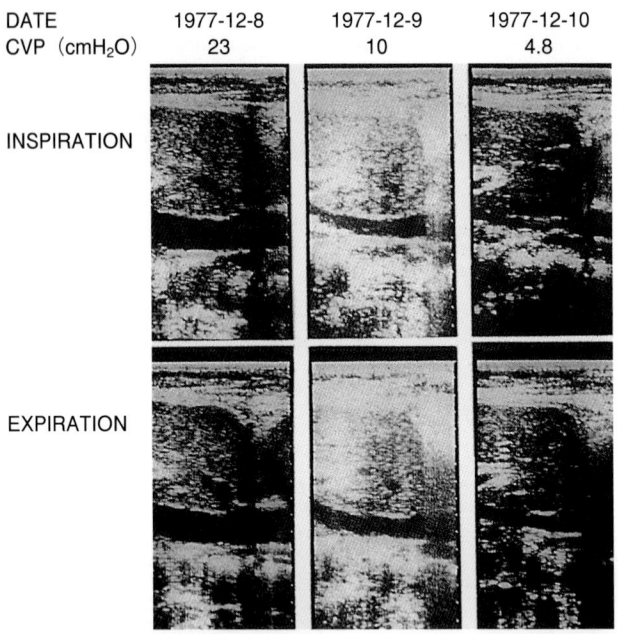

DATE	1977-12-8	1977-12-9	1977-12-10
CVP (cmH₂O)	23	10	4.8

図III-5-39　右心不全例の中心静脈圧（CVP）と下大静脈の呼吸性変動（Co.I.）
　治療前は，CVPは23cmH₂Oと上昇している．この時の下大静脈は拡張し，呼吸性変動が消失している．治療に伴いCVPは10，4.8cmH₂Oと低下しており，下大静脈の拡張も改善し，呼吸性変動が出現してきている．（玉城　繁，ほか．呼吸器疾患の超音波診断法，10．下大静脈の呼吸性変化と中心静脈圧．日胸1981；40：854．より改変引用）

（P2）より低くなると下大静脈は虚脱し，下流への血流は上流圧（P1）とP2との間の圧較差に規定されることなる．この現象は，"waterfall現象"といわれるものである（図III-5-43a）．滝を流れる流量（$\dot{Q}$）は滝壺の圧（P3）とは無関係に，P1とP2の圧較差により決定されることとまったく同様の現象である（図III-5-43b）．

　この"waterfall現象"は肺血管においても存在する．図III-5-44はWestの血管モデルである．肺血管の流量は，肺胞圧（PA），肺動脈圧（Pa），肺静脈圧（Pv）の圧関係に規定される．立位の状態でZone 2ではPa＞PA＞Pvの関係にあるので，肺毛細血管のレベルでは虚脱し，ここの血流量はPaとPAの圧較差に依存する．一方，Zone 1では血流はなく，Zone 3では血流量はPaとPvの圧較差により規定される．

　図III-5-36に示した健常人の下大静脈の呼吸による変動は，まさに肺血管におけるZone 2に類似した動態を示していることを，生理的にも形態的にも示唆している．

（3）上大静脈の動態

　上大静脈は下大静脈と異なり，体表からの超音波診断法での観察では十分な描出が困難である．しかし，食道超音波内視鏡を用いると空気に邪魔されずに，観察が容易である（図III-5-5，III-5-6）．図III-5-45は健常人の上大静脈の動態を示している．下大静脈と反対に呼気時には縮小，吸気時には拡大していることがわかる．さらに，バルサルバ試験を実施すると上大静脈径・右肺動脈主幹径は縮小する．

　食道超音波内視鏡で，右側臥位（RLD），背臥位（SUP），左側臥位（LLD）の体位変換による上大静脈の変化をみると体位により内腔の大きさが変化している（図III-5-46）．上大静脈の血行動態および心肺機能に問題のない症例を対象に，上大静脈の最大径と最小径をRLD，SUP，LLDで

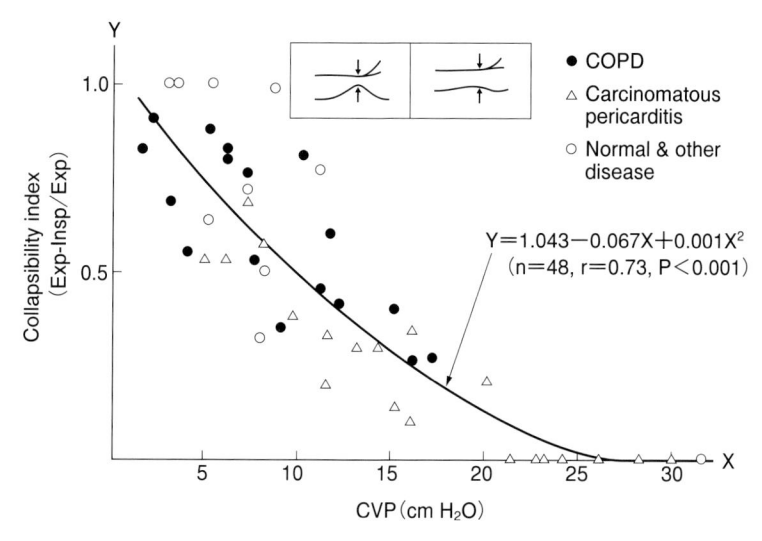

図III-5-40　中心静脈圧（CVP）と下大静脈の虚脱度（Collapsibility Index：Co.I.）との関係

慢性閉塞性肺疾患（●），心タンポナーデ（△）など臨床例を対象に，CVPと超音波断層法によるCo.I.の計測は同日に実施した．両者は直線に近い2次曲線と相関している（$r=0.77$）．中心静脈圧$10\,cmH_2O$の時は，Co.I.はほぼ0.5となる．CVPの正常値は$10\,cmH_2O$以下であり，吸気時に下大静脈が呼気時の下大静脈径の半分を超えて虚脱している場合には，中心静脈圧は高くないことになる．(Natori H, et al. Ultrasonographic evaluations of ventilatory effect on inferior vena caval configuration. Am Rev Respir Dis 1979 ; 120 : 421. より改変引用)

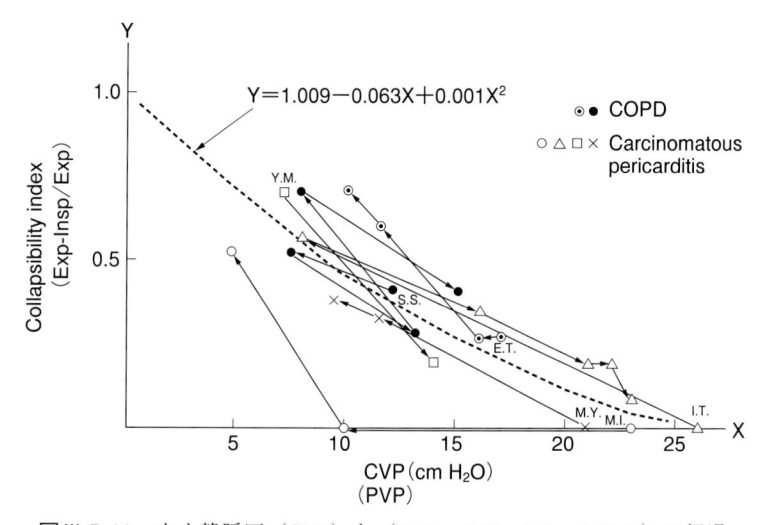

図III-5-41　中心静脈圧（CVP）と（Collapsibility Index：Co.I.）の経過

CVPとCo.I.の臨床経過を追跡できた症例での結果である．右心負荷が改善するに伴って，図III-5-40の両者の相関曲線に沿って，左上方に変化している．(玉城　繁．下大静脈の前後径の呼吸変動と中心静脈圧．日胸疾会誌1981 ; 19 : 460. より改変引用)

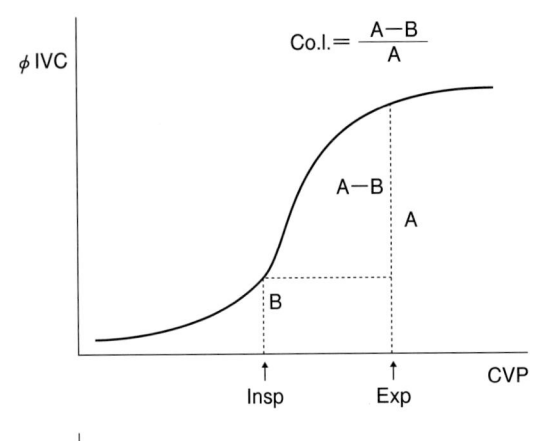

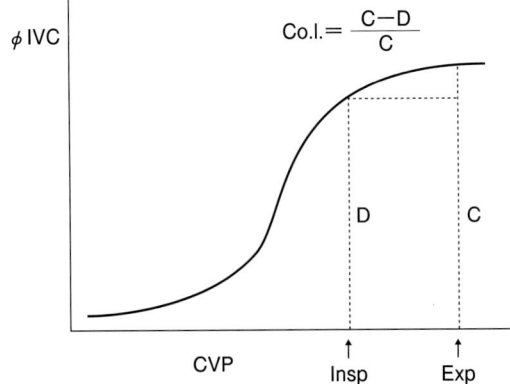

図III-5-42 健常人と右心負荷症例における中心静脈圧と下大静脈径との関係

上下の図の横軸は中心静脈圧（胸腔内下大静脈圧），縦軸は下大静脈径である。健常人では，吸気・呼気時には上段AとBの間を動くことになる。一方，下段の右心負荷の呼吸時にはCとDの間を動く。両者のCo.Iは各々，A－B/A，C－D/Cとなり，中心静脈圧が高いほどCo.I.は低下することになる。

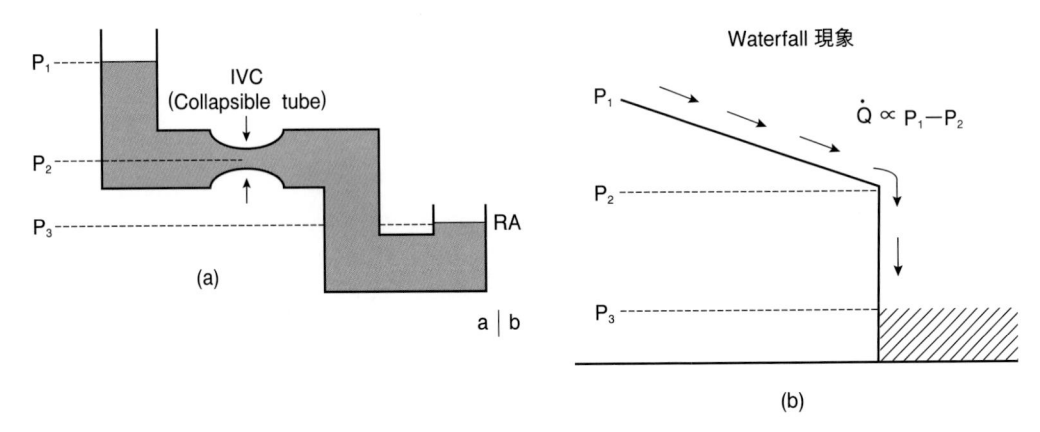

図III-5-43 Collapsible tubeの特性をもつ中心静脈
(a) 下大静脈上流圧，下大静脈圧，下流圧を各々P1，P2，P3とする。下大静脈の下流の圧（P3）が下大静脈圧（P2）より低くなるとCollapsible tubeの特性をもつ下大静脈は虚脱する。その結果，下流への血流は上流圧（P1）とP2との間の圧較差に規定されることなる。
(b) 滝をながれる流量（$\dot{Q}$）は滝壺の圧（P3）とは無関係に，P1とP2の圧較差により規定される。

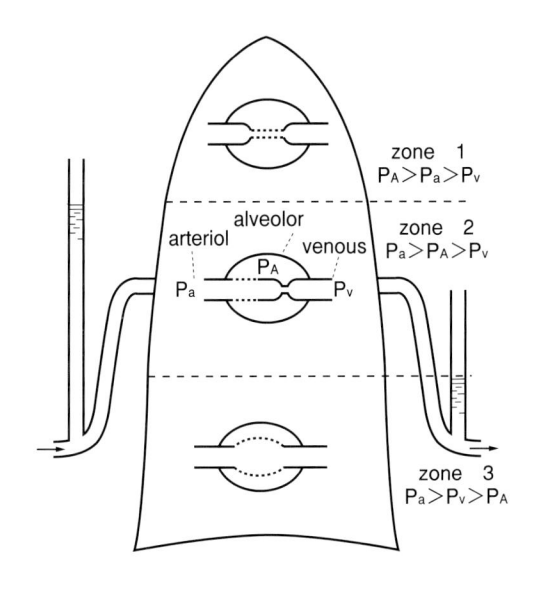

図III-5-44 Westの肺血管モデル
肺血管を流れる血流は，肺胞圧（PA），肺動脈圧（Pa），肺静脈圧（Pv）の圧関係に規定される。立位の状態で，Zone 2ではPa＞PA＞Pvの関係にあるので，肺毛細血管のレベルでは虚脱し，ここの血流量はPaとPAの圧較差に依存する。一方，Zone 1では血流はなく，Zone 3では血流量はPaとPvの圧較差により規定される。（West JB. Reparatory Physiology, 3rd ed. Baltimore : Williams and Wilkins, 1985. より改変後，引用）

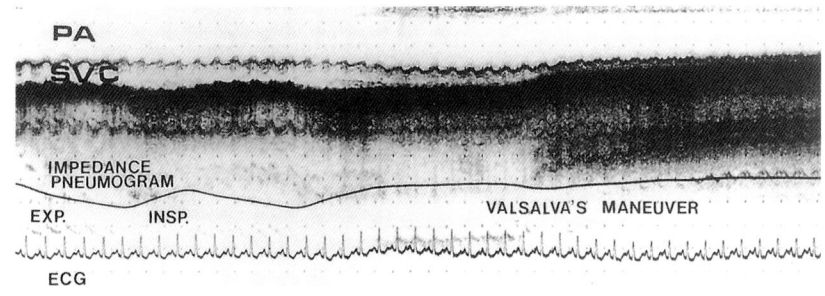

図III-5-45 ヒトおける右肺動脈主幹（PA）と上大静脈（SVC）の呼吸時の動態
心肺機能が正常の臨床例で，食道超音波内視鏡により観察されたものである。上方が食道面である。上段から，肺動脈（PA），上大静脈（SVC），インピーダンス呼吸波形，心電図である。
上大静脈径は吸気時に拡大，呼気時に縮小している。バルサルバ試験では，胸腔内圧を上昇させると肺動脈径，上大静脈径ともに縮小している。この動態は，下大静脈とミラーイメージの現象となる。

計測した（図III-5-47）。心肺機能の問題がない症例を対象に，RLD，SUP，LLDの各体位で上大静脈径の最大値と最小値を比較すると右側臥位，背臥位，左側臥位の順で上大静脈径が減少した（図III-5-48）。この結果は，上大静脈と右房の解剖学的位置関係から考察すると図III-5-49のようになる。すなわち，左側臥位（LLD）では，右房（RA）が上大静脈より低位となる。そのために，下大静脈より上流の圧，上大静脈圧，右房圧の順で圧が低下していく。先の図III-5-43で示した"waterfall現象"が作動して，上大静脈が虚脱する傾向になるものと考えられ，これはWestの肺血管モデルのいうZone 2に近い状態となっていると理解される。一方，背臥位や右下側臥位では，

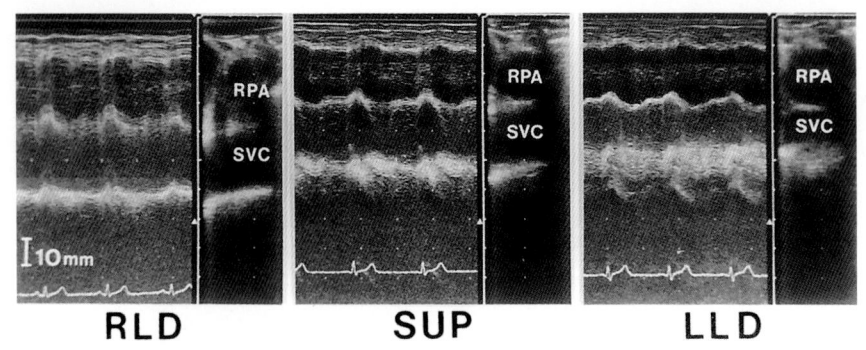

図III-5-46 右下側臥位（RLD），背臥位（SUP），左下側臥位（LLD）の上大静脈（SVC）径の違い

心肺機能の問題のない臨床例のものである。上方が食道面である。RPAは右肺動脈本幹である。体位変化により上大静脈径が変化しており，LLDのSVC内径がもっとも小さい。

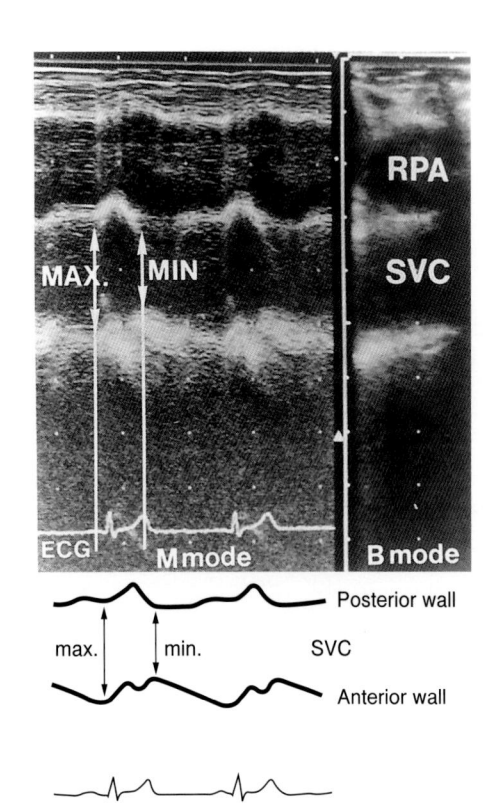

図III-5-47 上大静脈径（SVC）の計測方法

上方が食道面である。

上大静脈の最大径（MAX）と最小径（MIN）を図のように計測して，体位毎に比較した。RPAは右肺動脈本幹である。

上大静脈の上流圧＞右房圧＞上大静脈圧の関係となるために，上大静脈の虚脱は存在しないものと考えられる。

以上のように，中心静脈は肺血管と同様に上下流や血管内外の圧変化に呼応して内腔を変化させる共通の特性を有していることがわかる。

（4）肺動脈本幹の形態と肺動脈圧の関係

臨床的にも肺高血圧が存在すると肺動脈本幹が拡大することは知られている。超音波内視鏡を用いると右肺動脈本幹は容易に観察が可能である（図III-5-2，III-5-3）。肺動脈は拍動性に変動し，バルサルバ試験で，胸腔内圧を上昇させると上大静脈とともに内腔が狭くなる（図III-5-45）。肺動脈圧が右心カテーテルで実測された症例を対象に，肺動脈圧と肺動脈サイズを比較した（図III-5-50）。肺動脈の最大径と肺動脈収縮期圧，肺動脈の最小径と肺動脈拡張期圧の間に各々正の1次相関をみる（図III-5-51）。肺動脈圧が上昇するに従い，右主肺動脈は拡張する。さらに，肺動脈は拍動性に内径を変化させており，リアルタイムに肺動脈最大径と最小径を計測することにより，それぞれ肺動脈収縮期圧と肺動脈拡張期圧と相関する。

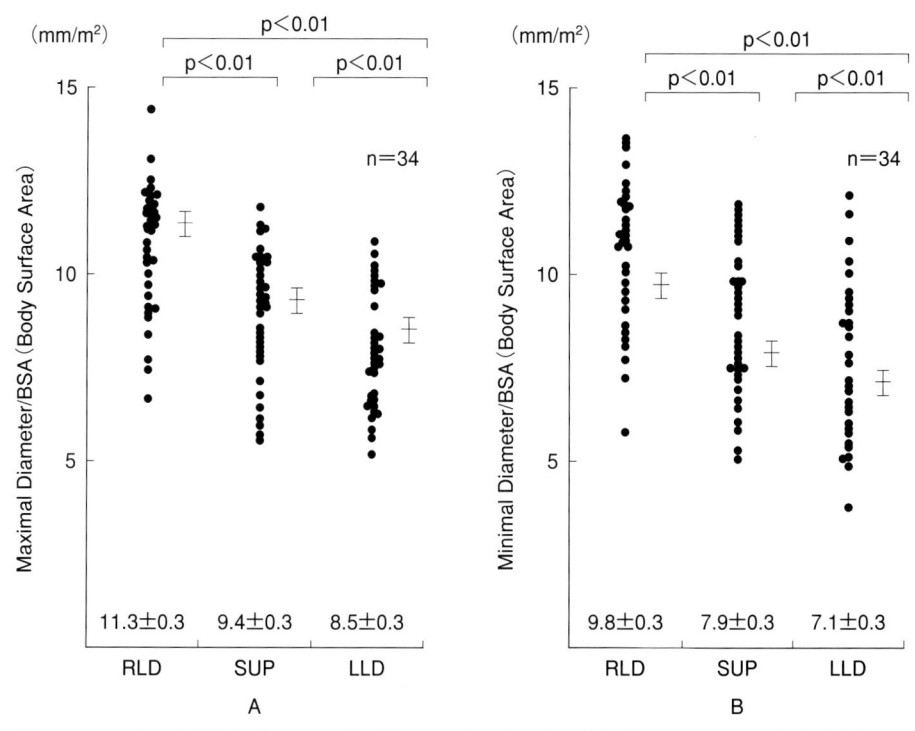

図III-5-48 右下側臥位（RLD）背臥位（SUP），左下側臥位（LLD）毎の上大静脈内径の比較

最大径（A），最小径（B）ともに，右下側臥位（RLD）背臥位（SUP），左下側臥位（LLD）の順で減少した。（植木　純, 檀原　高. 上大静脈の動態, 特に体位変換に伴うその形態変化. 日胸疾会誌 1991；29：971-7. より改変後, 引用）

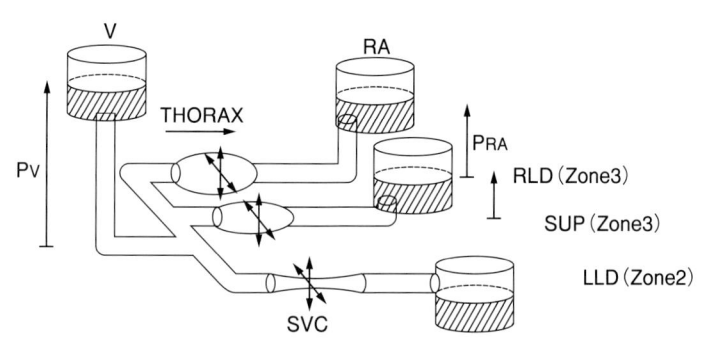

図III-5-49 体位変換に伴う上大静脈（SVC）の上流圧，下流圧の変化と上大静脈の形態の模式図

上大静脈（SVC）の上流圧（Pv），下流の右房（RA）圧, 上大静脈圧との関係から左下側臥位（LLD）では右房圧は上大静脈圧よりも低いために上大静脈が虚脱傾向となる。背臥位（SUP），右下側臥位（RLD）では, 右房圧は上大静脈圧よりも高くなるために拡張傾向にある。

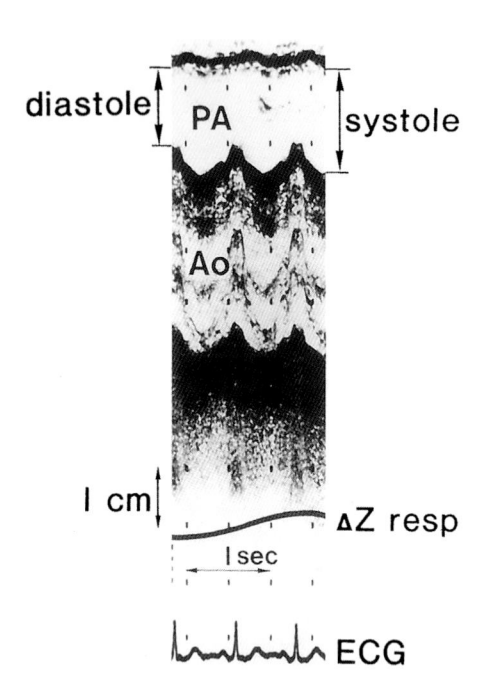

図Ⅲ-5-50　右肺動脈本幹（PA）のMモード像

食道超音波内視鏡による記録である。△Z respはインピーダンス呼吸波形である。AOは上行大動脈である。肺動脈は上行大動脈と同期をして拍動性に内径を変動させている。拡張期（diastole）と収縮期（systole）の肺動脈内径を計測し，肺動脈圧との相関を検討した。

(5) 心大血管系への腫瘍浸潤の評価

a) 症例呈示

縦隔・肺門部の心大血管系への腫瘍浸潤の評価は，手術適応・手術術式を決定するうえで重要である。食道超音波内視鏡は，縦隔・肺門部の心大血管系を広範囲に描出することができる（表Ⅲ-5-1）。超音波断層像では，高分解能・リアルタイム画像を入手することができるために，心大血管系への腫瘍浸潤の評価に有用である。

図Ⅲ-5-52は左肺門部に腫瘤をみる扁平上皮癌の症例である。気管支鏡検査では，左上大区支は白苔に被われた易出血性のポリープ状に発育した腫瘍が確認される。生検の結果，扁平上皮癌であった。気道内腔からの所見では，左上葉切除術で治癒切除が可能である。CT写真内の矢印で示した観察断面での超音波内視鏡による超音波断層像では，腫瘍と接する大動脈弓壁の層状構造の断裂はなく，吸気・呼気で腫瘍は大動脈壁を滑るように移動することがわかる。しかし，腫瘍は左肺動脈主幹に接して，血管内腔に突出するように存在する。同部の吸気・呼気での超音波像でも腫瘍と血管とは一塊となっており，別々の動きは認められない。以上より，腫瘍は左肺動脈本幹に浸潤しているために左肺全摘術が必要となるが，大動脈弓には浸潤はみられないことが予測される。これらの所見は手術所見と一致し，左肺全摘術が行われた。

図Ⅲ-5-53は，下行大動脈を圧排する神経原性腫瘍の超音波像である。腫瘍は血管内腔に突出するように進展しているが，大動脈壁の途絶はなく，呼吸性に腫瘍と血管と別々の動きをしている。手術により，腫瘍は血管を圧排しているが，浸潤はみられなかった。このように，腫瘍と接した血管内腔の変形があっても，腫瘍と血管との間に呼吸性に別々の動きが確認されれば必ずしも浸潤を意味しない。

図Ⅲ-5-54は，左S³原発の腺癌症例である。CTでは腫瘍が左肺動脈と接して存在することがわかる。食道超音波断層像では，腫瘍が前方から左肺動脈本幹へ進展している。肺動脈内腔に腫瘍が突出し，腫瘍と血管は一塊となっており，呼吸性に腫瘍と血管との間の変動はみられない。一方，腫瘍は大動脈弓壁まで進展している。大動脈壁の層状構造は途絶し，腫瘍と大動脈とは一塊となっている。本例は，左肺動脈本幹と大動脈弓への浸潤が存在するものと判断された。

図Ⅲ-5-55は右前縦隔に病変をもつ胸腺腫の症例である。胸部単純X線写真では，右上縦隔の突出をみる。CT写真内の矢印で示す観察断面の超音波断層像では，腫瘍は上大静脈と接している。腫瘍と接する血管壁は途絶し，不整となっている。腫瘍は血管内腔に隆起し，呼吸性・拍動性にみた観察でも腫瘍と血管壁は一塊となっていた。本例

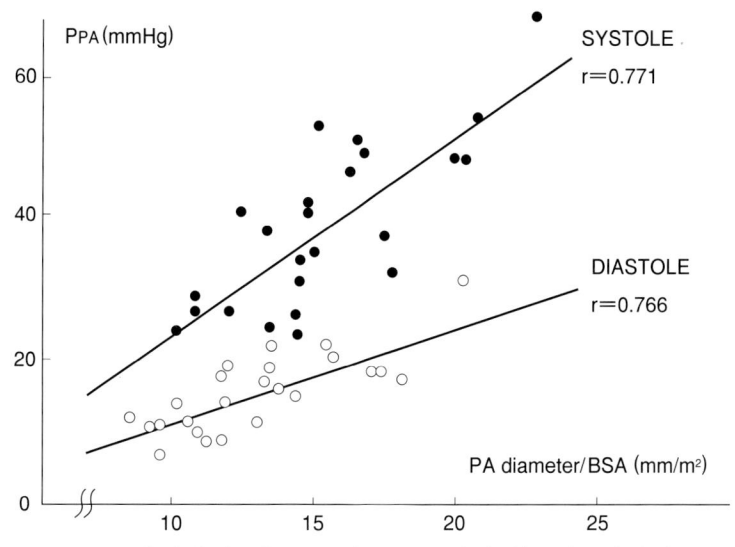

図III-5-51 超音波断層法により計測された肺動脈径と実測肺動脈圧との関係

縦軸は実測肺動脈圧，横軸は肺動脈内径（体表面積で補正）を示す。肺動脈収縮期圧と収縮期肺動脈径，肺動脈拡張期圧と拡張期肺動脈径とは正の1次相関をみる。（小林 淳，ほか．食道超音波内視鏡による右肺動脈径と肺動脈圧との比較検討．日胸疾会誌 1988；26：512．より改変引用）

表III-5-1 食道超音波内視鏡で観察可能な心大血管系

右心系	左心系
上大静脈	左房
下大静脈	左室
右房	上行大動脈
右室	大動脈弓
左右肺動脈	下行大動脈
肺動脈幹	左右上肺静脈
奇静脈	左右下肺静脈
左腕頭静脈	左総頸動脈
	左鎖骨下動脈

は人工血管を用いた上大静脈の合併切除を行った。切除標本では，腫瘍は上大静脈内腔にまで浸潤していた。

図III-5-56は下行大動脈に接する腫瘍をみたものである。胸部単純X線写真では，左下葉に浸潤影をみる。胸部CT写真では，腫瘍は広範に下行大動脈と接している。CT写真内の矢印で示す観察断面でも超音波断層像では腫瘍は下行大動脈と接して存在している。下行大動脈壁の高・低・高・低・高の線状エコーからなる層状構造は保たれている。腫瘍と大動脈壁とは呼吸性・拍動性に腫瘍は大動脈壁を滑るように動き，同部への浸潤は否定的である。手術により，同部への浸潤はなかった。

図III-5-57は，下行大動脈への浸潤が疑われる腫瘍をみたものである。腫瘍に接する下行大動脈の層状構造は断裂しており，同部への浸潤が示唆される。

図III-5-58は右下葉原発扁平上皮癌の症例である。気管支鏡ではB[7]より末梢の右下葉支にポリープ状の腫瘍が観察される。CTでは腫瘍は右下肺静脈に接して存在し，左房内に造影不良な部分がみられる。食道超音波内視鏡では，左房内に腫瘍が存在し，腫瘍が右下肺静脈を浸潤し，左房内腔にまで及んでいることがわかる。

76

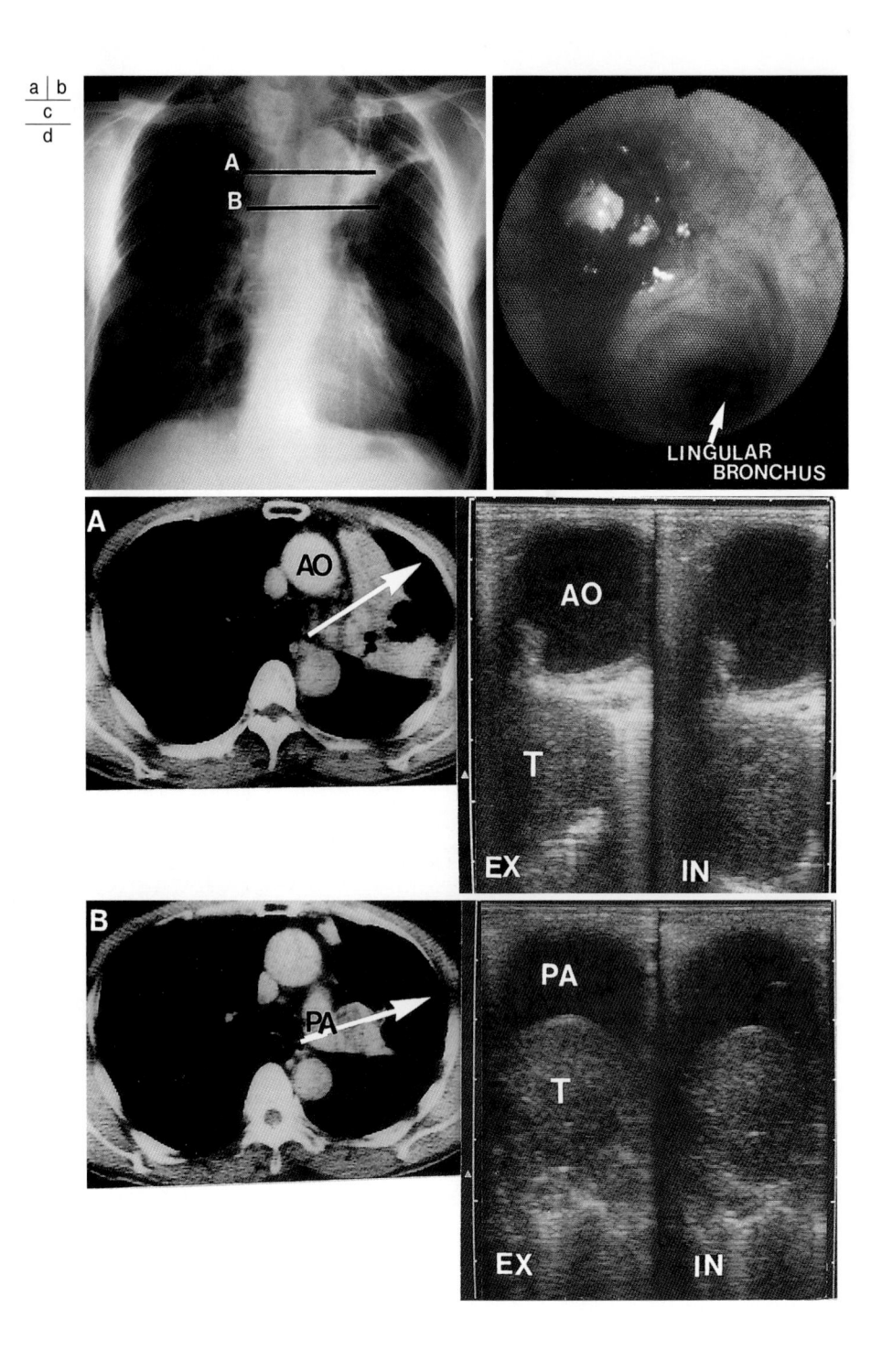

a	b
c	
d	

LINGULAR BRONCHUS

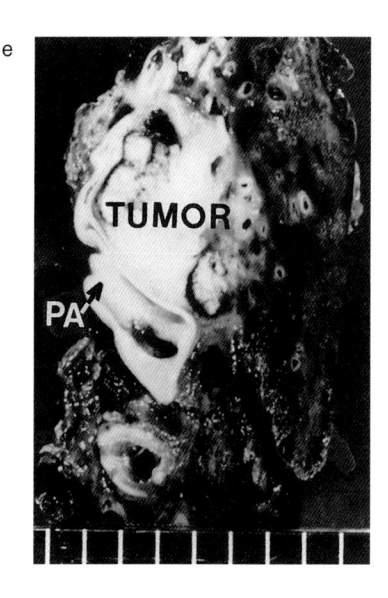

図III-5-52　左肺動脈主幹への浸潤をみた左上大区原発の扁平上皮癌症例
(a) 胸部単純X線写真
　　左肺門部の腫瘍と左上葉の容量減少をみる。
(b) 左上葉支の気管支鏡所見
　　左上区支を閉塞する易出血性の白苔に覆われた腫瘍が認められる。舌区支内腔は保たれている。上葉と下葉の分岐部は問題なく，内視鏡的には左上葉切除が可能であると判断される。
(c) 大動脈弓の食道超音波断層法の所見
　　胸部単純X線写真の黒線Aのレベルでのものである。CT写真内に矢印で示した観察断面での超音波像を示す。上方が食道面，右方が頭側である。大動脈弓（AO）に接して腫瘍（T）が描出される。大動脈壁の層状構造は保たれている。深呼吸をしながらTVモニターで観察すると腫瘍は大動脈弓を滑るように動いている。腫瘍と大動脈弓の位置関係は呼気（EX）と吸気（IN）で異なっていることがわかる。大動脈弓への腫瘍浸潤はないものと判断した。
(d) 左肺動脈主幹の超音波断層法の所見
　　胸部単純X線写真の黒線Bのレベルでのものである。CT写真内に矢印で示した観察断面での超音波像を示す。上方が食道面，右方が頭側である。腫瘍（T）は肺動脈本幹内腔（PA）に突出するように進展している。血管内腔の著しい変化をみる。深呼吸をしながらTVモニターで観察すると腫瘍と肺動脈とは一塊となって，別々の動きはみられない。腫瘍と肺動脈との位置関係は呼気（EX）と吸気（IN）で，別々の動きはみられない。肺動脈本幹への腫瘍浸潤が存在するものと判断した。
(e) 全摘された左肺の前額断面の肉眼像
　　腫瘍が左肺動脈内腔（PA）へ突出し，同部に浸潤している。

　図III-5-59は右上葉原発の扁平上皮癌症例の超音波断層像である。縦隔に浸潤した腫瘍が右下肺静脈に浸潤している。本例の手術に際しては，右下肺静脈は心嚢内処理が必要であることが，術前から予測された。

　b）超音波所見と病理所見の対比
　既述した症例から，心大血管系の腫瘍浸潤を評価する際に重要となることが予測される超音波所見は，表III-5-2に示す4所見に要約される。すなわち，（A）腫瘍に接する心大血管系の変形あるいは腫瘍の血管内腔への突出，（B）腫瘍と血管壁との呼吸・拍動時の滑走の消失，（C）腫瘍と接する血管壁の層状構造の消失や破壊，（D）腫瘍と血管との広範囲な接触（血管の長軸像では腫瘍と血管との接触する距離が3cm以上，血管の短軸像では腫瘍と血管との接触角度の90℃以上）を検討する所見とした。

　上記（A）～（D）の所見毎に心大血管系への腫瘍浸潤の有無について，手術例を対象に検討した。浸潤の評価は，手術標本の病理検索または手術時に外科医が切除不能と判断した部位を浸潤ありとした。対象は，食道超音波内視鏡で腫瘍と隣接する心大血管が描出された原発性肺癌24例（扁平上皮癌12例，腺癌9例，その他3例），縦隔腫瘍29例（胸腺腫11例，神経原性腫瘍4例，奇形腫3例，胚細胞腫2例，気管支嚢胞・悪性リンパ腫などのその他9例）の計53例である。これらの対象例で，食道超音波内視鏡で腫瘍と少なくとも接する心大血管の部位毎に，該当する超音波所見〔先の（A）～（D）の所見〕と手術・病理所見での

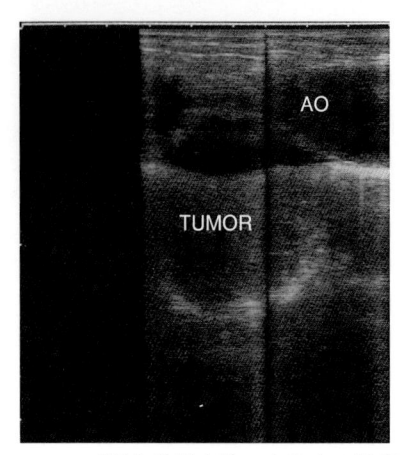

図III-5-53 下行大動脈内腔に突出する腫瘍の超音波断層像

上方が食道面、右方が頭側である。下行大動脈内腔に突出するように進展している腫瘍がみられる。腫瘍と接する血管壁は連続性である。本例では、深呼吸時には腫瘍は血管壁を滑るように動き、同部への浸潤はないものと判断した。腫瘍は神経原性腫瘍で、下行大動脈を圧排していたが、血管への浸潤は認められなかった。

腫瘍浸潤の有無を評価した。検討に供した心大血管系は128部位である。128病変のうち35病変（27％）に腫瘍浸潤を認めた。(A)～(D)の所見毎のsensitivity, specificity, positive predictive value, negative predictive value, accuracyを表III-5-3に示す。

超音波所見(A)（腫瘍に接する心大血管系の変形あるいは腫瘍の血管内腔への突出する所見が存在する）のある場合のsensitivity 54％, specificity 86％, positive predictive value 59％, negative predictive value 83％, accuracy 77％である。すなわち、実際に浸潤のあった部位でこの所見を有する頻度は54％、実際に浸潤のなかった部位でこの所見が存在しなかった頻度は83％、この所見が認められた部位の中で実際に浸潤が存在していた頻度が88％、この所見が認められなかった部位の中で実際に浸潤がなかった頻度が88％であったことを示す。以下、超音波所見(B)（腫瘍と血管壁との呼吸・拍動時の別々の動きがみられ

ない所見）、超音波所見(C)（腫瘍と接する血管壁の層状構造の消失や断裂がみられる）、超音波所見(D)（腫瘍と血管との広範囲に接触している）の所見の中で、所見(B), (C)がsensitivity, specificity, positive predictive value, negative predictive value, accuracyともにバランスよく、血管浸潤の有無を検出できることが示唆された。超音波断層法で血管浸潤をみる際には、腫瘍と心大血管と広範に接していることや腫瘍により血管が変形している所見自体は腫瘍浸潤の有無を決定する所見ではないことがわかる。腫瘍と接する血管構造と腫瘍との間に呼吸や拍動に際に別々に動くかどうか、腫瘍と接する血管壁の層状構造の消失や断裂がないかどうかが重要な所見である。

(6) 下大静脈症候群

上大静脈症候群は、肺癌、縦隔腫瘍を代表としてさまざまな疾患に招来する。一方、下大静脈が腫瘍などで閉塞し、下半身の静脈還流が障害される状態が下大静脈症候群である。臨床的には、下半身の浮腫をみる。上大静脈と異なり、緊急的な処置を要することは少ない。しかし、下大静脈は上大静脈と比較して容易に超音波断層法で観察が可能である。そのため、下半身浮腫を認める症例の鑑別診断として超音波断層法の有用性は高い。下大静脈症候群の病態としては、まず腫瘍病変が原因となっていると考えて差し支えない。原因病変の局在からみると肺内病変と肝・副腎・腎・腹腔内あるいは後腹膜病変からの波及に分けられる。

図III-5-60は原発性肺癌の病巣から直接下大静脈へ浸潤した症例である。胸部単純X線写真では胸水をみるが、右下肺野の病態は不明である。しかし、超音波断層法でみると横隔膜直上に肺内腫瘍が存在し、下大静脈へ進展している。図III-5-61は原発性肺癌の副腎転移により、下大静脈が管外性に圧排・狭窄している。図III-5-62は悪性リンパ腫の症例で、腹腔内リンパ節腫大のために下大静脈が著しく狭窄している。図III-5-63は右側大量胸水をみる症例である。本例では、大量胸

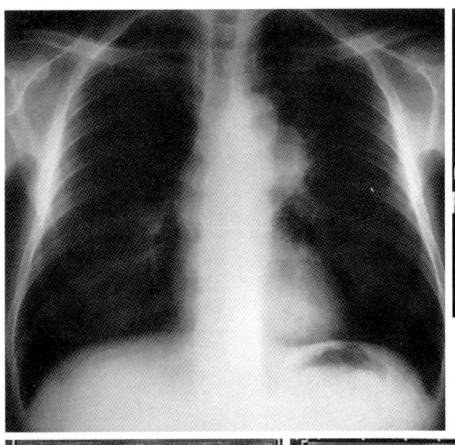

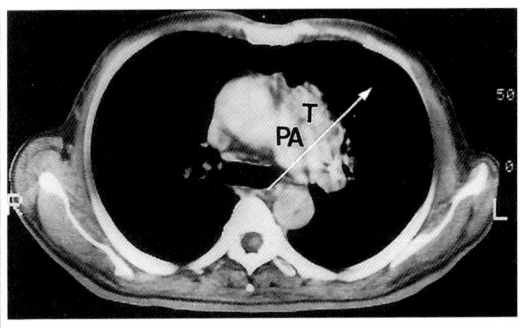

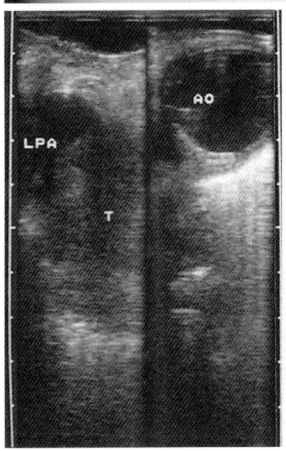

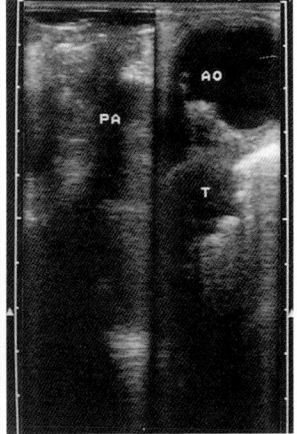

図Ⅲ-5-54 左肺動脈本幹と大動脈弓に浸潤する肺腺癌症例

(a) 胸部単純X線写真

　左肺門部に腫瘍が存在する。

(b) 胸部CT写真

　腫瘍（T）は左肺動脈（PA）に接して存在する。

(c) 左肺動脈に浸潤する腫瘍を示す超音波断層像

　胸部CT内の矢印で示す方向及びレベルでのもので，上方が食道，右方が頭側である。

　腫瘍（T）は左肺動脈（LPA）に進展し，血管内腔が変形している。腫瘍と接する部分では血管壁は消失し，呼吸性にみても腫瘍と血管は一塊となっている。肺動脈への腫瘍浸潤が存在するものと判断した。また，腫瘍は大動脈弓（AO）まで及んでいる。

(d) 大動脈弓の超音波断層像

　（c）からわずかに内視鏡を左に回転して観察した超音波断層像である。腫瘍は大動脈弓（AO）まで及び，血管壁外側のラインが途絶している。リアルタイムの観察では，呼吸性・拍動性に腫瘍と大動脈とが一塊となって動いている。腫瘍が大動脈にも浸潤しているものと判断した。PAは左肺動脈である。

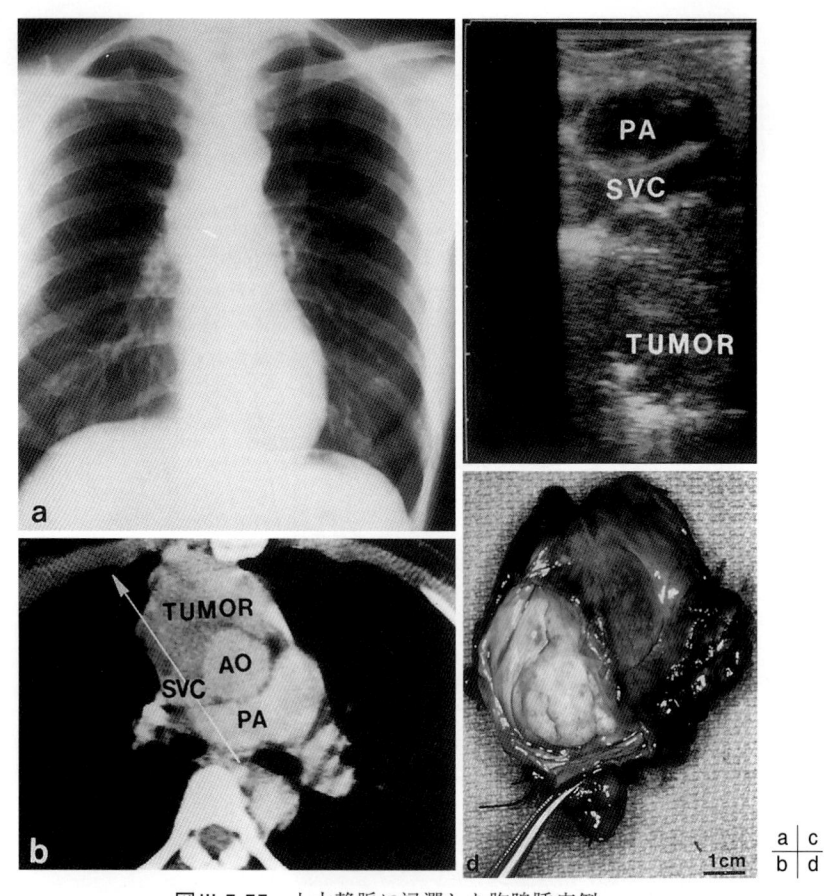

図III-5-55　上大静脈に浸潤した胸腺腫症例

(a) 胸部単純X線写真

　右上縦隔にわずかに隆起性変化をみる。

(b) 胸部CT写真

　前縦隔に腫瘍をみる。腫瘍は上行大動脈（AO），上大静脈（SVC）に接している。PAは右肺動脈である。矢印は超音波内視鏡の観察断面を示す。

(c) 上大静脈の超音波断層像

　上方は食道面，右方が頭側である。腫瘍に接する上大静脈（SVC）壁は不整で，内腔に腫瘍が突出している。呼吸性・拍動性にみても，腫瘍と上大静脈壁とは一塊となっており，同部に腫瘍浸潤が存在するものと判断した。

(d) 手術標本肉眼像

　手術時には腫瘍と上大静脈とが一塊となっており，上大静脈の合併切除を施行した。

　上大静脈内腔の内腔面からみた切除標本では，上大静脈内腔に腫瘍が露出している。

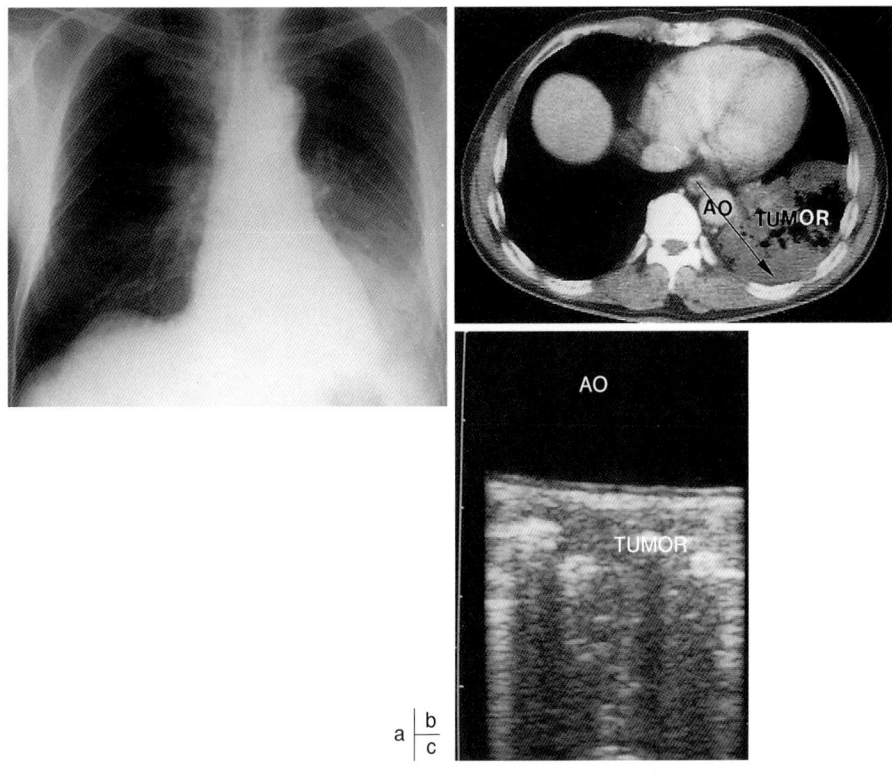

図Ⅲ-5-56 下行大動脈に接する病巣をもつ肺癌症例

(a) 胸部単純X線写真
　左下葉にairspace consolidationをみる。下行大動脈のラインは消失し，心臓と重なる部位の血管影は消失している。
(b) 胸部CT写真
　左下葉に病変が存在し，腫瘍と下行大動脈（AO）は互いに接して存在する。
(c) 食道超音波断層像
　胸部CT写真内の矢印で示す観察断面でのものである。上方が食道面，右方が頭側である。大動脈壁は，高・低・高・低・高の5層からなる層状構造を示す。腫瘍と接する大動脈壁の層状構造は保たれており，腫瘍と血管壁との間に呼吸性・拍動性の別々の動きがみられる。本例は，手術により浸潤がないことが明らかにされた。

水のために横隔膜は下方に偏位し，下に凸の状態となっている。このような場合には，右房と下大静脈にかけて胸腔に露出するような位置関係となるために，下大静脈が圧排を受ける。著者らの臨床経験では，大量胸水のみの病態で下大静脈症候群を発症した症例は経験していないが，形態変化としては看過できない。

(7) その他の血管病変

a) 動脈硬化

図Ⅲ-5-64は，食道超音波断層像で観察された大動脈である。大動脈壁の内層は，輝度の高い不規則な線状エコーに縁取られている。大動脈壁から石灰化巣の存在を示す無音響学的影が存在している。以上の所見は動脈硬化を示す所見である。

b) 解離性大動脈瘤

　大動脈瘤の解離の範囲を決定することは，救急

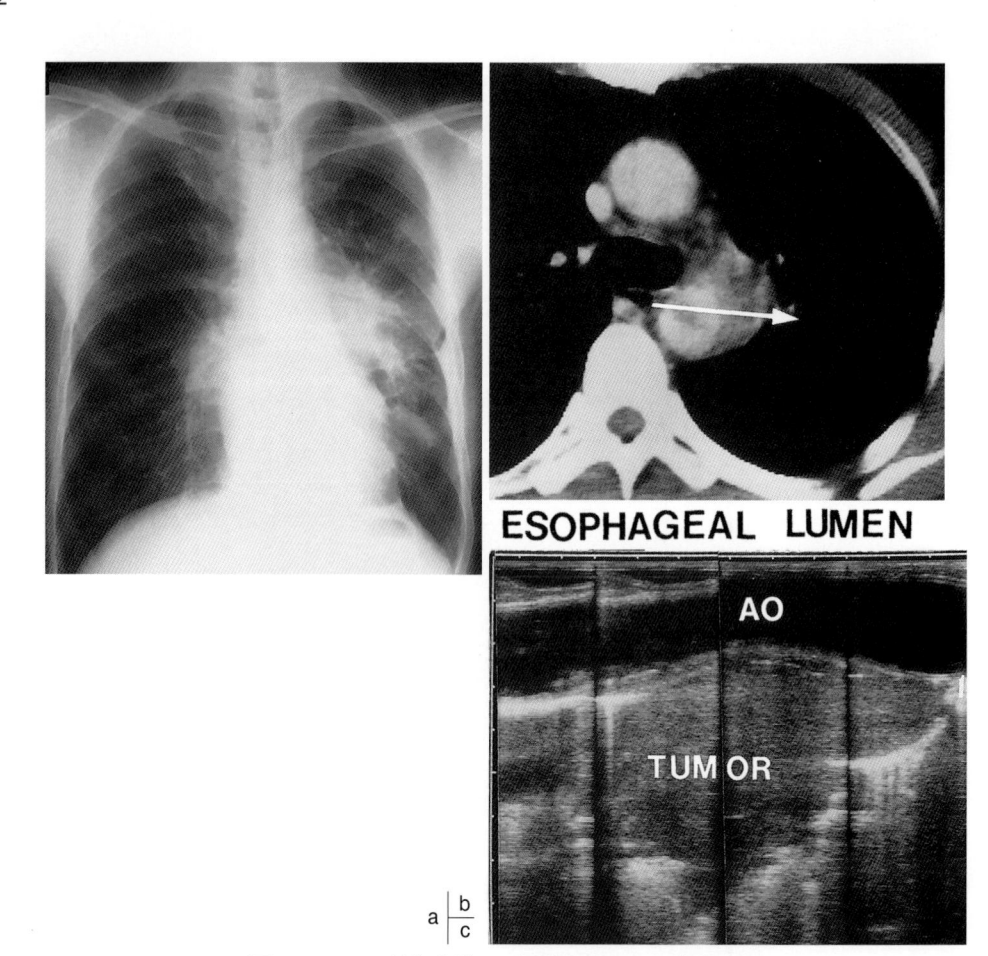

図 III-5-57　下行大動脈への浸潤が疑われる肺癌症例

(a) 胸部単純X線写真
　　左肺門部の腫瘤と周囲の浸潤影をみる。
(b) 胸部CT写真
　　下行大動脈に腫瘍が接している。
(c) 下行大動脈と腫瘍の超音波断層像
　　胸部CT写真の矢印で示す断面での超音波断層像である。上方が食道面，右方が頭側である。下行大動脈に接する腫瘍が存在し，血管壁の層状構造の断裂がみられ，血管内腔へ突出している。腫瘍と血管壁とは，呼吸性・拍動性に一塊となって動いていた。同部への腫瘍浸潤が存在するものと判断した。

時に治療法を検討するうえで重要である。図III-5-65は，大動脈瘤の解離の緊急手術時に解離の範囲を検討する目的で行われた食道超音波断層像である。大動脈弓から総頸動脈，さらに下行大動脈にかけて解離した内膜が血管内腔に浮遊していた。

c) 肺血栓塞栓症
　肺血栓塞栓症症例は，下肢・骨盤領域の深部静脈内の血栓が遊離して肺動脈に塞栓を起こすものが多いとされる。日常臨床では，これらの領域の静脈内に陽性所見が存在すれば本症の疑いが濃厚となる。図III-5-66は，下大静脈内に血栓が浮遊している。

a	b
c	d
e	

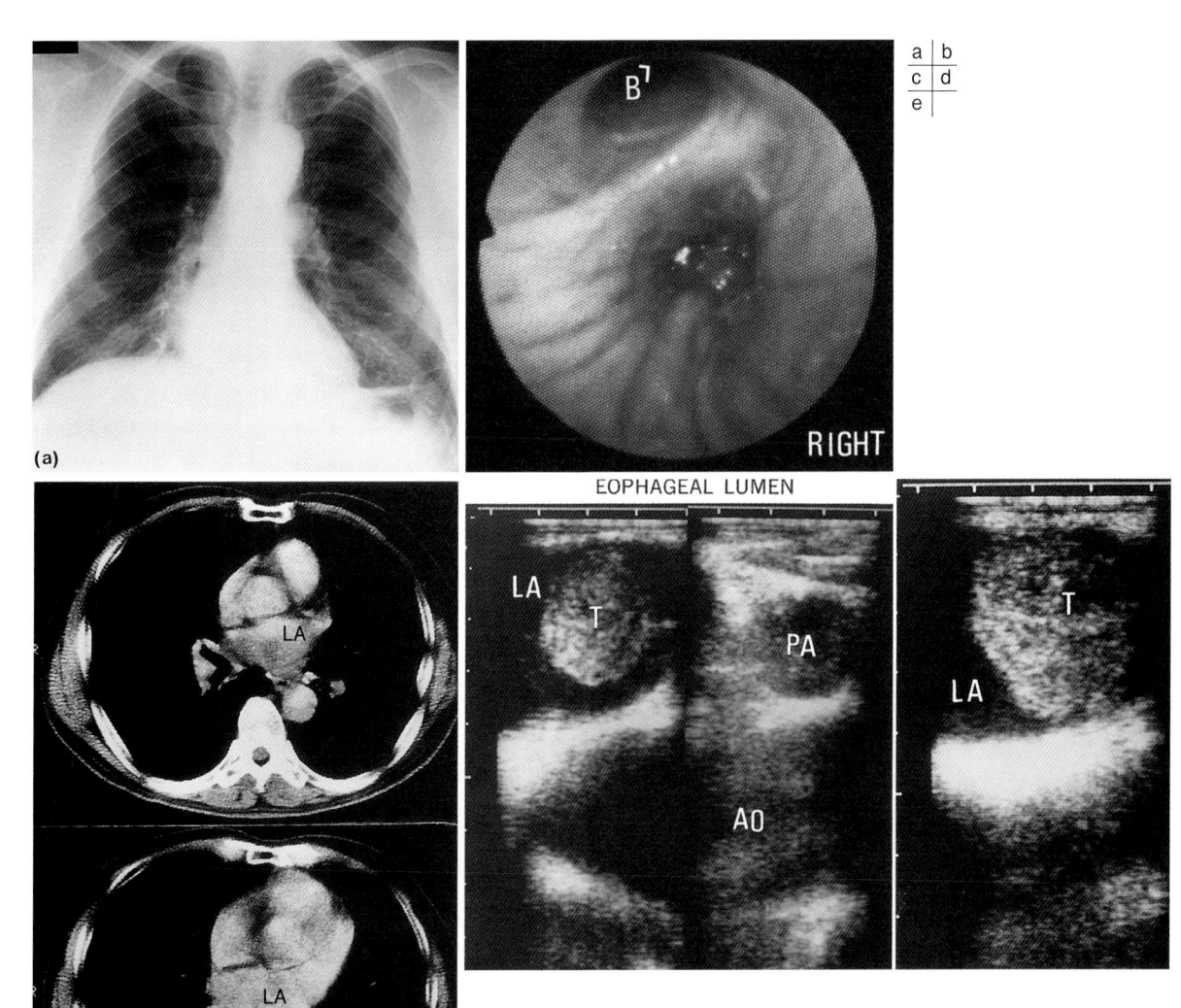

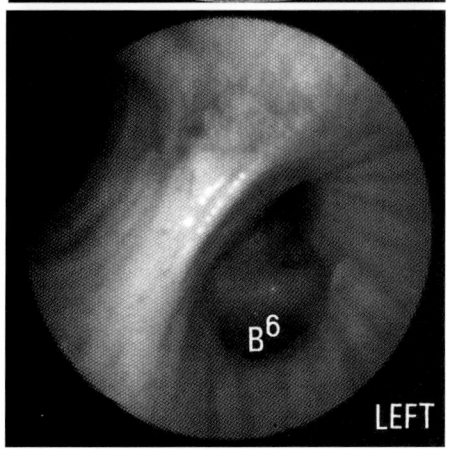

図III-5-58 右下肺静脈から左房浸潤をみた肺扁平上皮癌症例

(a) 胸部単純X線写真

　右下肺野に心陰影と重なる腫瘤をみる。

(b) 右側気管支鏡所見

　右下葉支を観察したものである。B⁷末梢は腫瘍により完全閉塞している。縦走襞の肥厚と全周性狭窄をみることから腫瘍は粘膜を超えて進展していることが予測される。

(c) 胸部CT写真

　下段では腫瘍（T）が左房（LA）から分岐する右下肺静脈に隣接して存在していることがわかる。上段は右下肺静脈分岐より頭側の断面であるが，左房内腔（LA）に造影不要な構造が認められる。

(d) 食道超音波断層像

　左房内腔（LA）にポリープ状の構造（T）が浮遊するように存在する。左房浸潤を強く疑う。PAは右肺動脈，AOは上行大動脈である。

(e) 左気管支鏡所見

　左下幹入口部を観察したものである。縦隔側からの圧排と縦走襞の肥厚をみる。同部の生検で扁平上皮癌が証明された。本例は右下葉の原発巣から左房縦隔を超えた浸潤が存在するものと判断した。

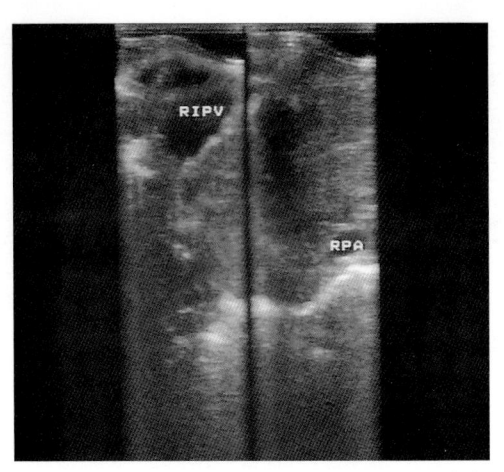

図III-5-59 右下肺静脈に浸潤する肺扁平上皮癌症例

食道超音波内視鏡による超音波断層像である。上方が食道面，右方が頭側である。腫瘍は右肺動脈（RPA）をほぼ閉塞するように進展し，右下肺静脈（RIPV）にまで及んでいる。腫瘍と接する下肺静脈壁は不整で，腫瘍と一塊となっており，左房と下肺静脈の処理は心嚢内で実施した。

表 III-5-2 脈管への腫瘍浸潤の評価に重視される超音波所見

(A) 腫瘍による脈管の変形・その内腔に突出する腫瘍の存在
(B) 呼吸・拍動時の腫瘍と脈管壁との間の滑走の消失
(C) 腫瘍に接する脈管壁の断裂・層状構造の消失・変化
(D) 腫瘍と脈管壁との広範囲の接触

表 III-5-3 超音波断層所見毎に検討した腫瘍浸潤の検出率

超音波所見*	Sensitivity (n=35)	Specificity (n=93)	Accuracy (128)	Positive predictive value	Negative predictive Value
(A)	19 (54%)	80 (86%)	99 (77%)	19/32 (59%)	80/96 (83%)
(B)	22 (63%)	91 (98%)	113 (88%)	22/24 (92%)	91/104 (88%)
(C)	26 (74%)	92 (99%)	118 (92%)	26/27 (96%)	92/101 (91%)
(D)	31 (89%)	30 (32%)	61 (48%)	31/94 (33%)	30/34 (88%)

＊(A)〜(D)：表 III-5-2 に示す超音波断層所見

図III-5-67は食道超音波内視鏡による超音波断層像である。本例では，右肺動脈本幹（PA）の血管壁に沿って輝度の高い構造が描出される。この構造と接する血管壁の変化がないこと，この構造から索状エコーが存在し血管内腔を浮遊するように動いていることから，血栓とフィブリンであることがわかる（図III-5-67a）。右肺動脈内および右心房腔内の心房中隔には輝度の高い構造が観察され，血栓が存在する（図III-5-67b）。上大静脈・右房は拡大しており，右心負荷の存在が示唆される（図III-5-67b, c）。経静脈的に生食を注入するコントラストエコー法では，左房内にもコントラストが観察される。左心系のコントラストは，通常では観察されない。右左シャントが存在し，

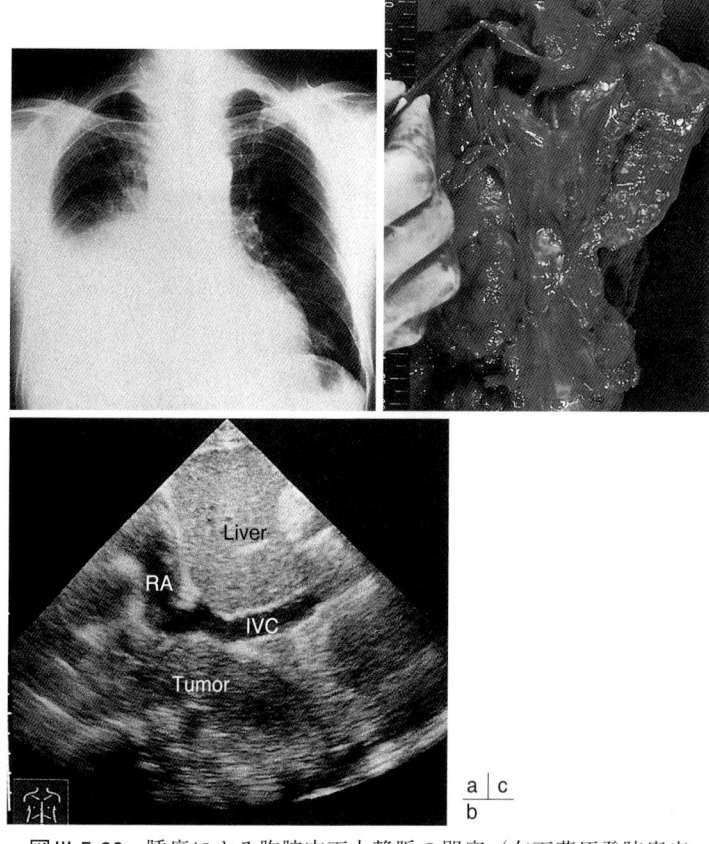

図III-5-60 腫瘍による胸腔内下大静脈の閉塞（右下葉原発肺癌症例）
(a) 胸部単純X線写真
　右中下肺野の透過性が低下している。本例は，下肢の著しい浮腫を認めた。
(b) 超音波断層像
　横隔膜直上に肺内腫瘍が存在し，右房（RA）から下大静脈（IVC）にかけて浸潤している。
(c) 剖検所見
　下大静脈内腔に腫瘍が浸潤している。

右房負荷により卵円孔の開存が示唆される（図III-5-67d）。

d）肺動静脈瘻

　図III-5-68は，胸部異常影で発見された肺動静脈瘻の症例である。右下肺野の結節影を認め，肺血管造影では下肺動脈，病変，下肺静脈が連続して造影されている。図III-5-69は，肘静脈から生食を注入するコントラストエコー法を実施しながら，図中に示す観察部位で超音波断層像を記録したものである。右心室内，その後に左心室内にコントラストが存在していることがわかる。経時的に右心室と左心室を観察したMモード像では，右心室内にコントラストが出現後，数心拍して左心室内にコントラストがみられていることから，右左シャントの部位は心臓の外，すなわち心外右左シャントが存在していることがわかる。

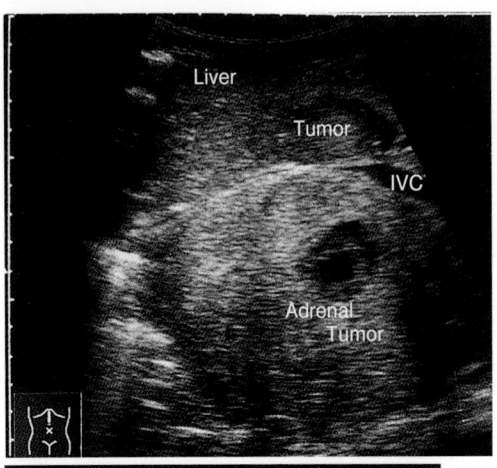

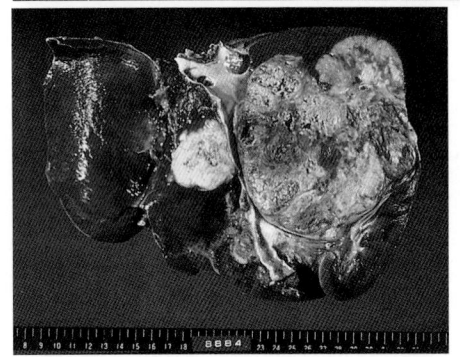

図III-5-61 転移性副腎腫瘍による下大静脈閉塞

（a）超音波断層像
　腫大した副腎が後方より下大静脈（IVC）を圧排し，下大静脈は閉塞している。肝内にも転移巣がみられる。
（b）剖検所見
　下大静脈の縦断像である。副腎腫瘍により下大静脈が高度に狭窄している。肝臓内にも転移巣が存在する。超音波断層像は，これらの所見をよく反映している。

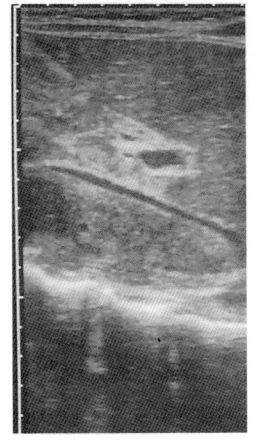

図III-5-62 腫大した腹腔内リンパ節による下大静脈閉塞
　悪性リンパ腫の症例である。著しく腫大したリンパ節のために，下大静脈が著しく狭窄している。

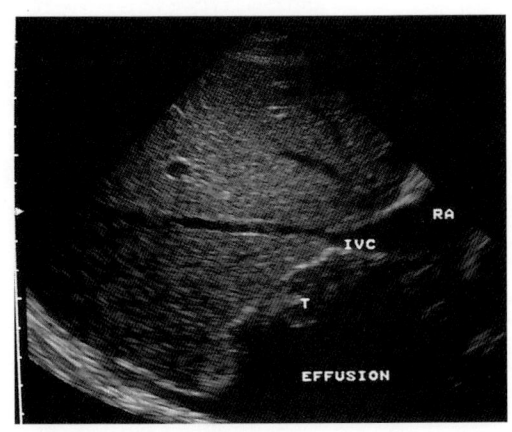

図III-5-63 右大量胸水による下大静脈への影響
　右癌性胸膜炎のために大量胸水を有する症例である。右横隔膜は下方に偏位し，横隔膜は下に凸となっている。横隔膜上に播種病巣がある。右大量胸水の場合には，横隔膜が平坦化し，右房から下大静脈への形態を変化させる。

　図III-5-70は別の肺動静脈瘻症例である。胸部単純X線写真では，右下肺野に結節影がみられる。さらに，肺血管造影を実施すると矢印で示す部位にも病変が存在する。肺動静脈瘻は複数の病変を有することが少なくないために，複数病変の存在とその部位を確認する必要がある。図III-5-71は，食道超音波内視鏡で，肺静脈毎に右左シャントを確認できた症例である。左右・上下の肺静脈毎に

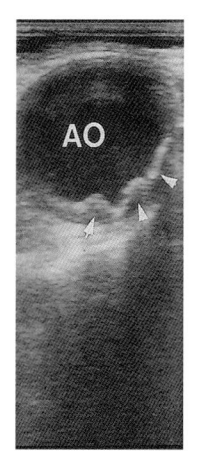

図III-5-64 大動脈硬化

食道超音波内視鏡による超音波断層像である。上方が食道面，右方が頭側である。大動脈（AO）の内腔を被う輝度の高い不整な線状エコーをみる。大動脈壁に石灰化の存在を示唆する無音響学的影が認める（矢印）。内膜の不整と肥厚，大動脈壁内の石灰化の所見は動脈硬化の所見と一致する。

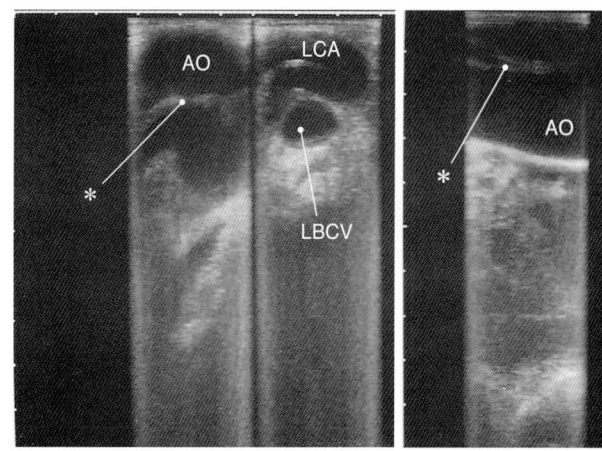

図III-5-65 解離性大動脈瘤

食道超音波内視鏡による画像である。上方が食道面，右方が頭側である。
(a) 大動脈弓から左総頸動脈の超音波断層像
　大動脈弓（AO）から左総頸動脈（LCA）内腔に，線状エコー（＊）が浮遊している。この線状エコーが解離した動脈壁である。
　動脈の解離は左総頸動脈にまで及んでいることがわかる。LBCVは左腕頭静脈である。
(b) 下行大動脈内の解離した動脈壁
　下行大動脈（AO）の内腔にも解離した動脈壁が存在する。
　以上より，本例は大動脈弓から総頸動脈，下行大動脈に及ぶ動脈解離であることがわかる。

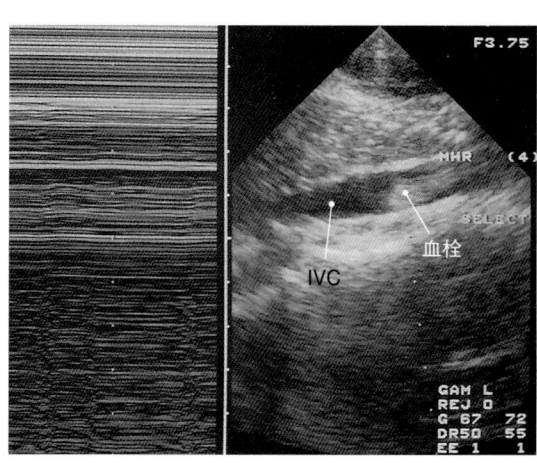

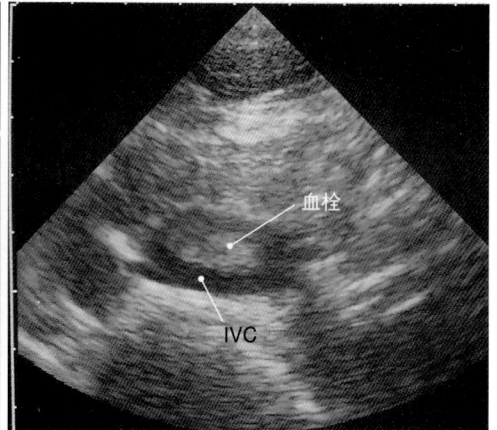

図III-5-66 下大静脈内の血栓をみる肺血栓塞栓症
(a) 縦断像
　肝臓内を縦走する下大静脈内腔（IVC）に輝度の高い血栓が存在する。この血栓は血管内腔を浮遊している。
(b) 横断像
　下大静脈内の血栓は，1.5×1.0cmの大きさである。

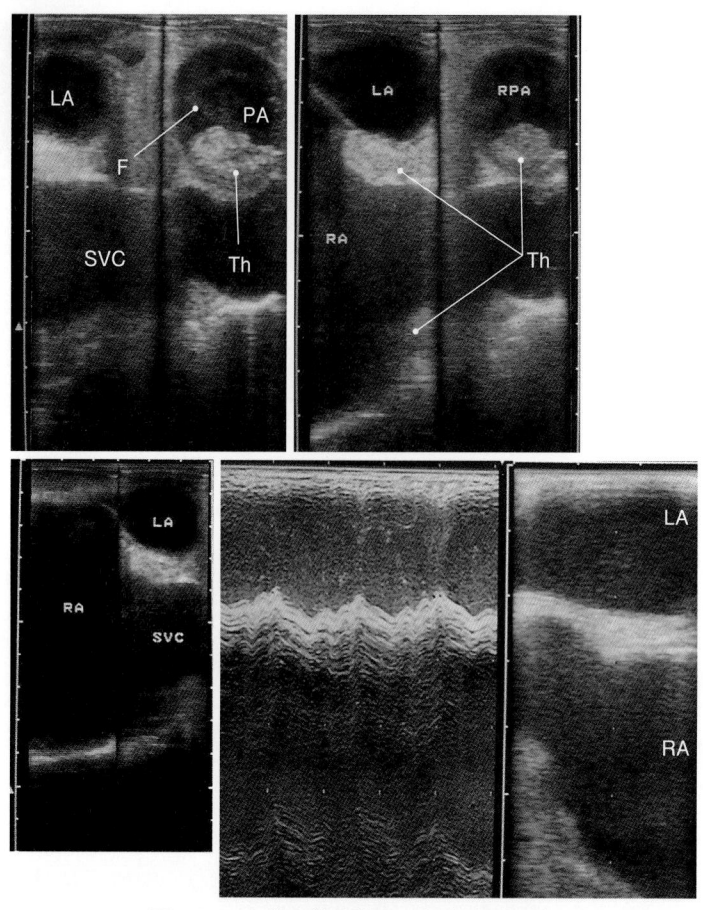

図III-5-67　肺血栓塞栓症の超音波断層像

食道超音波内視鏡による超音波断層像で，上方が食道面，右方が頭側である。

(a) 右肺動脈内の血栓とフィブリン

　PAは右肺動脈，LAは左房，SVCは上大静脈である。右肺動脈壁に輝度の高い構造が存在する（Th）。病変と接する血管壁は保たれており，血管由来の腫瘍の可能性は低い。さらに病変に付着した索状エコーが血管内を浮遊している（F）。血栓（Th）に付着したフィブリン（F）であることが示唆される。

(b) 血管腔内の血栓と右心系の負荷

　RPAは右主肺動脈，LAは左房，RAは右房である。輝度の高い病変が肺動脈，右房壁にみられ，血栓が付着している。

(c) 著しく拡張した右心系

　LAは左房，SVCは上大静脈，RAは右房である。右房，上大静脈の著しい拡張をみる。

(d) 右左シャントの存在

　LAは左房，RAは右房である。肘静脈から生食10 ccを注入した際の左房・右房のB・Mモード像である。通常では認められない，左房内に輝度の高い点状エコーが出現している。右左シャントが存在することがわかる。

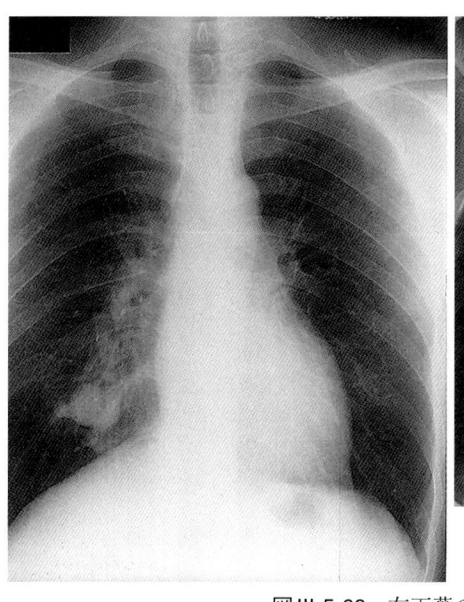

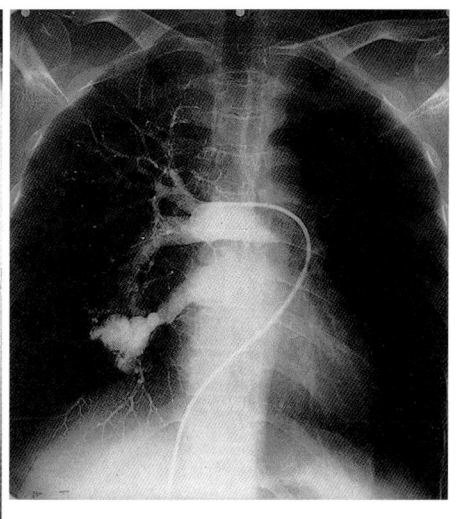

図III-5-68 右下葉の肺動静脈瘻症例
(a) 胸部単純X線写真
　　右下肺野に結節状の陰影を認める。
(b) 肺血管造影
　　下肺動脈，結節病変，下肺静脈が連続して造影されている。

コントラストエコー法を実施して，左下肺静脈のみに右左シャントが存在していることが確認された。

　e) 右側に存在する総頸動脈，その他の異常血管

図III-5-72は，右総頸動脈を有する症例である。通常，総頸動脈は左側にある（図IV-5-72）。本例では，大動脈弓から右方に向かい分岐する血管が認められる（＊）。

その他に，肺分画症における迷入動脈の検出，ドプラー法を用いた血流量の評価も可能である。

4) 縦隔・肺門部のリンパ節
(1) 超音波内視鏡で観察できる縦隔内リンパ節

食道超音波内視鏡では，縦隔・肺門部の心大血管系が観察される（表III-5-1）。これらの心大血管系を指標に所属リンパ節の部位が決定される。図III-5-73は気管分岐下の腫大したリンパ節を，超音波内視鏡で観察したものである。気管分岐部のエアーエコーの下方に，食道面・右肺動脈・左房に囲まれた領域に腫大したリンパ節が観察される。表III-5-4は，超音波内視鏡で観察可能な所属リンパ節を示す。空気・骨による障害のために観察不能な部位が存在するが，超音波断層法の特徴である高分解能画像がえられるためにリンパ節被膜が確認でき，リンパ節サイズを正確に計測できる利点がある。

(2) 原発性肺癌におけるリンパ節転移
　a) 症例呈示

図III-5-74～76は原発肺腺癌症例の転移リンパ節を，食道超音波内視鏡で観察したものである。図III-5-74のリンパ節の局在は，気管分岐部である。内部は均一の低エコーを呈している。図III-5-75は大動脈弓と食道に挟まれた領域に存在する転移リンパ節である。内部に均一な点状エコーを有している。図III-5-76は左肺動脈本幹と食道壁の間に2個のリンパ節が認識される。超音波内

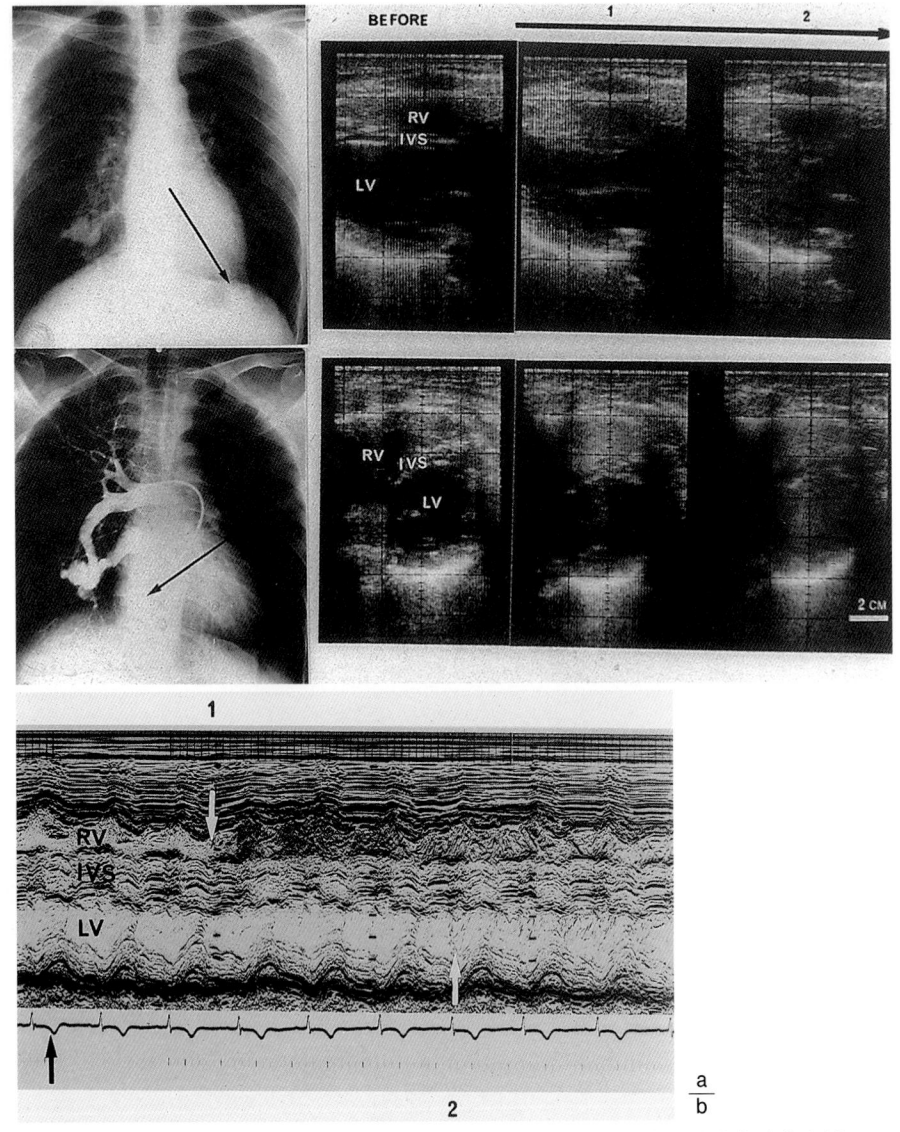

図III-5-69 コントラストエコー法で右左シャントを確認できた肺動静脈瘻症例
　RVは右心室，IVSは心室中隔，LVは左心室である。
(a) Bモード像
　左側のX線写真内で矢印で示す観察部位でのBモード像を示す。コントラストは右心室，左心室の順に出現している。
(b) Mモード像
　黒矢印の所で，肘静脈から生食を注入し，「1」の白矢印で右心室，「2」の白矢印で左心室にコントラストが出現している。しかも，「1」と「2」の間に3〜4心拍のインタバルがある。したがって，右左シャントは心外にあることが予測できる。

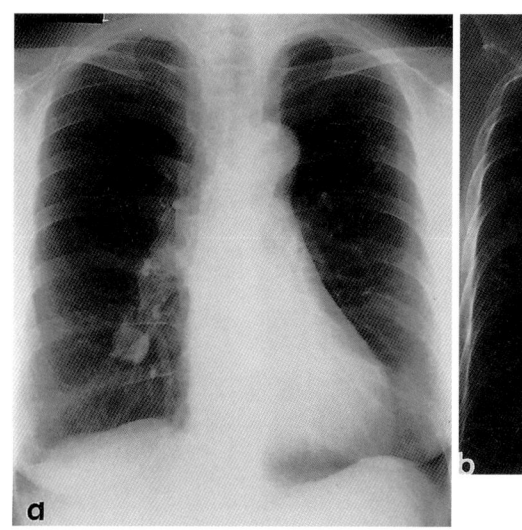

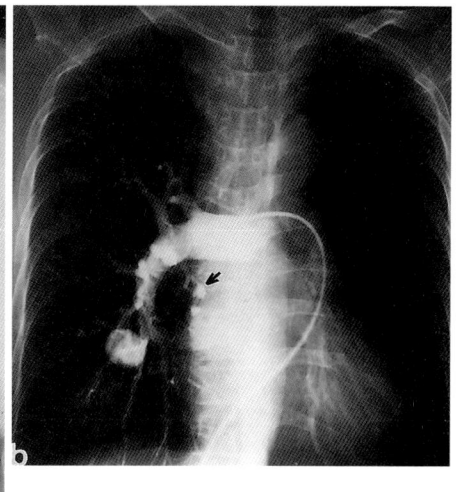

図III-5-70　複数病変をもつ肺動静脈瘻
(a) 胸部単純X線写真
　　右下肺野に結節影をみる。他に結節病変は指摘できない。
(b) 肺動脈造影
　　X線単純写真上の結節病変は右下肺動脈，右下肺静脈と連続して造影されている。さらに，矢印で示す部位にも肺動静脈瘻病変が存在する。

部構造はほぼ均一な低エコーを示すことが多く，内部エコーから転移の有無を判定することはできない。

　b）リンパ節サイズ

　食道超音波内視鏡では，リンパ節の被膜が確認できることとテレビモニターをみながら，リンパ節を最大断面での描出が可能である。したがって，リンパ節サイズを正確に反映することができる。以下，肺癌手術症例を対象に，図III-5-74で示すように術前に実施した超音波断層像でのリンパ節の最大径（longest diameter：LD）と最小径（shortest diameter：SD）を計測して，手術でえられたリンパ節の病理所見と比較検討した。

　超音波断層像上で計測したリンパ節サイズは摘出されたリンパ節サイズをよく反映していた。表III-5-5は，今回の検討に供した323個のリンパ節の内容を示す。病理学検索の結果，79個の転移リンパ節が存在した。組織別に，転移リンパ節と転移のないリンパ節の最大径と最小径の平均をみ

ると最大径，最小径，最大径＋最小径とも有意に転移リンパ節が大きい。この成績は，肺癌における転移リンパ節は最大径，最小径の両者が大きくなってくることを示している。リンパ節のステーションの違いでの大きさの差が存在するかどうかを，ステーション別，転移の有無で各々比較したが，統計学的に差はなかった。

　表III-5-6に，ROC（Receiver Operating Characteristic）解析からえられた転移の有無を判定する際に最も妥当なサイズクライテリアを示した。全組織型では，最大径と最小径の和が22mm以上の場合に転移ありと判定することが妥当である。表III-5-7は，この基準をもとに，超音波画像から転移を判定した際の検出率を示したものである。扁平上皮癌については比較的良好な成績であるが，腺癌についてはサイズの大きくないリンパ節での転移が問題となる。全体では，sensitivity 65％，specificity 86％，accuracy 80％であった。

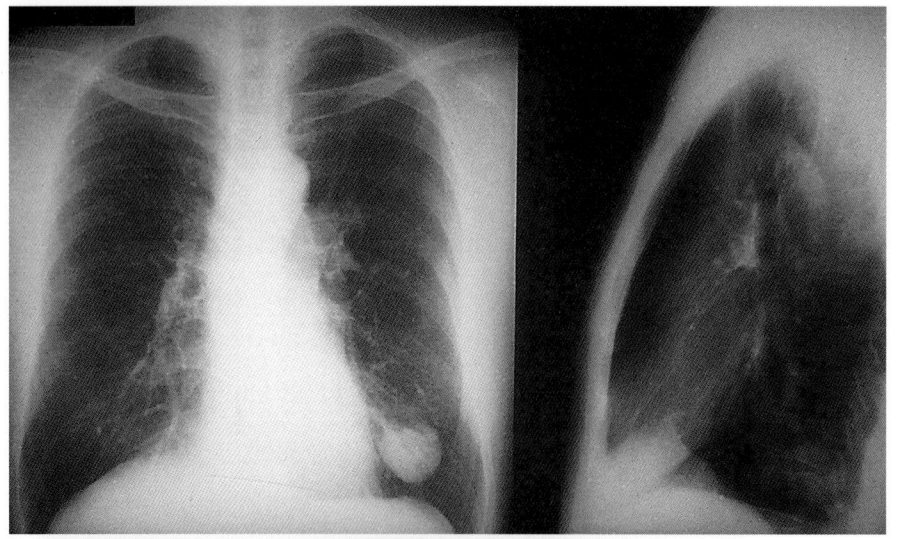

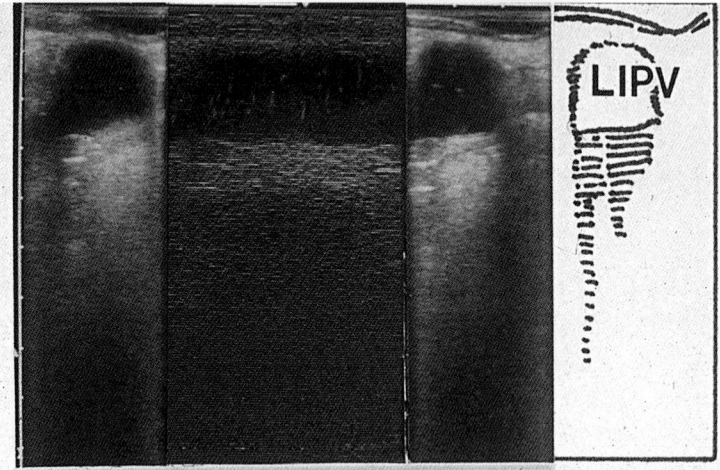

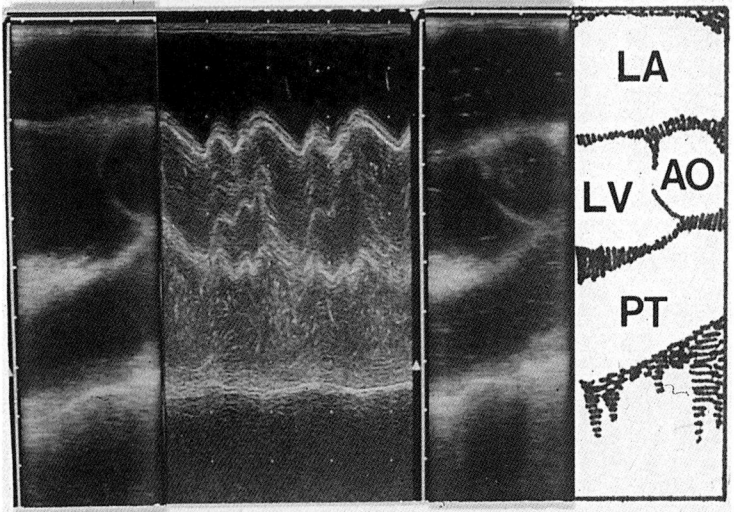

図III-5-71 肺動静脈瘻における左下肺静脈の選択的コントラストエコー法

(a) 胸部単純X線写真
　左下葉に病変が存在する。
(b) 食道超音波内視鏡による超音波断層像
　上方が食道面，右方が頭側である。

　下段は左房（LA），大動脈（AO），肺動脈幹（PT）を観察しながら，コントラストエコー法を実施したものである。コントラスト注入後，肺動脈幹だけでなく，左房，大動脈内腔にもコントラストが出現している。

　上段は左下肺静脈（LIPV）を選択的に観察しながら，コントラストエコー法を実施したものである。下肺静脈にコントラストが出現している。右上下肺静脈，左上肺静脈に対しても同様な観察を実施したが，コントラストは認められなかった。以上より，肺内右左シャントの部位は，左下肺静脈領域に限局していることが示唆される。

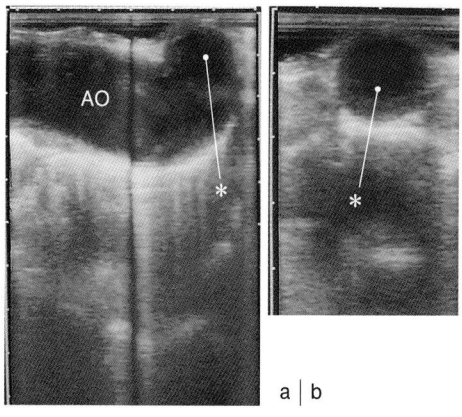

図III-5-72 右側にも存在する総頸動脈
　食道超音波内視鏡による超音波断層像である。上方が食道面，右方が頭側である。
(a) 下行大動脈から大動脈弓（AO）に移行するレベルで，大動脈から分岐し，右方に向かう右総頸動脈が観察される（*）。
(b) 内視鏡を右方に回転させて観察したものである。直径1cm程度の右総頸動脈が観察される（*）。

表III-5-4 食道超音波内視鏡で観察可能な所属リンパ節

気管分岐下（#7）	気管後部（#3）
肺門（一部）（#10）	傍食道（#8）
気管支気管支（特に左）（#4）	肺靱帯（#9）
大動脈下（#5）	傍大動脈（#6）

（#肺癌取扱い規約の所属リンパ節番号）

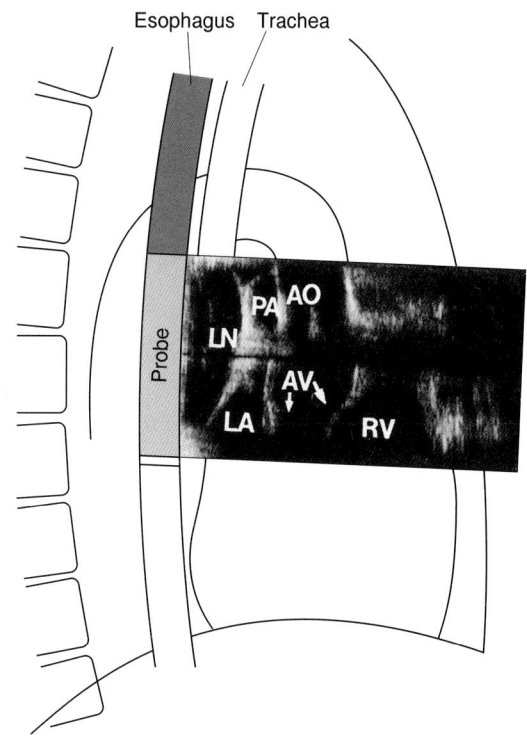

図III-5-73 腫大した気管分岐部リンパ節
　縦隔肺門リンパ節腫大をみるサルコイドーシス症例の食道超音波内視鏡で観察されたものである。気管分岐部のエアーエコーの下方に腫大したリンパ節（LN）が描出されている。リンパ節は，気管分岐部のエアーエコー，右肺動脈（PA），左房（LA），食道に囲まれている。
　AOは上行大動脈，AVは大動脈弁，RVは右室である。

c) リンパ節の形状

　リンパ節の形状は転移の有無にかかわらず，多くは楕円形である。分葉状やくびれのあるリンパ節では転移の可能性が高いと報告されている。しかし，自験例での検討では，これらに該当するリンパ節は少なく，かつ複数のリンパ節の癒合との鑑別が容易でなく，転移の有無を判定する有力な基準とはなりにくいものと考えられる。

d) 超音波ヒストグラムからの検討

　描出されるリンパ節の超音波像を肉眼的にみて転移の有無を評価することが困難であることは先に述べた。本項では，超音波断層像のリンパ節内を関心領域とした時の超音波輝度の高さ（dB）の分布を調べ，最も頻度の高い輝度（IMF：intensity of maximum frequency）でリンパ節の質的鑑別が可能かどうかを検討した。

　図III-5-77は長径が1cmに満たないが転移をみるリンパ節の超音波断層像である。リンパ節の部位は大動脈弓と左肺動脈本幹の間のA-P windowに当る。リンパ節内に関心領域をとり，超音波輝度の分布を調べて結果が左下に示してある。3412ピックセルの分布をみるとほぼ正規分布しており，最も頻度高くみられる輝度（IMF）が21.0dBである。一方，対照として超音波探触子

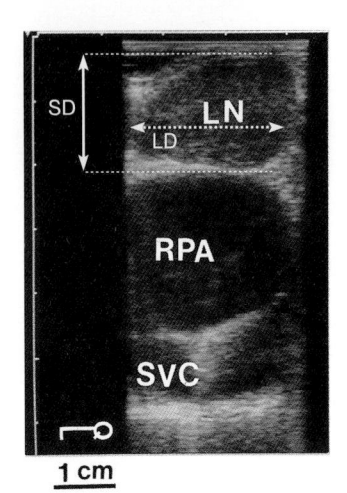

図III-5-74　腫大した気管分岐部の転移リンパ節
食道超音波内視鏡による超音波像である。上方が食道面，右方が頭側である。食道と右肺動脈（RPA）の間に腫大したリンパ節が認められる。手術により転移の存在が確認された。SVCは上大静脈である。
リンパ節のサイズの最大径（LD）と最小径（SD）を計測した。

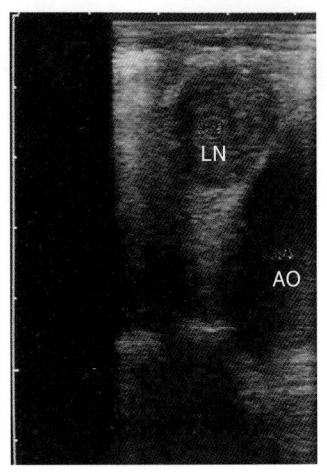

図III-5-75　大動脈弓下の転移リンパ節
上方が食道面，右方が頭側である。大動脈弓（AO）と食道との間に球形の転移リンパ節が描出される。被膜を有し，内部には点状エコーが均一にみられる。

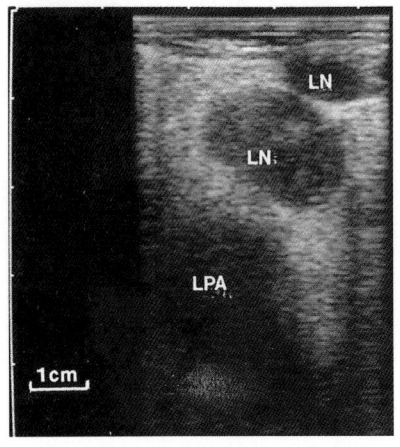

図III-5-76　左肺動脈と食道の間に存在するリンパ節
上方が食道面，右方が頭側である。左肺動脈（LPA）と食道の間に2個のリンパ節が観察される。超音波断層法では直径が5mm以下のリンパ節も描出が可能である。

の接触をよくするためのバルーン内の脱気水内を関心領域としたヒストグラム解析では，1723ピックセルの多くの輝度がゼロdBであり，いわゆるエコーフリーの状態であることがわかる。一方，図III-5-78は，図III-5-77と同様の領域の著しく腫大したリンパ節をもつサルコイドーシス症例の超音波断層像である。図III-5-77と同様にヒストグラム解析をするとリンパ節内のIMFは11.0dBである。対照として大動脈腔内を関心領域としたヒストグラム解析では3040ピックセルの輝度の多くはゼロであった。表III-5-9は肺癌手術症例の転移の有無が病理学的に確定している所属リンパ節，サルコイドーシス症例の腫大リンパ節の3群でIMFを比較したものである。転移リンパ節のIMFは転移陰性のものよりも有意に高値であった。また，サルコイドーシスのリンパ節では，転移のない肺癌のリンパ節のIMFより低値であった。しかし，肺癌症例の転移陽性と陰性リンパ節のIMFに重なりが多く，個々のリンパ節に関してはIMFをもって転移の有無を

表 III-5-5　食道超音波内視鏡により計測されたリンパ節サイズ

組織型	N	転移の有無（N）	LD（mm）	SD（mm）	SD+LD（mm）
扁平上皮癌	169	有り（ 41）	18+/−7*	11+/−4*	29+/−10*
		無し（128）	11+/−5	6+/−2	17+/−7
腺癌	127	有り（ 34）	14+/−8*	9+/−5*	23+/−12*
		無し（ 93）	9+/−4	5+/−3	14+/−6
その他	27	有り（ 4）	23+/−12	17+/−12	40+/−24
		無し（ 23）	10+/−6	5+/−3	16+/−8
全体	323	有り（ 79）	17+/−8*	10+/−6*	27+/−13*
		無し（244）	10+/−5	5+/−3	16+/−7

LD：リンパ節最大径，SD：リンパ節最小径
LD，SD，LD+SD の数字は，それぞれの平均値+/−標準偏差（mm）
転移の有り群と無し群の間での有意差（p<0.001, unpaired t-test）

表 III-5-6　リンパ節転移の検出のためのサイズクライテリア

扁平上皮癌	最大径+最小径：22 mm 以上
腺癌	最大径+最小径：20 mm 以上
全体	最大径+最小径：22 mm 以上

表 III-5-7　サイズクライテリアに基づいたリンパ節転移の検出能

組織型	Sensitivity	Specificity	Accuracy
扁平上皮癌	34/41（83%）	106/128（83%）	140/169（83%）
腺癌	19/34（56%）	82/ 93（88%）	101/127（80%）
全体	51/79（65%）	209/244（86%）	260/323（80%）

予測することは困難である。

（3）サルコイドーシスにおける肺門・縦隔リンパ節腫大による心大血管系に及ぼす形態変化

臨床的に多く経験するサルコドーシスでは，両側肺門縦隔リンパ節腫大を認める。サルコイドーシスの腫大リンパ節により上大静脈症候群をみた症例の報告はあるが，腫大リンパ節が肺門・縦隔内の心大血管に広範囲にどのような形態変化をもたらすかは明らかにされていない。先に示した図III-5-73では，腫大リンパ節が後方より右肺動脈と左房を前方に圧排していることがわかる。以下，食道超音波内視鏡で観察される心大血管に，腫大リンパ節が形態変化をもたらしているかを検討した成績を述べる。

a）症例呈示

まず，本項では，腫大リンパ節が心大血管系を圧排変形させている症例を呈示する。

図III-5-79は右肺動脈と右下肺静脈をみたものであるが，肺動脈は前方に偏位し，両血管が扁平に変形している。図III-5-80は左肺動脈と左下肺静脈をみたものである。図III-5-79と同様に著し

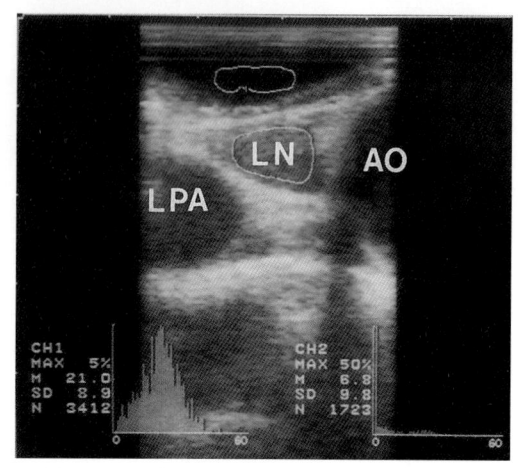

図III-5-77　転移リンパ節のヒストグラム解析
　食道超音波内視鏡によりえられた超音波像である。上方が食道面である。大動脈弓（AO）と左肺動脈（LPA）との間に最大径1cm以下のリンパ節が存在する。このリンパ節は病理学的に転移リンパ陽性であった。
　左下は転移リンパ節に関心領域をおいて内部の3412ピックセルの超音波輝度を計測して横軸に超音波輝度（dB），縦軸に各々の超音波輝度の頻度をとり，両者の関係をみたものである。両者はほぼ正規分布しており，このリンパ節のIMFは21.0dBであった。右下は，対照のために探触子と食道の接触をよくするためのバルーン内の脱気水を関心領域としたヒストグラムを示している。ここでは，1723ピックセルの超音波輝度を評価しているが，ほぼゼロの所に超音波輝度が集中している。

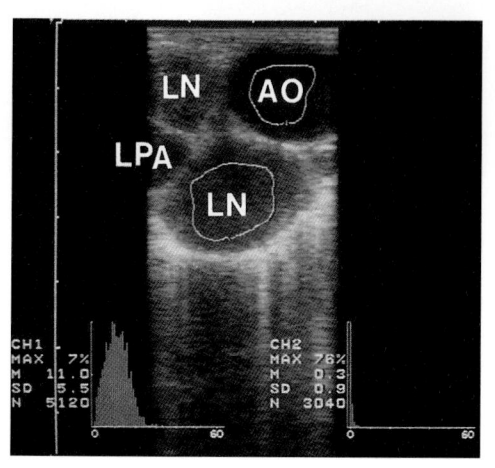

図III-5-78　サルコイドーシスによる腫大リンパ節のヒストグラム解析
　大動脈弓（AO）と左肺動脈（LPA）との間に2個の腫大リンパ節が存在する。本例は，両側肺門縦隔リンパ節腫大を認め，経気管支肺生検でサルコイド肉芽腫がみられている。
　左下は腫大リンパ節内を関心領域とした内部の5120ピックセルの超音波輝度を計測して横軸に超音波輝度（dB），縦軸に各々の超音波輝度の頻度をとり，両者の関係をみたものである。両者はほぼ正規分布しており，このリンパ節のIMFは11.0dBであった。右下は，対照のために大動脈内腔を関心領域としたヒストグラムを示している。ここでは，3040ピックセルの超音波輝度を評価しているが，ほぼゼロの所に超音波輝度が集中している。

い内腔の変形と狭小化をみる。図III-5-81はA-P windowをみたものである。大動脈弓は楕円形に変形し，食道壁直下にみられる左肺動脈は偏位し，さらに内腔が狭窄している。図III-5-82は下行大動脈をみたものである。大動脈に沿って存在する腫大リンパ節により内腔の軽度の狭小化をみる。図III-5-83は上大静脈と右肺動脈をみたものである。両血管とも気管分岐部・気管前の腫大リンパ節により前方に偏位し，肺動脈内腔・上大静脈とも著しい狭窄を来している。図III-5-84は奇静脈をみたものであるが，奇静脈も腫大リンパ節に囲まれて狭窄している。

b）サルコイドーシスの心大血管系の実態
　両側肺門縦隔リンパ節腫大が存在し，組織診断が確定している12例のサルコイドーシス症例を対象に検討した腫大リンパ節による心大血管系の影響をまとめたものである。表III-5-9は，心血管系の部位別に，変形が存在するものとその変化が著しいもの（内腔縦径あるいは横径が視覚的に半分程度以下のもの）に分けて示したものである。左右肺動脈，左房，肺静脈においては高頻度にかつ高度に内腔変化を来すことがまれでないことが

表III-5-8 転移有り，転移無し，サルコイドーシスのリンパ節内部を関心領域とした際の Intensity of maximum frequency (IMF)

診断	症例数	リンパ節数	IMF (dB)
肺癌	34		
転移有り		23	19+/-7*
転移無し		58	16+/-6*
サルコイドーシス	18	83	11+/-4#

IMF：平均値+/-標準偏差 (dB)
\# 3群間のIMFの有意差 ($p < 0.01$, Fisher-test)
* 肺癌の転移有りと無しのリンパ節間の有意差 ($p < 0.05$, Fisher-test)

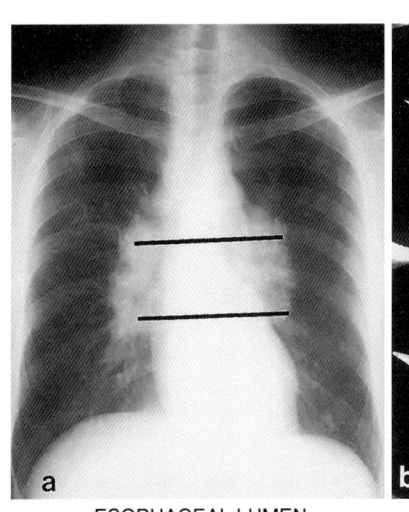

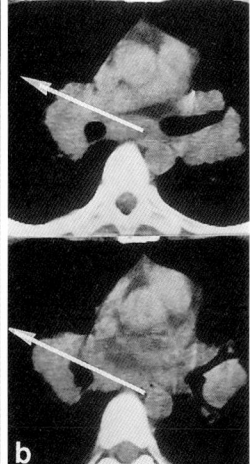

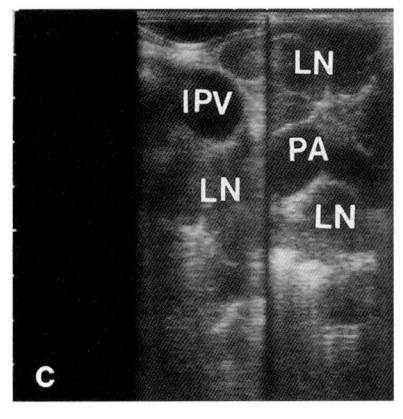

図III-5-79 サルコイドーシスの腫大リンパ節による右肺動脈と右下肺静脈の変化

胸部単純X線写真では典型的な両側肺門縦隔リンパ節腫大をみる。胸部単純X線写真およびCT写真内の水平線のレベル，矢印の観察断面でえられた超音波断層像を示す。超音波断層像は上方が食道面，右方が頭側である。右肺動脈（PA）は腫大リンパ節（LN）により前方に偏位し，内腔が扁平化している。肺動脈ならびに下肺静脈（IPV）は著しく内腔を狭小化させている。

わかる。先に述べたように，臨床的に各血管の血流障害が問題となる症例は少ないが，これらの形態変化が日常的に存在していることは念頭におく必要がある。

5) 食道

(1) 呼吸器領域の超音波診断と食道

呼吸器領域の食道超音波内視鏡における食道は，食道周囲の構造に超音波を到達させるための媒体としての意義が高い。しかし，探触子と食道

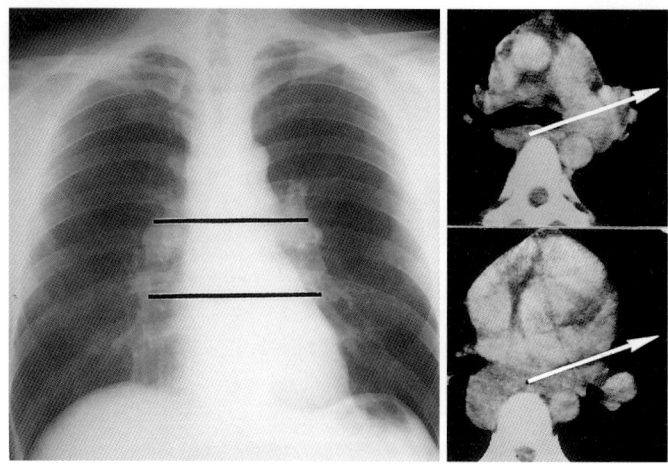

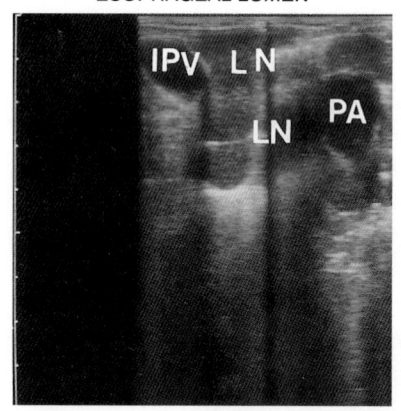

図Ⅲ-5-80　サルコイドーシスの腫大リンパ節による左肺動脈と左下肺静脈の変化

胸部単純X線写真では両側肺門縦隔リンパ節腫大をみる。胸部単純X線写真およびCT写真内の水平線のレベル，矢印の観察断面でえられた超音波断層像では，左肺動脈（PA）と左下肺静脈（IPV）は腫大リンパ節（LN）のために内腔が変形し，さらに狭小化している。肺動脈は前方に偏位している。

はほぼ密着しているために，食道の構造をより詳細に描出しうる。消化器領域では，食道を専門とした高周波数の内視鏡を用いた検討がされている。呼吸器領域でも縦隔を観察する際に，同時に食道も観察対象臓器となる。本項では，縦隔観察用の7.5MHzのリニア型探触子による成績を呈示する。

（2）正常の食道

正常の食道壁の超音波像では，高，低，高の3，5，7層の索状構造として描出される。図Ⅲ-5-85は，7.5MHzの探触子で観察した正常の食道壁の超音波像である。5層の索状構造を呈し，食道壁中央の輝度の高い線状エコーは，粘膜下層に相当する。したがって，粘膜下層の内腔側が粘膜，外側が筋層に対応する。基本的には，これらの線状構造が連続性で，乱れがなければ粗大病変はないといえる。しかし，粘膜上皮内に限局した病変を検出には，高周波数の探触子が必要となる。

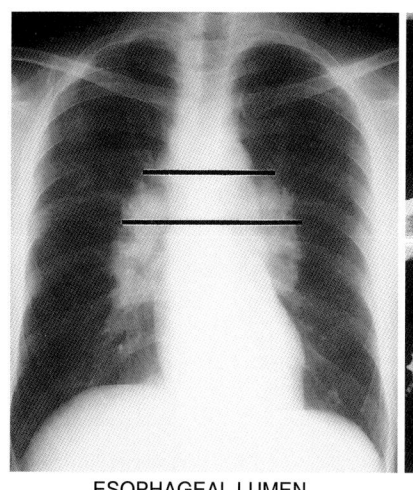

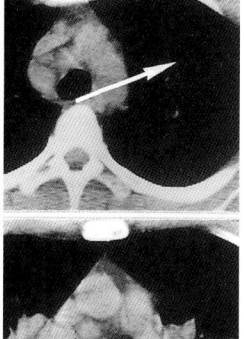

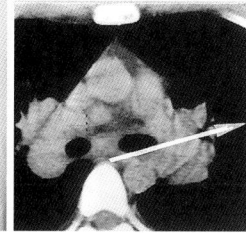

III. 各コンパートメント別にみた超音波断層像   99

図III-5-81 サルコイドーシスの腫大リンパ節による左肺動脈と大動脈弓の変化

胸部単純X線写真では両側肺門縦隔リンパ節腫大をみる。胸部単純X線写真およびCT写真内の水平線のレベル，矢印の観察断面でえられた超音波断層像を示す。腫大リンパ節（LN）のために肺動脈（PA）は左前方に偏位している。肺動脈と大動脈弓（AO）に内腔が楕円形となり，内腔が狭くなっている。内腔の狭小化は，肺動脈で著しい。

ESOPHAGEAL LUMEN

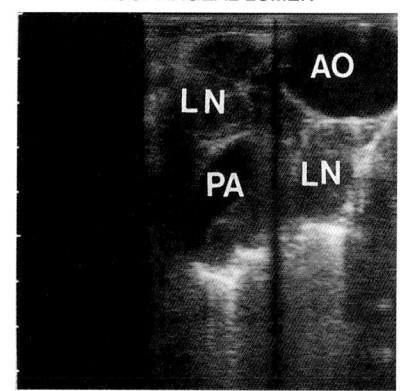

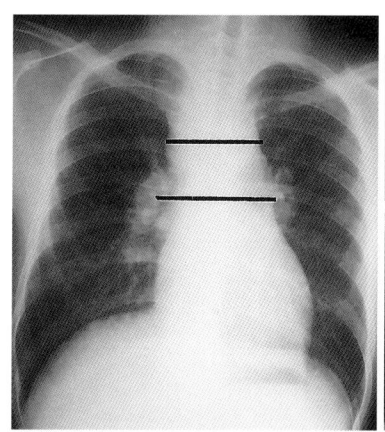

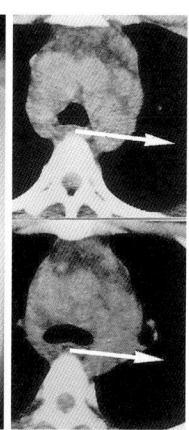

ESOPHAGEAL LUMEN

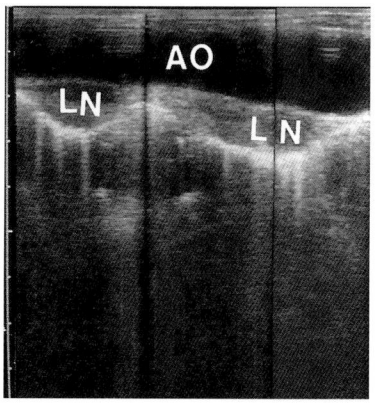

図III-5-82 サルコイドーシスの腫大リンパ節による下行大動脈の変化

胸部単純X線写真およびCT写真内の水平線のレベル，矢印の観察断面でえられた超音波断層像では，下行大動脈（AO）に沿って腫大リンパ節（LN）がみえる。下行大動脈内腔はリンパ節に圧排されている。

ESOPHAGEAL LUMEN

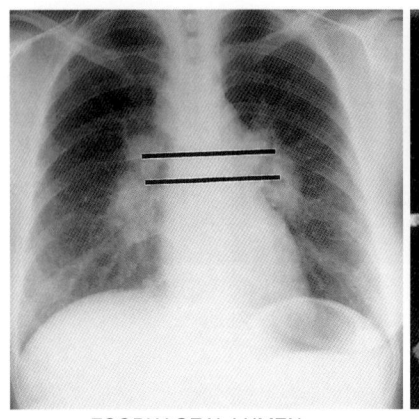

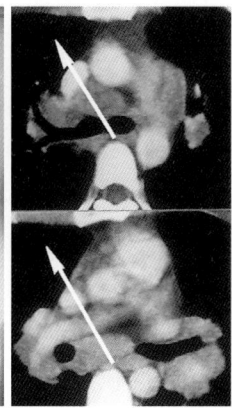

図III-5-83 サルコイドーシスの腫大リンパ節による上大静脈と肺動脈の変化

胸部単純X線写真およびCT写真内の水平線のレベル，矢印の観察断面でえられた超音波断層像を示す。腫大リンパ節（LN）のために右肺動脈（PA）と上大静脈（SVC）は前方に偏位している。上大静脈と肺動脈は著しく内腔が狭窄している。

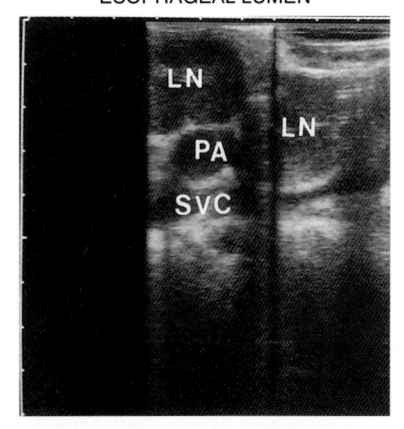

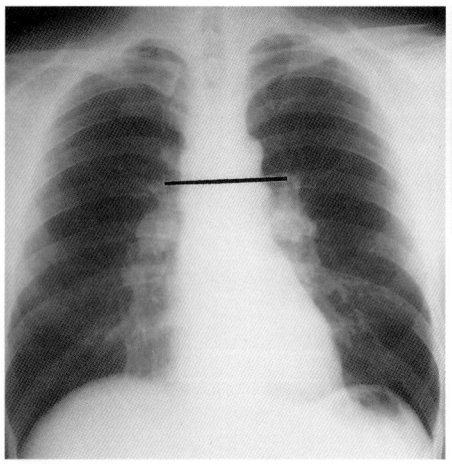

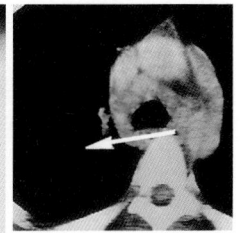

ESOPHAGEAL LUMEN

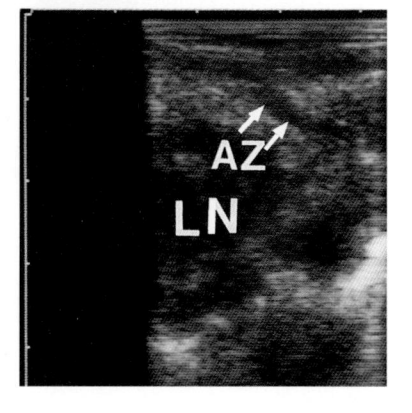

図III-5-84 サルコイドーシスの腫大リンパ節による奇静脈の変化

胸部単純X線写真およびCT写真内の水平線のレベル，矢印の観察断面でえられた超音波断層像では，奇静脈（AZ）が狭窄していることがわかる。

表III-5-9 サルコイドーシスの腫大リンパ節による心大血管の変形

心大血管	変形あり（高度の変形あり）
右肺動脈	11 (7)
左肺動脈	10 (8)
左房	10 (4)
右下肺静脈	10 (3)
下行大動脈	8 (3)
左下肺静脈	7 (3)
左上肺静脈	6 (−)
奇静脈	4 (−)
上行大動脈	3 (−)
上大静脈	2 (1)

（対象 12 症例）

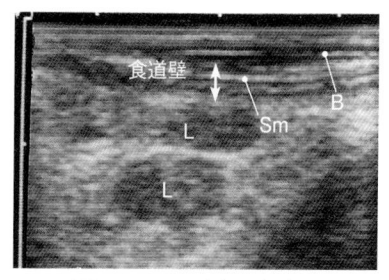

図III-5-85 正常の食道壁

上方が食道内腔、右方が頭側である。Bは超音波内視鏡の探触子を被うバルーンである。食道との密着が不良の時はチャンネルを通して脱気水を入れてバルーンを膨らませて観察を行う。食道壁には、3本の輝度の高い索状エコーが存在し、中心の索状エコー（Sm）は粘膜下層に相当する。この超音波画像では、長径1cm以下のリンパ節が描出されている。

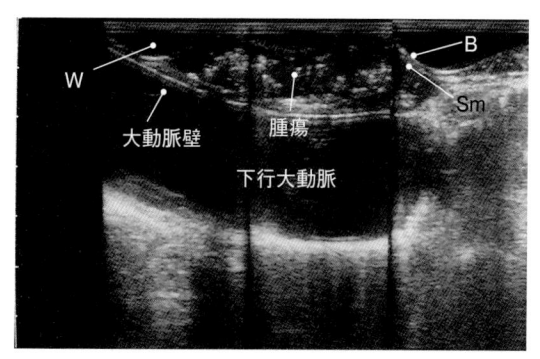

図III-5-86 食道平滑筋腫の超音波像

脱気水（W）で探触子周囲のバルーン（B）を膨らませて観察したものである。下行大動脈を圧排する腫瘍が存在する。不規則な高輝度の内部エコーを伴う腫瘍は食道壁、しかも粘膜下層（Sm）より深部の筋層と連続していることがわかる。以上の所見から食道平滑筋層から発生した腫瘍と診断された。また、腫瘍に圧排されている大動脈壁と腫瘍との間に、呼吸性・拍動性の動きが存在し、かつ血管壁の層状構造が連続性であり、浸潤はなく圧排しているのみであると判断した。手術時に、これらの所見は確認された。

(3) 食道壁発生の平滑筋腫

図III-5-86は、食道に接する縦隔腫瘍との診断で来院された症例である。食道超音波内視鏡では、粘膜下層より外側食道壁由来の病変であることがわかる。食道壁内の輝度の高い線状構造が粘膜下層に該当し、腫瘍は食道内腔へ突出している。また、腫瘍に接する大動脈は、5層の層状構造を認め、病変と大動脈は互いに滑走するように移動していた。本例は、粘膜下層の筋層由来の腫瘍性病変と認識できる。さらに、病変内は輝度の高い内部エコーを有していた。以上より、本例は平滑筋腫と診断した。

(4) 食道癌

食道は、粘膜下層より食道内腔側にみられる。図III-5-87は粘膜下層を越えて広がる食道癌症例である。病変は表面隆起型で、正常ではみられる粘膜層に相当する輝度の高い索状エコーは断裂、消失している。腫瘍は粘膜下層を越えて筋層まで達していることがわかる。食道壁外層の索状エコーは連続性で断裂はない。また、腫瘍と接して存在する下行大動脈壁の層状構造は連続性で保たれており、腫瘍と大動脈血管壁との間に呼吸性・拍動性の別々に滑走する所見がある。以上より、

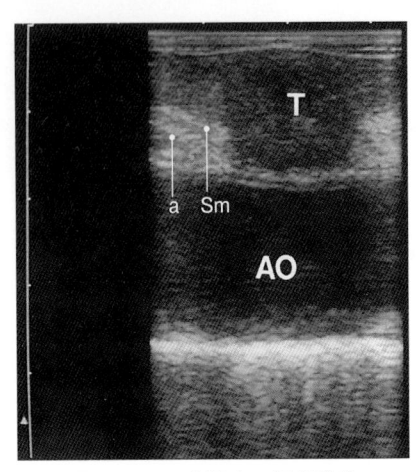

図Ⅲ-5-87　食道癌の超音波像

内部が低エコーな腫瘍（T）が認められる。腫瘍は粘膜下層（Sm）を超えて、外膜（a）まで達し、下行大動脈（AO）付近まで達している。腫瘍に接する大動脈壁の層構造の途絶はなく、腫瘍は大動脈上を滑走している。以上より、腫瘍は筋層に深達しているが、大動脈には浸潤していないことが示唆される。

本例の腫瘍は、粘膜下層を越えて筋層まで達しているが、外膜を越えた浸潤はなく、大動脈壁と接していることがわかる。

《《文　献》》

1. 呼吸器領域での超音波断層法の実態

1) 檀原　高, 菅間康夫, 小林英夫, 斎藤達也, 三重野龍彦, 玉城　繁, 荒井達夫, 吉良枝郎. 胸部疾患における超音波診断法. 放射線科 1985；5：35.
2) 檀原　高. 教育講演, 胸部超音波診断法. 日呼吸会誌 2001；39（増）：16.
3) 檀原　高. 老年呼吸器疾患に有用な検査・評価法, 5. 画像検査法の特徴, d. 超音波検査. 福地義之助, 編. 老年呼吸器病学. 東京：永井書店, 2001：158.

2. 胸壁・横隔膜の超音波断層像

1) Birnholz J. Chest wall and lung surface viewing with ultrasound. Chest 1988；94：1275.
2) 檀原　高. 肺癌における超音波断層法による診断・評価. 慈大呼吸器疾患研究会誌 1996；8：30-4.
3) De Bruin PF, Ueki J, Khon Y, Watson A, Pride NB. Diaphragm thickness and inspiratory strength in patients with Duchenne muscular dystrophy. Thorax 1997；52：472.
4) Fried AM, Cosgrove DO, McCready VR. The diaphragmatic echo complex : an in vivo study. Invest Radiol 1985；20：62.
5) Heckmatt JZ, Dubowitz V, Leeman S. Detection of pathological change in dystrophic muscle with B-scan ultrasound imaging. Lancet 1980；I：1389.
6) 岩神真一郎, 蓮沼紀一, 高橋英気, 檀原　高, 植草利公, 福地義之助. 後縦隔腫瘍様陰影を呈し, 胸椎, 肋骨に著明な浸潤破壊を伴った肋骨原発軟骨肉腫の1例. 日呼吸会誌 2001；39（8）：599.
7) Margulies SS. Regional variation in canine diaphragm thickness. J Appl Physiol 1991；70：2663.
8) 名取　博, 五十嵐知文. 1. 胸壁, 胸膜, 肺の超音波像. 新超音波医学4. 産婦人科, 泌尿器, 体表臓器およびその他の領域. 東京：医学書院, 2000：371.
9) 斉藤達也, 檀原　高, 吉良枝郎. 胸壁腫瘍の超音波断層像の検討. 第49回日本超音波医学会論文集 1986：407.
10) Saito T, Kobayashi H, Kitamura S. Ultrasonographic approach to diagnosing chest wall tumors. Chest 1984；94：127.
11) 佐藤一彦, 前野英夫, 檀原　高, 金光俊尚, 稲冨恵子, 見上光平, 大瀬良雄, 益田貞彦, 植草利公, 吉良枝郎. 胸壁, 横隔膜切除を加えた悪性胸膜中皮腫の1手術例. 日胸 1988；47：444.
12) Sugama Y, Tamaki S, Kitamura S, Kira S. Ultrasonographic evaluation of pleural and chest wall invasion of lung cancer. Chest 1988；93：275.
13) 菅間康夫, 檀原　高, 吉良枝郎. 縦隔奇形腫3例の超音波断層法. 第46回日本超音波医学会論文集 1985：499.
14) 鈴木孝次, 寺島三貴, 高橋英気, 小幡賢一, 植木純, 檀原　高, 吉良枝郎, 泉　浩, 見上光平, 益田貞彦, 植草利公. 穿刺により縮小を認めた胸壁発生海綿状血管腫の1例. 日胸 1996；55：922.
15) Takahashi K, Dambara T, Uekusa T, Nukiwa T, Kira S. Massive chest wall tumor diagnosed as Askin tumor : Successful treatment by intensive combined modality therapy. Chest 1993；104：287.
16) 谷口信行, 都田潤一郎, 伊東紘一, 福井順一, 中村みちる, 鈴木　修. 超音波による横隔膜像の観察及び呼吸による厚さの変化の検討. 超音波医学 1991；18：93.
17) 谷口信行, 福井順一, 伊東紘一, 鈴木　修, 中村みちる, 川井夫規子. 超音波による横隔膜厚の検討：

体位変換及び呼吸機能との関連について. 超音波医学1991 ; 18 : 552.
18) Ueki J, De Bruin PF, Pride NB. In vivo assessment of diaphragm contraction by ultrasound in normal subjects. Thorax 1995 ; 50 : 1157.

3. 胸腔の超音波断層像

1) 檀原　高. 教育講演14. 胸部超音波診断. 日呼吸会誌2002 ; 39（Suppl）: 16.
2) 檀原　高, 植木　純, 小幡賢一, 佐藤弘一. 超音波検査による肺癌のアプローチ. 臨床医1993 ; 19 : 48.
3) 檀原　高. 5. 呼吸器領域の超音波診断,（2）胸腔内病変. 日本超音波医学会, 編. 超音波診断（第2版）. 東京 : 医学書院, 1988 : 373.
4) 檀原　高, 玉城　繁, 吉良枝郎, ほか. 胸部疾患における超音波診断法. 放射線科1985 ; 5 : 35.
5) 檀原　高, 植木　純, 斉藤博之, 小幡賢一, 土井義之, 玉城　繁. 肺癌stagingにおける超音波検査の有用性. 呼吸1993 ; 12 : 736.
6) 檀原　高. 胸腔穿刺と胸膜生検, 生体・機能検査のABC. 日本医師会雑誌特別号1998 ; 120（8）: 75.
7) 檀原　高. 胸水, 胸腔腫瘍. 診断と治療1991 ; 79（増）: 211.
8) 檀原　高, 植木　純, 小幡賢一, 土井義之, 玉木ゆみ. 超音波と胸腔造影による胸腔の解析. 日胸疾会誌1995 ; 32 : 155.
9) 檀原　高. 胸膜腔肺内病変, 8. 胸・肺部領域. 日本超音波医学会, 編. 新超音波医学　4. 産婦人科, 泌尿器科, 体表臓器およびその他の領域. 東京 : 医学書院, 2000 : 375.
10) 檀原　高. 8. 腹膜・胸膜の超音波検査, 胸水, 実践エコー診断. 跡見　裕, 秋本　伸, 伊東紘一, ほか監. 日本医師会雑誌特別号2001 ; 126 : S202.
11) 檀原　高, 植木　純, 岩神真一郎, 高橋伸宜. 呼吸器領域の超音波断層法, 胸腔のおけるトピックス. 臨放2002 ; 47 : 1.
12) De Bruin PF, Ueki J, Watson A, Pride NB. Diaphragma thickness and inspiratory strength in patients with Duchenne muscular dystrophy. Thorax 1997 ; 52 : 472.
13) Hirsh JH, Rogers JV, Mack LA. Real-time sonography of pleural opacities. AJR 1981 ; 136 : 297.
14) 吉良枝郎, 饗庭三代治, 檀原　高, ほか. 座談会 : 胸水, 呼吸. 1985 ; 4 : 1043.
15) Mori T, Dambara T, Fukuchi Y. Safety and validity of ultrasonically guided thoracentesis in-patients with pleural effusion : A study of 516 patients. Respirology（proceedings）1998 ; 3 : A70.
16) 村中　篤, 矢崎士朗. 超音波による新生児肺atelectasisの診断. 小児外科1971 ; 3 : 341.
17) Nagaoka T, Ueki J, Tamaki S, Obata K, Mikami T, Katae M, Iwakami S, Takahashi S, Dambara T, Fukuchi Y. The assessment of the characteristics of the pleural effusion using a new color angio method of ultrasonography. Am J Respir Crit Care Med 1999 ; 159（Suppl）: A383.
18) 名取　博, 玉城　繁, 泉　三郎, 吉良枝郎. 胸水の線維化の観察. 日本超音波医学会講演論文集1981 ; 38 : 273.
19) 名取　博, 玉城　繁, 泉　三郎, 吉良枝郎. 呼吸器疾患の超音波診断, III 超音波断層法による胸水の診断. 日本超音波医学会講演論文集36 1980 : 233.
20) 名取　博, 玉城　繁, 泉　三郎, 吉良枝郎. 呼吸器疾患の超音波診断法, 7. 胸壁に接する腫瘍陰影. 日胸1981 ; 40 : 588.
21) 名取　博. 呼吸器領域の超音波診断, 3. 肺内病変. 日本超音波医学会, 編. 超音波診断（第2版）. 東京 : 医学書院, 1988 : 475.
22) 名取　博. 実地医家にすぐ役立つ超音波診断法, 胸腔. 新医療1981 ; 8 : 34.
23) 名取　博 : 超音波診断法による癌性胸膜炎の形態. 第21回日本肺癌学会総会シンポジウム II 癌性胸膜炎, 東京（1980年）. 肺癌1980 ; 19（suppl）: 19.
24) 名取　博, 玉城　繁, 泉　三郎, 吉良枝郎. 呼吸器疾患の超音波診断法, 3. 胸水. 日胸1981 ; 40 : 229
25) 名取　博, 玉城　繁, 泉　三郎, 吉良枝郎. 呼吸器疾患の超音波診断法, 4. 胸水, 線維化と浮遊成分. 日胸1981 ; 40 : 334.
26) 名取　博, 玉城　繁, 泉　三郎, 吉良枝郎. 呼吸器疾患の超音波診断法, 5. 無気肺（1）. 日胸1981 ; 40 : 424.
27) 名取　博, 玉城　繁, 泉　三郎, 吉良枝郎. 呼吸器疾患の超音波診断法, 6. 無気肺（2）. 日胸1981 ; 40 : 512.
28) 名取　博, 玉城　繁, 泉　三郎, 吉良枝郎. 呼吸器疾患の超音波診断法, 1. 呼吸器疾患領域における超音波診断法の意義. 日胸1981 ; 40 : 51.
29) 小幡賢一, 植木　純, 檀原　高. 超音波診断による胸水の検出. 臨床検査1990 ; 34 : 1261.

30) Rosenberg ER. Ultrasound in the assessment of pleural densities. Chest 1983 ; 84 : 283.
31) 玉城　繁, 泉　三郎, 名取　博, 荒井達夫, 吉良枝郎. 肺内穿破, 血胸形成の過程を超音波断層法で追跡しえた弓部大動脈瘤破裂の1剖検例. 日胸 1983 ; 42 : 660.
32) 玉城　繁, 名取　博, 吉良枝郎. 呼吸器疾患の超音波診断, II 胸壁に接した腫瘤状陰影について. 日本超音波医学会講演論文集 33 1978 : 251.
33) 玉城　繁, 名取　博, 檀原　高, 城下葉子, 竹澤信治, 菅間康夫, 吉良枝郎. 超音波診断法に胸腔内形態分類と胸水成分との比較検討. 第44回日本超音波医学会論文集 44 1984 ; 431.
34) 玉城　繁, 名取　博, 檀原　高, 城下葉子, 竹澤信治, 菅間康夫, 吉良枝郎. 超音波診断法による胸腔内形態分類と胸水成分との比較検討. 第44回日本超音波医学会論文集 1984 : 739.
35) Tamaki Y, Ueki J, Dambara T, Obata K, Homma S, Kira S. Metastatic tumor on parietal pleura - Imaging analysis by ultrasound. Boston : The American Thoracic Society, 1994.
36) 植木　純, 檀原　高, 金光俊尚, 吉良枝郎. 肺癌 (胸水). 老年医学 1989 ; 27 : 359.
37) Wernecke K. Sonographic features of pleural dieses. AJR 1997 ; 168 : 1061.
38) Wu CJ, Yang PC, Wu HD, Chang DB, Kuo SH, Luh KT. Ultrasound study in unilateral hemithorax opacification : Image comparison with computed tomography. Am Rev Respir Dis 1993 ; 147 : 430.
39) Yang PC, Luh KT, Wu HD, Yu CJ, Kuo SH. Value of sonography in determing the nature of pleural effusion : analysis of 320 cases. AJR 1992 ; 159 : 29.

4. 肺内病変

1) 檀原　高, 菅間康夫, 小林英夫, 斎藤達也, 三重野龍彦, 玉城　繁, 荒井達夫, 吉良枝郎. 胸部疾患における超音波診断法. 放射線科 1985 ; 5 : 35.
2) 檀原　高, 斎藤博之, 植木　純, 松田州弘, 家永浩樹, 吉良枝郎. 早期の肺癌の診断. 診断と治療 1990 ; 78 : 709.
3) 檀原　高, 植木　純, 小幡賢一, 佐藤弘一. 超音波検査による肺癌のアプローチ. 臨床医 1993 ; 19 : 48.
4) 檀原　高, 植木　純, 斉藤博之, 小幡賢一, 土井義之, 玉城　繁. 肺癌stagingにおける超音波検査の有用性. 呼吸 1993 ; 12 : 736.
5) 檀原　高. 肺癌における超音波断層法による診断・評価. 慈大呼吸器疾患研究会誌 1996 ; 8 : 30.
6) 檀原　高. 呼吸器疾患の画像診断 : 呼吸器病 New Approach 3. 酒井文和, 永井厚志, 大田　健, 飛田　渉, 編. 東京 : Medical View社, 2001.
7) 浜崎直樹, 鴻池義純, 善本英一郎. 胸膜下病変に対する超音波カラードプラーパワー表示法の有用性. 日呼吸会誌 1999 ; 37 : 14.
8) 本間　栄, 檀原　高, 饗庭三代治, 金光俊尚, 稲富恵子, 北村成大, 松本文夫, 渡部洋三, 吉良枝郎. 早期肺癌と同時に肺野孤立性腫瘤, さらに小腸・脳にも病変を認めた非ホジキンリンパ腫の1例. 日胸 1988 ; 47 : 975.
9) 五十嵐知文, 名取　博. 超音波による肺癌胸膜浸潤の術前評価に関する研究. 超音波医学 1991 ; 18 : 417.
10) 岩神真一郎, 高橋伸宜, 小幡賢一, 植木　純, 玉城　繁, 檀原　高, 福地義之助. 日本超音波医学会の診断基準を用いた原発性肺癌における胸膜浸潤. 超音波医学 1999 ; 26 : 1099.
11) 名取　博, 五十嵐知文, 檀原　高. 8. 胸・肺部領域. 新超音波医学 4. 東京 : 医学書院, 2000 : 368.
12) 日本超音波医学会. 膵癌診断基準・肺癌胸膜浸潤の診断基準の公示. 日本超音波医学会 1996 ; 23 : 52.
13) 日本肺癌学会, 編. 臨床・病理 肺癌取扱い規約, 改訂第4版. 東京 : 金原出版, 1995 : 23.
14) 日本肺癌学会, 編. 臨床・病理 肺癌取扱い規約, 改訂第4版. 東京 : 金原出版, 1995 : 75.
15) 小幡賢一, 檀原　高, 吉良枝郎. 胸部超音波診断法の肺分画症への応用 : 迷入動脈及び分画肺の描出. 第56回日本超音波医学会論文集 1990 : 613.
16) 斉藤達也, 檀原　高, 吉良枝郎. 空洞を有する肺病変の超音波断層像. 第46回日本超音波医学会論文集 1985 ; 487.
17) Schulman MH, Stein SM, Neblett WW. Pulmonary sequestration : diagnosis with color Doppler sonography and a new theory of associated hydrothorax. Radiology 1991 ; 180 : 817.
18) 城下葉子, 玉城　繁, 泉　三郎, 名取　博, 吉良枝郎. 超音波断層法でみた肺炎および無気肺像. 日本超音波医学会講演論文集 40 1982 : 561.
19) 菅間康夫, 檀原　高, 吉良枝郎. 超音波診断法による肺末梢領域の浸出性変化の検討. 第48回日本超音波医学会論文集 1986 ; 457.
20) 玉城　繁, 檀原　高, 吉良枝郎. 正常肺の超音波画像ヒストグラム解析. 第50回日本超音波医学会論文集 1987 : 603.

21) Wu CJ, Yang PC, Wu HD, Chang DB, Kuo SH, Luh KT. Ultrasound study in unilateral hemithorax opacification : Image comparison with computed tomography. Am Rev Respir Dis 1993 ; 147 : 430.
22) Yang PC, Luh KT, Lee YC, Chang DB. Lung abscess : US examination and US guided transthoracic aspiration.
23) Yang PC, Luh KT, Wu HD, Chang DB, Lee LN, Kuo SH. Lung tumors associated with obstructive pneumonitis : US studies. Radiology 1990 ; 174 : 717.
24) Yang A, Chang DB, Yu CJ, Kuo SH, Luh KT, Yang PC. Color Doppler sonography of benign and malignant pulmonary masses. AJR 1994 ; 163 : 1633.
25) Yang PC, Luh KT, Chang DB, Yu CJ, Kuo SH, Wu HD. Ultrasonographic evaluation of pulmonary consolidation. Am Rev Respir Dis 1992 ; 146 : 757.
26) Yuan A, Yang PC, Chang DB, Luh KT. Lung sequestration : Diagnosis with ultrasound triplex Doppler Technique in an adult : Chest 1992 ; 102 : 1880.
27) Yuan A, Yang PC, Chang DB, Yu CJ, Lee LN, Wu HD, Kuo SH, Luh KT. Ultrasound guided aspiration biopsy for pulmonary tuberculosis with unusual radiographic appearances. Thorax 1993 ; 48 : 167.

5. 縦隔病変の超音波断層像
1) 体腔内超音波診断法：食道超音波内視鏡像
1) 檀原　高, 菅間康夫, 小林英夫, 斎藤達也, 三重野龍彦, 玉城　繁, 荒井達夫, 吉良枝郎. 胸部疾患における超音波診断法. 放射線科 1985 ; 5 : 35.
2) Dambara T, Ueki J, Kira S. Transesophageal ultrasonography in the staging of lung cancer. Lung Cancer 1993 ; 9 : 266.
3) 檀原　高, 玉城　繁, 吉良枝郎, ほか. 胸部疾患における超音波診断法. 放射線科 1985 ; 5 : 35.
4) 檀原　高, 小林英夫. 胸部疾患における経食道超音波内視鏡の応用. 日胸 1987 ; 46 : 266.
5) 檀原　高, 植木　純, 小幡賢一, 岩神真一郎, 三上　理, 佐藤弘一, 吉良枝郎. 縦隔の一画像診断法としての経食道超音波内視鏡. 日気食会報 1993 ; 44 : 353.
6) 檀原　高, 植木　純, 小幡賢一, 玉木ゆみ, 善場元美, 守尾嘉晃, 能戸幸司, 佐々木信一, 佐藤　昇, 三上　理, 矢口高基. 内視鏡的超音波診断. 日胸 1994 ; 53 : 45.
7) DiMagno EP, Buxton JL, Regan PT, Hatery RR, Wilson DA, Suarez JR, Green PS. The ultrasonic endoscope. Lancet 1980 ; I : 629.
8) Natori H, Tamaki S, Izumi S, Joshita Y, Kira S. Clinical application of ultrasound endoscope using linear array transducer for trans esophageal ultrasonographic diagnosis of the disease of the mediastinum. In : Lerski RA, Morley P, editors. Oxford : Ultrasound'82, Pergamon Press, 1983 : 339.
9) 名取　博, 玉城　繁, 城下葉子, 吉良枝郎. 超音波内視鏡による縦隔病変の経食道的 Ultrasound Endoscopy. 日本超音波医学会講演論文集 41 1982 : 705.
10) 名取　博, 玉城　繁, 泉　三郎, 吉良枝郎. Linear 電子走査型探触子を用いた肺門縦隔病変の経食道的超音波波診断法. 日本超音波医学会講演論文集 39 1981 : 55.
11) 名取　博, 檀原　高, 小林英夫, 菅間康夫, 玉城　繁, 城下葉子, 吉良枝郎. 食道用超音波内視鏡による縦隔の観察. 日本超音波医学会講演論文集 43 1983 : 603.
12) 名取　博, 檀原　高, 小林秀夫, 菅間康夫, 玉城　繁, 城下葉子, 吉良枝郎. 食道用超音波内視鏡による縦隔の観察. 第43回日本超音波医学会論文集 1983 : 603.
13) 玉城　繁, 名取　博, 泉　三郎, 吉良枝郎. 体腔内探触子を用いた経食道的リニア電子走査型超音波診断法による肺動脈の観察. 日本超音波医学会講演論文集 39 1981 : 267.
14) 植木　純, 檀原　高, 三上　理, 岩神真一郎, 小幡賢一. 肺縦隔疾患における超音波内視鏡検査. 呼吸 1993 ; 12 : 1348.

2) 縦隔腫瘍の分類
1) 檀原　高, 菅間康夫, 小林英夫, 斎藤達也, 三重野龍彦, 玉城　繁, 荒井達夫, 吉良枝郎. 胸部疾患における超音波診断法. 放射線科 1985 ; 5 : 35.
2) 檀原　高, 植木　純, 小幡賢一, 岩神真一郎, 三上　理, 佐藤弘一, 吉良枝郎. 縦隔の一画像診断法としての経食道超音波内視鏡. 日気食会報 1993 ; 44 : 353.
3) 檀原　高, 植木　純, 小幡賢一, 玉木ゆみ, 善場元美, 守尾嘉晃, 能戸幸司, 佐々木信一, 佐藤　昇, 三上　理, 矢口高基. 内視鏡の超音波診断. 日胸 1994 ; 53 : 45.
4) 檀原　高. 超音波医学 TEXT 呼吸器・体表. 伊東

紘一, 平田經雄, 編. 超音波医学. 東京：医歯薬出版, 2001.
5) 五十嵐知文. 8. 胸・肺部領域, 3. 縦隔疾患. 日本超音波医学会, 編. 新超音波医学第4巻, II 部体表臓器およびその他の領域. 東京：医学書院, 2000：379.
6) 中田尚志, 五十嵐知文, 名取 博. 縦隔胚細胞性腫瘍の超音波像の検討. 臨放1994；39：187.
7) 玉城 繁, 泉 三郎, 名取 博, 吉良枝郎. 呼吸器疾患の超音波診断法, 8. 前縦隔の腫瘤影. 日胸 1981；40：692.
8) 玉城 繁, 泉 三郎, 名取 博, 吉良枝郎, 福島 鼎. 前縦隔に腫瘤影を呈した症例の超音波診断. 日本超音波医学会講演論文集38 1981：269.
9) 山本 晋, 益田貞彦, 岡崎俊典, 泉 浩, 檀原 高. 左反回神経により発生した囊胞性神経鞘腫の1治験例. 日胸外会誌1991；39：2203.
10) 山本 晋, 見上光平, 笹栗志郎, 細田泰之, 檀原 高, 鈴木孝次, 高橋和久, 岩神真一郎, 益田貞彦. 上縦隔に発生した心膜憩室の2手術例. 胸部外科 1995；48：242.
11) Yang PC, Chang DB, Yu CJ. Mediastinal malignancy : ultrasound guided biopsy through the supraclavicular approach. Thorax 1992；47：377.
12) Yu CJ, Yang PC, Wu HD, Chang DB, Kuo SH, Luh KT. Ultrasound study in unilateral hemithorax opacification : Image comparison with computed Tomography. Am Rev Respir Dis 1993；147：430.

3) 心大血管系
1) Dambara T, Ueki J, Kira S. Transesophageal ultrasonography in the staging of lung cancer. Lung Cancer 1993；9：266.
2) 檀原 高, 菅間康夫, 小林英夫, 斎藤達也, 三重野龍彦, 玉城 繁, 荒井達夫, 吉良枝郎. 胸部疾患における超音波診断法. 放射線科1985；5（1）：35.
3) Dambara T, Ueki J, Kira S, et al. Mini-Symposium, New techniques of diagnosis and staging in lung cancer, The 6th World Conference on Lung Cancer, Melbourne, Australia, November 14, 1991.
4) Dambara T, Ueki J, Kira S. Evaluation of cardiovascular involvement in mediastinum of primary lung cancer with transesophageal ultrasonic endoscope, The 10th Asia-Pacific Congress of Disease of the Chest, Taipei, R.O.C., November, 1987.
5) Dambara T, Ueki J, Obata K, Doi Y. Panel Discussion, New Frontiers in Pulmonary and Mediastinal Ultrasound, The 7th Congress of World Federation for Ultrasound in Medicine and Biology, The 4th Congress of World Federation of Sonographers, Sapporo, July 20, 1994.
6) 檀原 高, 吉良枝郎. 肺癌の病期分類. 呼吸1985；4：55.
7) 檀原 高, 玉城 繁, 吉良枝郎, ほか. 胸部疾患における超音波診断法. 放射線科1985；5：35.
8) 檀原 高, 荒井達夫, 吉良枝郎. Extra-alveolar vesselとintra-alveolar vessel：肺動静脈瘻の2症例. 日胸疾会誌1982；320：230.
9) 檀原 高, 小林英夫. 胸部疾患における経食道超音波内視鏡の応用. 日胸1987；46（4）：266.
10) 檀原 高, 植木 純, 玉城 繁, 斉藤博之, 小幡賢一, 吉良枝郎. 超音波診断法：呼吸器領域での応用の実態, 特に低圧系血管の生理学的特性の解析. 日胸疾会誌1993；30：281.
11) 檀原 高, 植木 純, 小幡賢一, 岩神真一郎, 三上 理, 佐藤弘一, 吉良枝郎. 縦隔の一画像診断法としての経食道超音波内視鏡. 日気食会報1993；44：353.
12) 檀原 高, 植木 純, 小幡賢一, 玉木ゆみ, 善場元美, 守尾嘉晃, 能戸幸司, 佐々木信一, 佐藤 昇, 三上 理, 矢口高基. 内視鏡的超音波診断. 日胸1994；53：45.
13) 檀原 高, 植木 純, 小幡賢一, 佐藤弘一. 超音波検査による肺癌のアプローチ. 臨床医1993；19：48.
14) 檀原 高, 植木 純, 斉藤博之, 小幡賢一, 土井義之, 玉城 繁. 肺癌stagingにおける超音波検査の有用性. 呼吸1993；12：736.
15) 檀原 高. 肺癌における超音波断層法による診断・評価. 慈大呼吸器疾患研究会誌1996；8：30.
16) 福村基之, 玉城 繁, 家永浩樹, 檀原 高, 高本真一, 鈴木俊光. パルスドプラ心臓超音波法による慢性呼吸器疾患の肺動脈圧の評価. 超音波医学 1991；18：248.
17) Guyton AC, Lindsy AW, Abernathy, B. Venous return at various right arterial pressures and the normal venous return curve. Am J Physiol 1957；189：609.
18) Holt JP. The effect of positive and negative intrathoracic pressure on cardiac output and venous pressure in the dog. Am J Physiol 1944；142：594.
19) Holt JP. The collapse factor in the measurement of venous : the flow of fluid through collapsible tube.

Am J Physiol 1941 ; 134 : 292.
20) Joyner CR, Miller LD, Dudrick SJ, Eskin DJ, Knight DH. Reflected ultrasound in the detection of pulmonary embolism. Trans Assoc. Am Physicians 1966 ; 79 : 262.
21) Kira S, Dambara T, Mieno T, Tamaki S, Natori H. Disintegration of the 'waterfall phenomenon' in the inferior vena cava due to right heart failure. Respirology 1996 ; 1 : 5.
22) 小林　淳, 玉城　繁, 小林英夫, 斎藤達也, 菅間康夫, 青木茂行, 三重野龍彦, 松岡緑郎, 北村　諭, 檀原　高, 吉良枝郎. 食道超音波内視鏡による右肺動脈径と肺動脈圧との比較検討. 日胸疾会誌 1988 ; 26 : 512.
23) Kuo JC, Yang PC, Chang DB, Yu CJ, Wu HD, Lee LN, Kuo SH, Luh KT. Superior vena cava syndrome : Rapid histologic diagnosis by ultrasound-guided transthoracic needle aspiration biopsy. Am J Reapir Crit Care Med 1994 ; 149 : 783.
24) 三重野龍彦. 静脈還流と中心静脈系. 脈管学 1985 ; 25 : 659.
25) Natori H, Tamaki S, Izumi S, Kira S. Ultrasonographic evaluations of ventilatory effect on inferior vena caval configuration. Am Rev Respir Dis 1979 ; 120 : 421.
26) 名取　博, 玉城　繁, 檀原　高, 三重野龍彦, 岡崎宣夫, 倉富雄四郎, 高橋英気, 福井順一, 荒井達夫, 吉良枝郎. 肺性心の超音波診断情報. 現代医療 1984 ; 16 : 1371-8.
27) Ohwada A, Takahashi H, Uchida K, Nukiwa T, Kira S. Gene analysis of heterozygous protein C deficiency in a patient with pulmonary arterial thromboembolism. Am Rev Respir Dis 1992 ; 145 : 1491.
28) 玉城　繁, 泉　三郎, 松岡緑郎, 原　洋, 名取　博, 荒井達夫, 吉良枝郎. 右心不全状態の超音波所見, 厚生省特定疾患呼吸不全調査研究班昭和55年度研究業績 1981 : 111.
29) 玉城　繁, 泉　三郎, 名取　博, 吉良枝郎. 呼吸器疾患の超音波診断法, 10. 下大静脈の呼吸性変化と中心静脈圧. 日胸 1981 ; 40 : 854.
30) 玉城　繁, 泉　三郎, 名取　博, 吉良枝郎. 超音波診断法による下大静脈の呼吸性変化の臨床的評価. 日本超音波医学会講演論文集 36 1980 : 57.
31) 玉城　繁. 下大静脈の前後径の呼吸変動と中心静脈圧. 日胸疾会誌 1981 ; 19 : 460.
32) 玉城　繁, 檀原　高, 吉良枝郎, ほか. II. 診断と治療への応用, A. 心エコー, 24. 肺性心. Medicina 1985 ; 22 : 2234.
33) 植木　純, 檀原　高, 吉良枝郎. 原発性肺癌における食道超音波内視鏡による左主肺動脈への癌侵襲の評価. 第52回日本超音波医学会論文集 1988 : 53.
34) 植木　純, 檀原　高, 吉良枝郎. 食道超音波内視鏡により左主肺動脈への癌侵襲が術前に評価しえた原発性肺癌の1手術例. 第49回日本超音波医学会論文集 1986 : 419.
35) 植木　純, 檀原　高, 吉良枝郎. 食道超音波内視鏡を用いた体位変換にともなう上大静脈の形態の解析. 第50回日本超音波医学会論文集 1987 : 517.
36) 植木　純, 檀原　高, 小幡賢一, 家永浩樹, 玉城　繁, 吉良枝郎. 超音波診断法を用いた中心静脈径の生理学的特性の検討. 臨床呼吸生理 1993 ; 25 : 215.
37) 植木　純, 檀原　高. 上大静脈の動態, 特に体位変換に伴うその形態変化. 日胸疾会誌 1991 ; 29 : 971.
38) West JB, Dolly CT. Distribution of blood flow and ventilation -perfusion raito in the lung measured with radioactive CO_2. J Appl Physiol 1960 ; 15 : 405.
39) West JB. Reparatory Physiology, 3rd ed. Baltimore : Williams and Wilkins, 1985.

4) 縦隔・肺門部のリンパ節
1) Chang DB, Yu CJ, Luh KT, Kuo SH, Yang PC. Differentiation of benign and malignant cervical lymph nodes with color Doppler sonography. AJR 1994 ; 162 : 965.
2) Dambara T, Ueki J, Kira S. Transesophageal ultrasonography in the staging of lung cancer. Lung Cancer 1993 ; 9 : 266.
3) 檀原　高, 菅間康夫, 小林英夫, 斎藤達也, 三重野龍彦, 玉城　繁, 荒井達夫, 吉良枝郎. 胸部疾患における超音波診断法. 放射線科 1985 ; 5 : 35.
4) Dambara T, Kobayashi H, Kira S. Size of metastasized mediastinal lymph node evaluation in vivo, The 4th World Conference on Lung Cancer, Toronto. August 28, 1985.
5) Dambara T, Kira S. George Simon Award 1989, Application of endoscopic ultrasonography for mediastinal and hilar lesions in chest diseases, Fleischner Society Scientific Meeting, New York. May 1, 1989.
6) 檀原　高, 吉良枝郎. 肺癌の病期分類. 呼吸 1985 ;

4 : 55.
7) 檀原　高, 玉城　繁, 吉良枝郎, ほか. 胸部疾患における超音波診断法. 放射線科 1985 ; 5 : 35.
8) 檀原　高, 小林英夫. 胸部疾患における経食道超音波内視鏡の応用. 日胸 1987 ; 46 : 266.
9) 檀原　高, 植木　純, 饗庭三代治, 玉城　繁, 斉藤博之, 松田州弘, 貫和敏博, 吉良枝郎. サルコイドーシスにおけるリンパ節腫大の実態：特に心血管系への影響について. 臨放 1989 ; 34 : 137.
10) 檀原　高, 植木　純, 小幡賢一, 岩神真一郎, 三上　理, 佐藤弘一, 吉良枝郎. 縦隔の一画像診断法としての経食道超音波内視鏡. 日気食会報 1993 ; 44 : 353.
11) 檀原　高, 植木　純, 小幡賢一, 玉木ゆみ, 善場元美, 守尾嘉晃, 能戸幸司, 佐々木信一, 佐藤　昇, 三上　理, 矢口高基. 内視鏡的超音波診断. 日胸 1994 ; 53 : 45.
12) 檀原　高, 植木　純, 小幡賢一, 佐藤弘一. 超音波検査による肺癌のアプローチ. 臨床医 1993 ; 19 : 48.
13) 檀原　高, 植木　純, 斉藤博之, 小幡賢一, 土井義之, 玉城　繁. 肺癌 staging における超音波検査の有用性. 呼吸 1993 ; 12 : 736.
14) 檀原　高, 菅間康夫, 小林英夫, 城下葉子, 玉城　繁, 荒井達夫, 吉良枝郎. 食道超音波内視鏡による縦隔リンパ節転移の検討. 第45回日本超音波医学会論文集 1984 : 739.
15) 檀原　高. 最近のサルコイドーシス. サルコイドーシス研究会, 編. 東京：現代医療社, 1993.
16) 檀原　高. 肺癌の画像診断. 日本肺癌学会, 編. 東京：中外医学社, 1988.
17) Kobayashi H, Dambara T, Sugama Y, Kitamura S, Kira S. Observation of lymph nodes and great vessels in the mediastinum by endoscopic ultrasonography. J J Med 1987 ; 26 : 353.
18) Kobayashi H, Dambara T, Tamaki S, Kitamura S, Hata E, Fukushima K, Kira S. Detection of the mediastinal lymph nodes metastasis in lung cancer by endoscopic ultrasonography. J J Med 1988 ; 127 : 12.
19) Kondo D, et al. Endoscopic ultrasound examination for mediastinal lymph node metastases of lung cancer. Chest 1990 ; 98 : 586.
20) 玉城　繁, 檀原　高, 吉良枝郎. 肺局所病変の超音波画像ヒストグラム解析. 第49回日本超音波医学会論文集 1986 : 423.

5) 食　道
1) 有馬美和子, 神津照雄, 小出義雄, ほか. 超音波内視鏡による表在食道癌の深達度診断. 消化器内視鏡 1992 ; 4 : 1295.
2) 檀原　高, 植木　純, 小幡賢一, 岩神真一郎, 三上　理, 佐藤弘一, 吉良枝郎. 縦隔の一画像診断法としての経食道超音波内視鏡. 日気食会報 1993 ; 44 : 353.
3) 神津照雄, 竜　崇正. 6. 腹部領域の超音波診断, 11. 特殊の超音波検査. 日本超音波医学会, 編. 超音波診断. 東京：医学書院, 1988 : 520.
4) 岡　正彦, 檀原　高, 饗庭三代治, 植木　純, 山口　芳, 玉城　繁, 杉浦光雄, 吉良枝郎. 食道超音波内視鏡が診断に有用であった食道平滑筋腫の1例. 日胸疾会誌 1988 ; 26 : 536.

Chapter IV

超音波ガイド下穿刺術

1. 呼吸器疾患における超音波ガイド下穿刺術の有用性

　X線写真のない時代から，打診・聴診の所見をもとに診断のための穿刺術が行われた。しかし，多くの合併症のために胸壁からの穿刺術は危険なものとされてきた。その後，X線写真が普及し，穿刺術が再度試みられるようになった。X線写真の導入で，異常構造を視覚的にとらえることができるようになったとはいえ，異常構造内部の病変本体と2次的病変，病変と心大血管などの既存構造とを鑑別し，安全かつ確実に穿刺術を実施することは容易ではない。既述したように超音波診断法は，高分解能画像とリアルタイム画像という特性がある。そのため，超音波ガイド下に穿刺術を実施すれば，目的の構造に穿刺針を確実に到達させることができ，かつ病変の周囲臓器の損傷を回避することができる。しかも，超音波診断法は病棟でも実施可能であるために，活動性の制限のある患者に対しても応用可能である。図IV-1-1は，原発性肺癌症例の超音波断層像である。病変は，胸水，無気肺，そして腫瘍からなっている。超音波ガイド下に，穿刺針進入経路に血管などの構造がないことを確認しながら，胸壁，胸水，無気肺を経由して針を進入させることにより，診断をえることできた。本例の腫瘍生検の結果は，扁平上皮癌であった（図IV-1-2）。

　超音波ガイド下穿刺の用途として，病変の診断と処置の目的に分かれる。穿刺部位としては，胸壁（リンパ節を含む），甲状腺，胸膜，胸水，肺，縦隔，心嚢，血管などが目標となる。治療目的としては，胸腔・心嚢，肺内化膿巣のドレナージ，これらの局所への薬物の局注がある。**表IV-1-1**に，現在までにわれわれが実施してきた穿刺術の実態を示した。

2. 超音波診断法の実際

1）探触子

　使用する探触子は，穿刺針の固定が可能な専用のものを用いることが望ましい。著者らは，実像に近い画像が得られるリニア型の穿刺用の探触子を使用している。観察用の探触子と同様に，さまざまなタイプや周波数のものを準備することは，現実的には困難であるために，4～5MHz前後のものを使用している（図IV-2-1）。

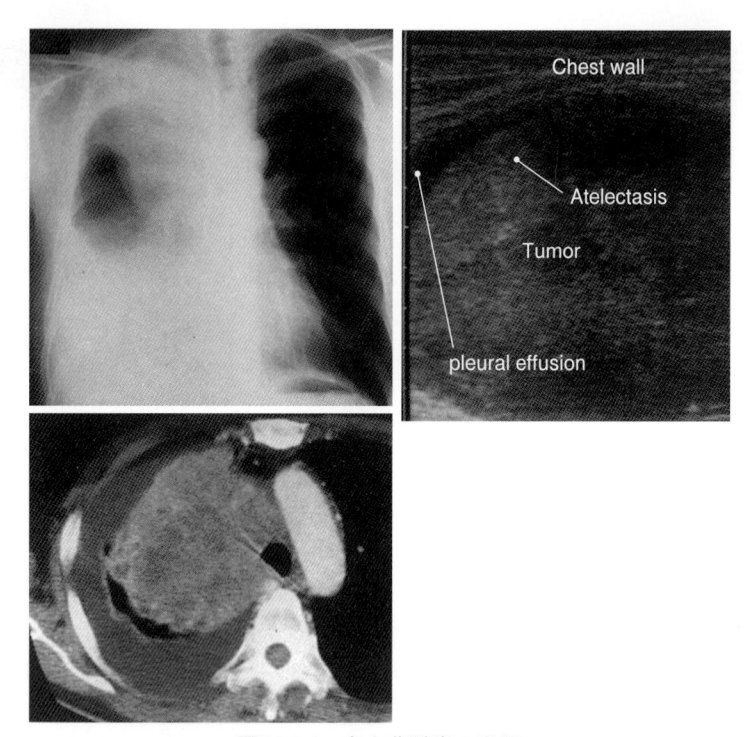

図IV-1-1　右上葉腫瘤の症例
　胸部単純X線写真では，右上葉の腫瘤と胸水を認める。CTでは，肺内病変は無気肺と腫瘍からなり，胸水も存在していた。超音波断層法においても，胸水，無気肺と腫瘍からなる肺内病変が描出されている。

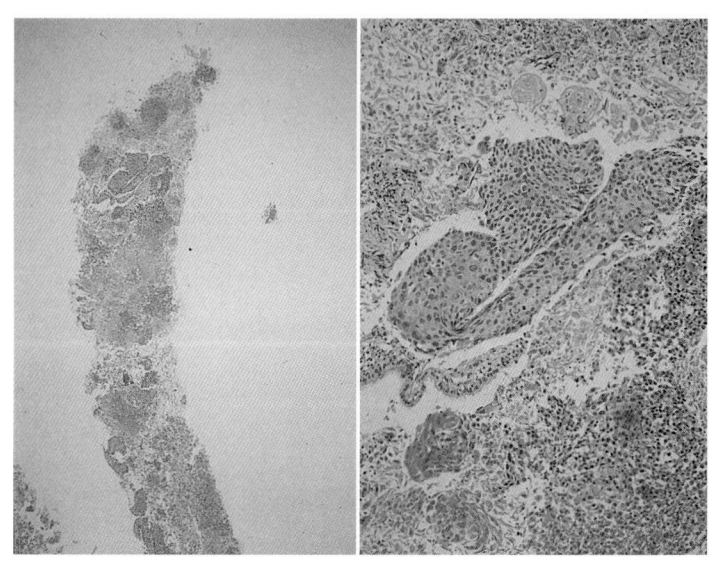

図IV-1-2　超音波ガイド下生検でえられた組織像
　図IV-1-1の症例の超音波ガイド下に腫瘍部分からTru-Cut針で生検した材料の組織像である。扁平上皮癌と診断された。

表IV-1-1　超音波ガイド下穿刺術の応用

1　診断
　　胸壁：腫瘍，膿瘍
　　胸膜・胸腔：腫瘍，胸水
　　肺内：腫瘍，肺炎，肺化膿症，肺膿瘍
　　縦隔：腫瘍
　　心囊：心囊水
　　頸部：リンパ節，腫瘍，甲状腺
　　腹壁：腫瘍

2　処置・治療
　1）ドレナージ・薬物局注：胸壁膿瘍，膿胸，肺膿瘍，心囊水（心タンポナーデ），縦隔膿瘍，肺腫瘍
　2）カテーテル挿入：静脈内，胸腔，心囊，肺内，縦隔

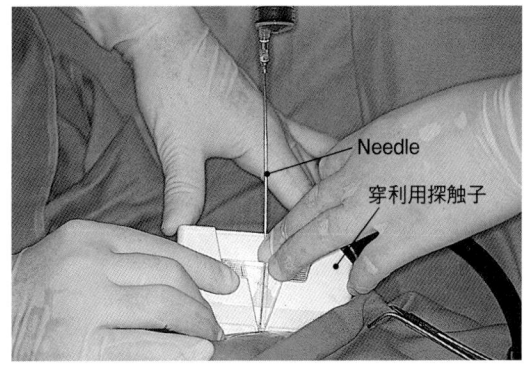

図IV-2-1　穿刺用探触子を用いたガイド下穿刺術
　この探触子は，4MHzリニア型探触子である。探触子の中央に穿刺針を通す穴がある。直径1mm，長さ30cmの穿刺針を用いて穿刺を行っている。

2）穿刺針と穿刺法

　著者らは，局所麻酔と穿刺吸引用の両方を実施する時は，直径1mm，長さ30cmの金属製の穿刺針を使用している。吸引は，注射器をセットした吸引器（アスピレーター）を介して行う（図IV-2-1，IV-2-2）。患者の疼痛を気にするあまり細い穿刺針を選択する向きもある。しかし，正確な穿刺方向と穿刺時の疼痛軽減の両方を満足するサイズが望ましい。この観点からすると，直径1mm程度のサイズが適切と考えている。生検針として，Tru-cut針やSure-cut針を状況に応じて，サイズを選びながら使用している。

3）前処置と局所麻酔法

　体表からの穿刺の場合には，まず局所の消毒を十分かつ広めに行う。その後，滅菌されたカバーで体表を被う（図IV-2-3）。局所麻酔薬のアレルギーの有無（問診で「歯科での歯肉麻酔でのトラブル」などの局麻剤使用歴を確認）を確認後，局所麻酔を行う。局所麻酔は皮下から開始し，被検者の疼痛の有無を聞きながら麻酔針を進入させる。特に，注意を要する点は，壁側胸膜直上で十分に麻酔薬を注入することである（図IV-2-4）。これにより，迷走神経反射を回避することがほぼ

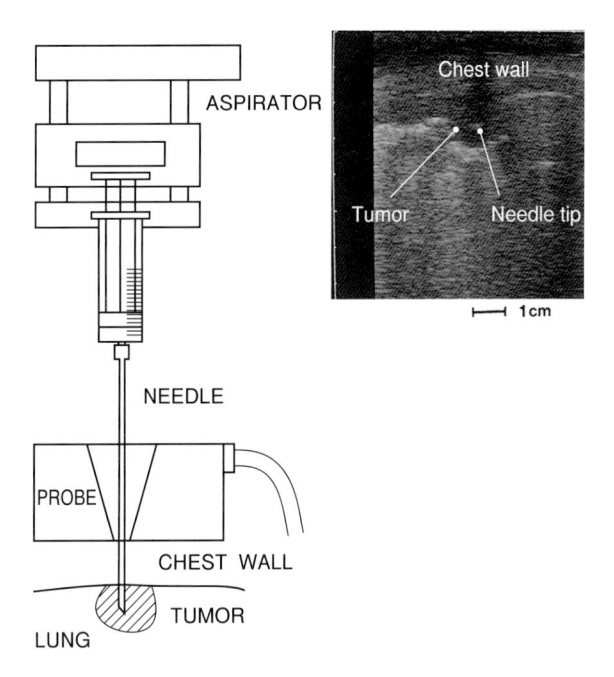

図IV-2-2　超音波ガイド下穿刺吸引のブロックダイアグラム
　探触子中央にある穿刺針を通す穴から穿刺針を挿入して，リアルタイム画像で病変部と針先を確認しながら，胸壁の皮膚下の筋層，壁側胸膜まで麻酔を行い，針先が病変に到達したことを確認して，アスピレーターを用いて注射器内筒を引き上げ，病変から検体を採取する。超音波断層像では胸膜直下の直径1cmの結節影とその内部に穿刺先端部の高輝度の点状エコーがみられ，穿刺針が病巣内に到達していることが確認される。

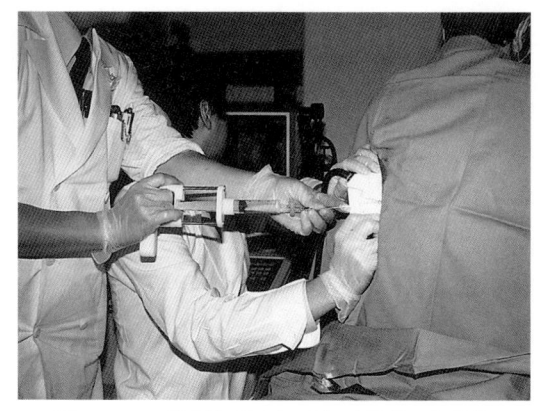

図IV-2-3　超音波ガイド下穿刺吸引の全体像
穿刺部と被検者の負担の少ない体位を確認後，十分に消毒する。穿刺部の清潔を保ちながら，穿刺用探触子を用いて，病変内に穿刺針があることを再度確認して，穿刺吸引を行う。

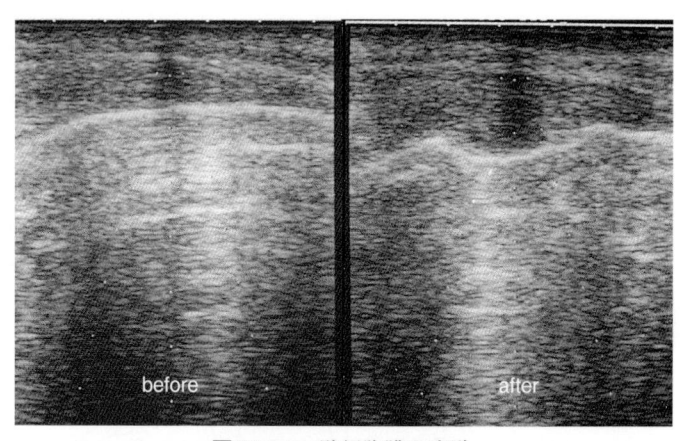

図IV-2-4　壁側胸膜の麻酔
左は麻酔前の超音波断層像である。胸膜エコーコンプレックスと多重エコーがみられる。
皮膚と壁側胸膜が敏感な部位であるために，皮膚および皮下の局所麻酔の後，局所麻酔剤を注射しながら穿刺針を進入させ，壁側胸膜の直上を十分に麻酔する。右の超音波像は壁側胸膜直上で麻酔剤を注入して，壁側胸膜を膨隆させた所である。

確実に可能である。通常は病変内部には疼痛を感じることはまずないので，局所麻酔のポイントは壁側胸膜付近を十分に麻酔することである。詳細は後述するが，例外は神経原性腫瘍で，神経走行に沿った疼痛などの知覚異常が穿刺針の進入とともに自覚される。

4）超音波ガイド下穿刺術を安全に実施するためのチェックリスト

(1) 検査前（表IV-2-1）

問診として，局所麻酔薬を中心に薬物アレルギーの有無を確認する。特に，局所麻酔によるショックは致死的となることがあるので，慎重に確認する。筆者らは，歯科での麻酔薬の使用状況

表 IV-2-1　超音波ガイド下穿刺術合併症回避のための検査前のチェックリスト（1）

問診：
- ◆薬剤アレルギー…歯科処置時のアレルギーの有無
- ◆既往・合併疾患の有無（呼吸不全，心不全，高血圧，冠動脈疾患，不整脈，大動脈瘤など）
- ◆薬剤服用歴：抗凝固剤，抗血小板剤など
- ◆酸素吸入の有無

検査：
- ◆出血傾向の有無（出血時間　5分以内，血小板数　10万/μl　以上）
- ◆感染症の有無（HBs抗原，HCV抗体，HIV抗体，梅毒反応）
- ◆全身状態の把握，病変の確認，合併症の状態，予備呼吸能の評価：胸部単純X線写真，心電図，呼吸機能検査，動脈血ガス分析（パルスオキシメーター）

処置など：
- ◆原則として食止めと血管確保は不要．（3分の1程度の食事は可，食直後は避ける）
- ◆検査承諾書

表 IV-2-2　超音波ガイド下穿刺術合併症回避のための検査中のチェックリスト（2）

モニター：必要に応じて，心電図，パルスオキシメーター

手技：
- ◆麻酔量（原則として，0.5％塩酸プロカイン2Aまで）
- ◆麻酔法：皮膚，壁側胸膜の十分な麻酔
- ◆体　位：体位変化による目的とする病変の確認
- ◆病変と周囲臓器の確認（心大血管系，肺，横隔膜，肝臓，など）
- ◆被検者の協力：体位・呼吸の保持，息止め（約20～30秒）

表 IV-2-3　超音波ガイド下穿刺術合併症回避のための検査後のチェックリスト（3）

診察：呼吸状態，バイタルサイン，止血の確認
検査：胸部単純X線写真（気胸，出血の有無）
安静度：当日の運動・入浴禁
　○穿刺吸引術：当日のみ安静
　○針生検術後：検査翌日も状態観察
包交・消毒：当日のみ

を確認している。出血回避の立場からの抗凝固剤，抗血小板剤の投与は，検査1週間前には中止する。その他，呼吸不全，心不全，高血圧，冠動脈疾患，重症不整脈，大動脈瘤などについても病態・病状を確実に把握しておく。

　検査前に必要な検査として，特に重要なものは出血に関連したもので，出血時間5分以内，血小板数10万/μl以上を目安とする。その他，心肺の予備能力を把握する。特に，穿刺の反体側の肺機能障害がある場合には，穿刺側の気胸は致死的となるので，安全性を考慮した本法の適応，穿刺方法，検査中の準備を行う。著者らの施設では，検査の必要性，合併疾患を含めて，十分なインフォームドコンセントの後に書面で承諾書をいただくことにしている。脱水を防止するためにも，検査当日は絶食にせずに軽食（3分の1程度）は許可している。状況によるが，原則として血管確保は行わない。

（2）検査中

　検査中は十分な説明と了解をとり，被検者の不安をとりながら検査を実施する。心肺の合併症に対しては，適宜心電図，パルスオキシメーターによるモニターを行う。特に，肺機能低下があり，穿刺時の息止めの場合には，あらかじめパルスオキシメーターで評価しておく。被検者の体位に関して，良好な画像がえられ，かつ被検者の負担の少ない体位を選択する。穿刺部位の選択では，胸

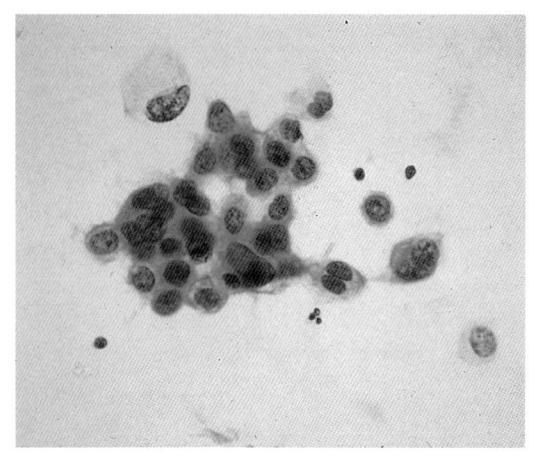

図IV-2-5　穿刺吸引で採取された検体
図IV-2-1で示す小結節病変から採取された細胞を示す。腺癌と診断された。

壁の骨組織や血管を避けることがまず必要である。さらに，病変周囲の観察も慎重に行い，心血管系などの周囲構造の損傷を回避できる部位を選択する。

（3）検査後

呼吸などを含めた全身の状態をチェックし，止血を確認する。検査後の気胸，出血の有無を胸部単純X線写真で評価する。安静度については，当日は運動などの激しい体動，入浴は避ける。太い生検針を用いた際には，翌日もX線などで安全を確認した後に安静を解除する。穿刺部の消毒は当日のみで十分である。

5）検体処理

検体処理の失敗のために再検査を行うことは許されないので，あらかじめに該当する検査室に処理方法を確認しておく。

（1）穿刺吸引

速やかにプレパラートに塗沫標本を作製して，アルコール固定を行い，細胞診を行う。悪性リンパ腫を疑う場合には，アルコール固定をしない乾燥塗沫標本を併せて提出する。吸引に用いた注射器内を生理的食塩水5〜10cc程度で洗浄する。次に，滅菌試験管に約1cc（白金針に検体が付着できればよい）をとり，微生物検査に，残りを細胞診に提出する（図IV-2-5）。

（2）生検

生検針による生検検体は，10％ホルマリンに入れて病理検査に提出する（図IV-1-2）。悪性リンパ腫など血液疾患の鑑別診断には遺伝子診断が必要となるために，標本を固定せずに生標本のままで提出して検体に供する。

3．胸腔穿刺
―超音波ガイド下穿刺術の安全性と確実性―

打聴診のみの胸腔穿刺では，合併症や不十分な穿刺のために検体が入手できないことは少なくない。打聴診，画像検査から穿刺部を想定して，ブラインドで行う胸腔穿刺では，気胸の合併症10％，少量胸水例では胸水採取の不成功（穿刺吸引で胸水が採取されない：以下，dry tap）が35％に達するとの報告もある。

超音波診断法は，胸水検出には最も有効な方法であり，リアルタイムに画像をみながら，壁側胸膜を十分に麻酔し，そして確実に胸腔への穿刺針を到達させることができる。図IV-3-1は，超音波ガイド下に穿刺針を胸水中に到達させた際の超音波断層像である。

以下，自験例における超音波ガイド下の胸腔穿刺の成績を述べる。超音波ガイド下穿刺術を実施した589例を対象に，合併症，dry tapの頻度を検討した（表IV-3-1，IV-3-2）。合併症の発生率は589例中4例（0.7％）で，内訳は気胸2例，迷走神経反射2例であった。胸水が採取可能であった症例は581例（98.7％）で，不成功に終わった症例は8例（1.3％）で，内訳はdry tap 7例（1.2％），迷走神経反射による中止1例（0.1％）であった。日常的な診療行為である胸腔穿刺を実施する際には，超音波ガイド下に穿刺することで安全かつ確実に胸水が入手できることが示されている。

この検討では，従来の報告と比べて，胸腔穿刺に伴う合併症，dry tapは著しく少ない。した

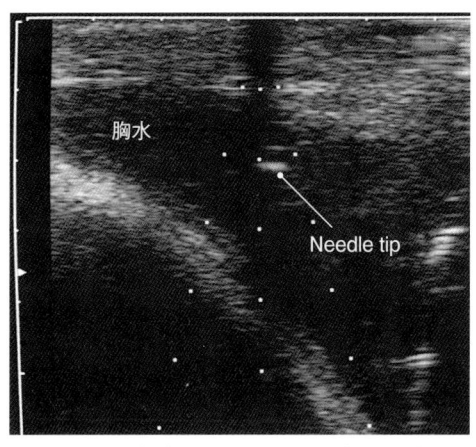

図IV-3-1 超音波ガイド下に胸水中に進入した穿刺針

胸水の中に輝度の高い点状エコーが存在する。これが針先に対応するために，針先端部をみながら，安全かつ確実に胸腔穿刺が可能である。

表IV-3-1 超音波ガイド下胸腔穿刺の合併症

合併症なし	585/589（99.3％）
合併症あり	4/589（ 0.7％）
合併症内訳	
気胸	2例
迷走神経反射	2例

表IV-3-2 超音波ガイド下での胸水採取

胸水採取成功	581例（98.7％）
胸水採取不成功	8例（ 1.3％）
不成功の原因	
Dry tap	7例（ 1.2％）
迷走神経反射	1例（ 0.1％）
計	589例（100％）

がって，安全性と確実性の立場から，超音波診断法で胸腔内を観察して，適切な穿刺部位を設定して，壁側胸膜の十分な麻酔を行ってから，胸腔穿刺を実施する必要がある。

4．肺癌における微量胸水の実態

原発性肺癌では，原発巣が肺胸膜弾性板を越えて胸腔まで進展すると癌性胸膜炎に至る。臨床的には，画像的に胸水貯留を認識して，胸腔穿刺により入手された胸水の細胞診で悪性細胞が検出されて，癌性胸膜炎と診断される。しかし，数100ccの胸水貯留がないと立位の胸部単純X線写真では，胸水の存在を指摘できない。たとえ，少量であっても悪性胸水が存在していれば，進行肺癌であり，手術適応から除外される。しかし，これを認識しないままで腫瘍サイズをもとに臨床病期を判定すると当然のこととして過小評価したことになる。

図IV-4-1は，右下葉原発の肺腺癌症例である。胸部X線写真では，胸水の存在を指摘できない。しかし，超音波断層法では横隔膜上に微量胸水が存在している。このような微量な胸水であっても，体位を固定し被検者が20～30秒の間の息止めができれば，胸水は採取が可能である（図IV-4-2）。この症例は胸水から悪性細胞が検出されたために，臨床病期はⅢB以上と判定された。

超音波断層法は胸水の検出に優れており，超音波ガイド下胸腔穿刺の安全性についても報告されている。従来から，微量の胸水が胸腔に存在することは知られている，正常の胸部X線写真では胸水は存在しないとされる。本項では胸部単純X線写真で胸水を認めない肺野型肺癌を対象とした検討結果を述べる。

1）胸部単純X線写真で胸水を認めない肺野型肺癌症例に，微量胸水が存在する頻度

（1）超音波断層法による評価

対象は，立位胸部単純X線写真で胸水を指摘されなかった肺野末梢発生の原発性肺癌症例328例である。組織型では，腺癌223例，扁平上皮癌76例，その他29例である。これらの症例はすべて立位胸部単純X線写真検査後，1ヵ月以内に被検者坐位の状態で超音波診断法が実施された。図

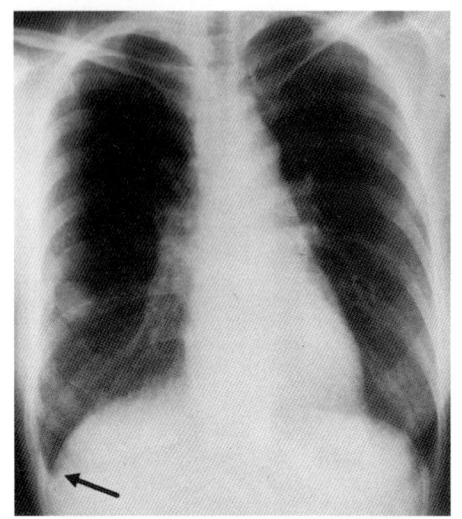

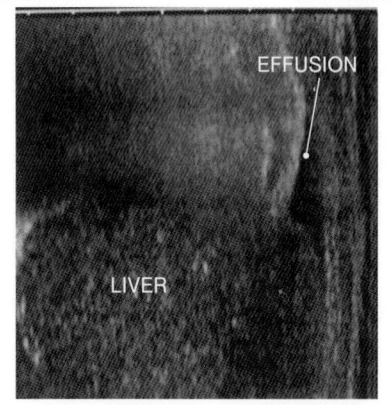

図IV-4-1 微量胸水をみる肺野型肺癌症例

右下葉原発の肺腺癌症例である。胸部単純X線写真では胸水を指摘できない。しかし、矢印で示す部位からの超音波診断法では、横隔膜上に微量胸水をみる。超音波ガイド下穿刺術で胸水が採取され、細胞診で悪性細胞を認めた。

IV-4-1で示すように、横隔膜上に微量胸水を認めた症例は、腺癌223例中25例（11.2％）、扁平上皮癌76例中9例（11.8％）、その他29例中3例（10.3％）、全体328例中37例（11.3％）であった（表IV-4-1）。超音波断層像で胸水が認められた37例では、超音波ガイド下穿刺術で全例胸水が採取された。

（2）超音波断層像とCTでの微量胸水の検出率の比較

超音波断層法とCTによる胸水検出能を比較した成績では、CTで胸水が指摘されている症例の90％は超音波で胸水が検出され、可搬性や患者侵襲も考慮すると胸水に対しては超音波断層法の有用性が高く評価されている。

胸部単純X線写真で胸水を認めず、超音波断層法で微量胸水が検出された21例の肺野型肺癌症例を対象に、微量胸水の検出率のCTとの比較を行った。約40％の症例では微量胸水の存在が指摘できなかった（表IV-4-2）。今回の対症例に関しては、CTと比べて超音波断層法の方が胸水検出能がすぐれていることを示している。

立位の胸部単純X線写真でも、少量の胸水を検出できるとの報告はある。図IV-4-3は胸腔を気密の状態で胸腔内にカテーテルを挿入し、胸腔造影を施行する際に、少量の造影剤を胸腔に注入した時の超音波像である。超音波断層法を用いて、側胸部と背部、いわゆる"lateral sinus"と"posterior sinus"で胸水の有無を観察したものである。当初は、超音波断層像では胸水はみられないが、10ccからは"posterior sinus"の形が変化し、20ccではさらに変化が明らかとなっている。この症例からは、極めて微量の胸水であっても超音波断層法で存在を疑うことはでき、"posterior sinus"での観察が重要であることが示唆される。

（3）健常人における胸水

動物や健常人でも微量の胸水が実際に存在し、循環系・リンパ系の動態と胸膜の特性などによりコントロールされている。既述したように、超音波断層法を用いた検討では、肺野型肺癌症例の約10％に胸水が存在した。しかし、これが病的か、あるいは生理的かを検討するために、健常成人を対象に超音波断層法で微量胸水の有無を検討した（表IV-4-3）。健常人で図IV-4-1に示すような微量胸水が存在する頻度は約10％であった。しかし、微量胸水が存在すること自体は、肺野型肺癌で特徴的なことではなく、胸水の質的診断をえるため

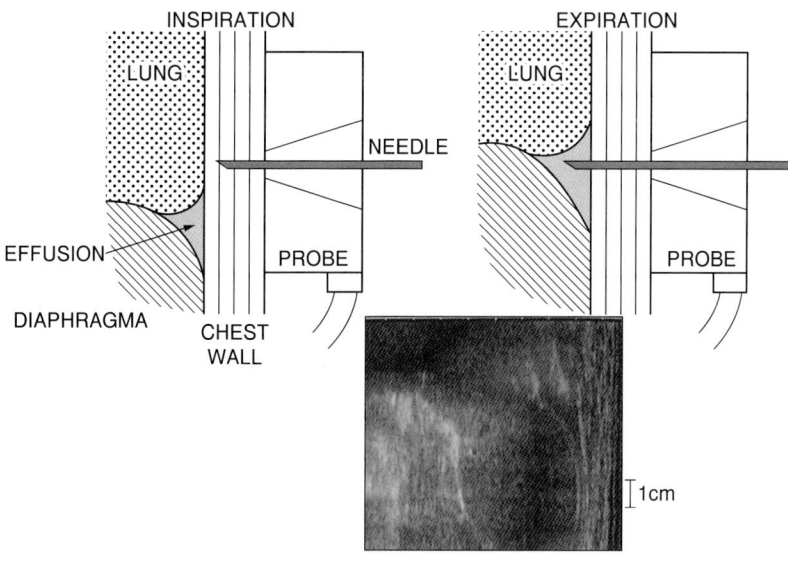

図IV-4-2 微量胸水の穿刺
超音波断層法で横隔膜上に胸水を確認した後に，横隔膜を挙上させる。通常は呼気に胸水の幅・深さが増すので，この状態で息を止めてもらい，すばやく穿刺針を進入させ，吸引をして胸水を採取する。

表IV-4-1 立位胸部単純X線写真で胸水陰性の肺野型肺癌症例における超音波断層法による微量胸水の臨床的意義

組織型	症例数	胸水陽性例	胸水中悪性細胞陽性数/微量胸水例	胸水中悪性細胞陽性数/肺野型肺癌症例
腺癌	223	25 (11.2%)	11/25 (44%)	11/223 (4.9%)
扁平上皮癌	76	9 (11.8%)	1/ 9 (11.1%)	1/ 76 (1.3%)
その他	29	3 (10.3%)	1/ 3 (33.3%)	1/ 29 (3.4%)
計	328	37 (11.3%)	13/37 (35.1%)	13/328 (4.0%)

表IV-4-2 胸水検出能（超音波断層法 vs CT）

超音波断層法	CT	症例数
+	−	9 (43%)
+	+	12 (57%)
	計	21 例

には胸腔穿刺が必要となる。

2）微量胸水が悪性胸水である頻度

ここでは，胸部単純X線写真で胸水陰性，超音波断層法で微量胸水が認められた37例の細胞診検査の結果を示す。胸水陽性例を分母にとると全体で35.1％，組織別では腺癌44％，扁平上皮癌11.1％の悪性細胞陽性率（胸水中に悪性細胞を認めた頻度）となる。また，胸部単純X線写真上で胸水陰性例で悪性胸水をみることは全体で4.0％，組織型別では腺癌4.9％，扁平上皮癌1.3％であっ

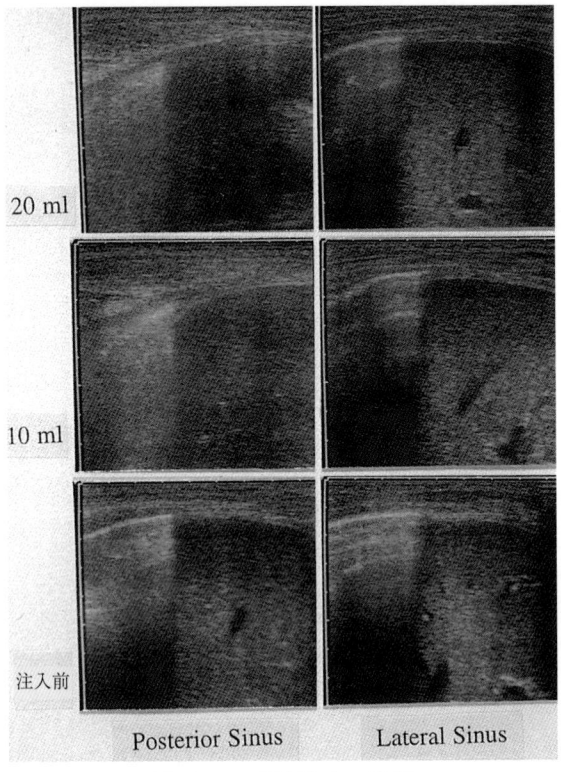

図IV-4-3 微量胸水の検出
局所麻酔下に胸腔が気密な状態でカテーテルを胸腔内に挿入し，造影剤を胸腔に注入した際の超音波像である。観察部位は側胸部と背部である。すなわち，これらの部位は，"lateral sinus"と"posterior sinus"に相当する。10 cc の造影剤を注入すると"posterior sinus"に変化がみられ，20 cc の造影剤を注入では変化が明らかになる。

表IV-4-3 若年健常人の胸水の有無
－超音波断層法による検討－

胸水の有無	症例数
＋	2（9％）
－	20（91％）
計	22例

た。特に，腺癌での頻度が高い（**表IV-4-1**）。肺野末梢発生の腺癌症例では，微量胸水が存在すると4割以上の確率で悪性細胞が陽性であるために，微量であっても胸水が存在する場合には，胸水を採取することが必須である。

細胞診で悪性細胞を認めた症例13例のうち，7例では経過を観察することができた。早期に死亡した1例を除き，臨床的に癌性胸膜炎が約7ヵ月で顕在化し，その後平均約4ヵ月で死亡した（**図IV-4-4**）。

3）肺野型肺癌における微量胸水の臨床的意義

肺野型肺癌を対象にしたこれらの成績をまとめると以下のようになる。

（1）全体で約10％に，胸部単純X線写真では認識できない微量胸水が存在する。しかし，CTでは約60％の症例で微量胸水が指摘できたに過

野型肺癌症例の約4％に悪性胸水を伴っていた。したがって，肺野型肺癌症例では微量であっても胸水が認められれば，胸水を採取して悪性細胞か否かを検討することが必須となる。

4）末梢発生の肺癌病巣による胸膜陥入

末梢肺野発生の癌病巣に胸膜の引きつれが存在し，胸膜が陥入することは日常的によく経験する。肺容量減少に伴う胸水と理解される。図IV-4-5は原発性肺癌に伴う胸膜陥入像である。胸膜陥入部の胸腔にも胸水が貯留している。3自験例で胸膜陥入内の胸水採取が行われ，2例に悪性細胞が検出された。これらの2例は，原発性肺癌による胸膜浸潤の分類ではuP2の症例であった。

5．胸水排除と横隔膜

胸水貯留が進行すると縦隔は対側に偏位する（図IV-5-1）。胸水貯留は，縦隔とともに横隔膜にも影響を及ぼす（図IV-5-2）。図IV-5-2では，横隔膜が下方に偏位し，かつ通常は上に凸の形状の胃泡が下方に凸に変形していることがわかる。このように横隔膜も胸水貯留により偏位・変形する。横隔膜の偏位・変形は，横隔膜運動を障害し，換気異常を招来する。図IV-5-3は右側に大量胸水が貯留した症例の超音波断層像を示す。横隔膜位は下方に偏位し，さらに横隔膜の形状は平坦となっている。

図IV-5-4は，胸水による呼吸困難を認めた症例の胸水を排除した時の超音波断層像を経時的にみたものである。各々の超音波断層像は，背部の矢状断像である。図IV-5-4aは，胸腔穿刺前の背部からの矢状断走査による超音波断層像である。胸水により肺葉は圧排され，横隔膜は下方に偏位している。以下，超音波探触子の位置を固定して，超音波断層像を観察しながら胸水を排除した時の超音波断層像を示す。図IV-5-4bは，胸水を450cc排除した時の超音波断層像である。肺葉の圧排所見は改善していないが，横隔膜位が回復し

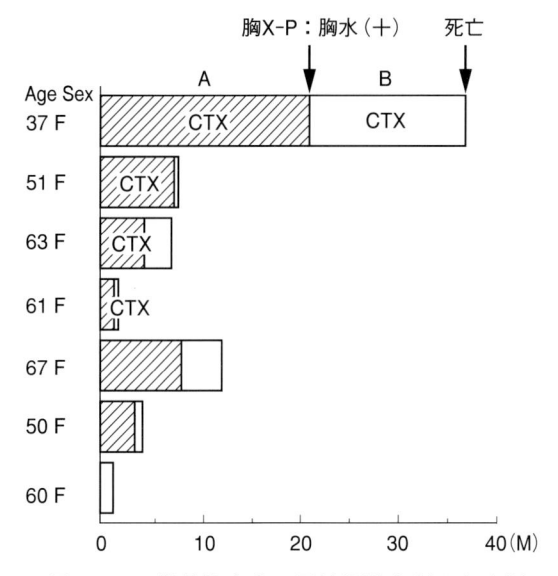

図IV-4-4　微量胸水中に悪性細胞を認めた症例の経過

7例の経過が観察されている。微量胸水中に悪性細胞が確認できた時を出発点（ゼロ）にして予後をみたものである。胸部単純X線写真で胸水が確認できるようになった期間を（A），その後死亡までの期間を（B）とした。CTXは全身化学療法の施行時期を示す。数ヵ月で死亡した症例7（60歳・女性）を除くと平均7ヵ月で臨床的に確認される癌性胸膜炎が顕在化し，その後平均4ヵ月で死亡している。

ぎなかった。また，健常人でも約10％程度の頻度で微量胸水が存在することが示唆される。

（2）胸水が存在する率は組織型による差はなかった。

（3）胸水細胞診の陽性率は全体で約4％であり，腺癌では約5％と他の組織型と比較して頻度が高いようである。胸水陽性例を分母とすると胸水中の悪性細胞陽性率は，全体で3分の1に及び，特に腺癌では40％を超えていた。

（4）健常人の超音波断層法で約10％に微量胸水が存在することから，肺野型肺癌症例での微量胸水の存在そのものの臨床的な意味付けは困難である。しかし，微量胸水陽性例の約3分の1（腺癌では40％），胸部単純X線写真で胸水のない肺

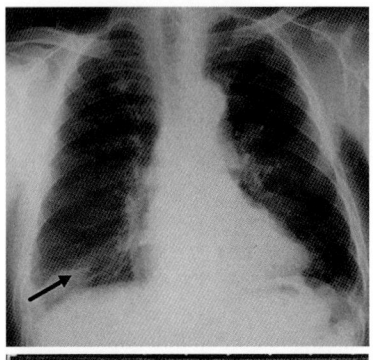

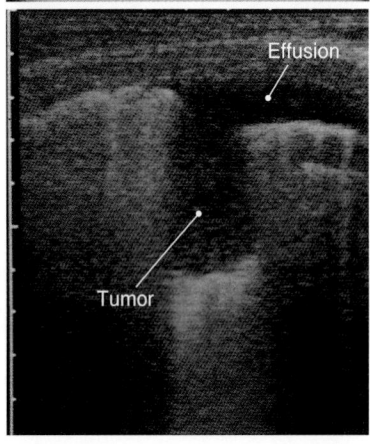

図IV-4-5 原発性肺癌に伴う胸膜陥入
　胸部単純X線写真内の矢印の部位での超音波断層像では，胸膜に接して内部が均一な腫瘍をみる。超音波ガイド下穿刺術で胸膜陥入内の胸水を採取し，悪性細胞が検出された。腫瘍に接する胸膜ラインは不鮮明となっており，uP2と判定した。

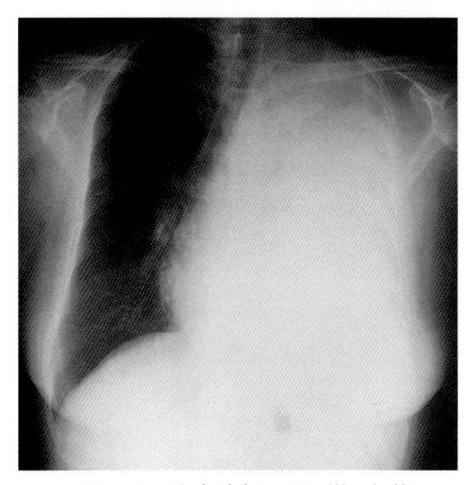

図IV-5-1 胸水貯留による縦隔偏位
　この胸部単純X線写真では，大量の胸水が貯留したために，心臓を含む縦隔が右方に偏位している。

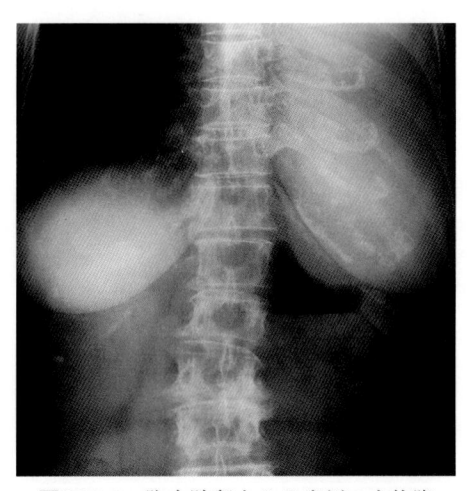

図IV-5-2 胸水貯留をみる症例の立位腹部単純X線写真
　胸水貯留のために胃泡が変形し，下方に偏位している。胃泡は横隔膜と隣接しているので，横隔膜が下方に偏位し，しかも形状が下方に凸となっている。

てきていることがわかる。図IV-5-4cは，さらに胸水を1150 cc排除した時の超音波断層像である。肺葉の含気が回復して，周囲にわずかに胸水が残存するのみとなっている。しかし，横隔膜位の回復はわずかである。これら一連の胸腔の変化を要約すると以下のようになることが示唆される。横隔膜や肺葉の圧排を伴う胸水を排除していくと，横隔膜の回復が先行してみられ，その後に肺容量の回復がみられたことを示している。

1）胸水排除時の横隔膜の変化
　胸水排除時の横隔膜位と肺容量の回復について

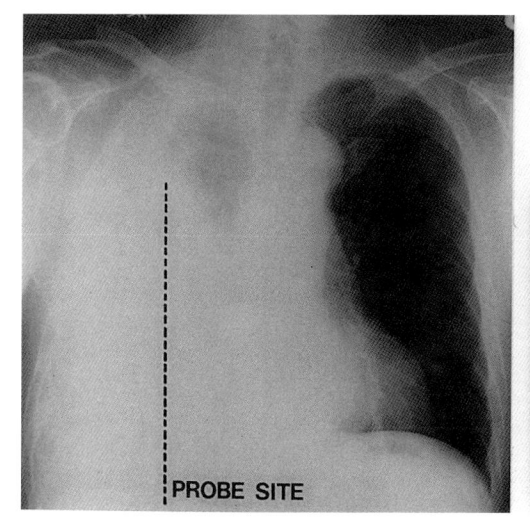

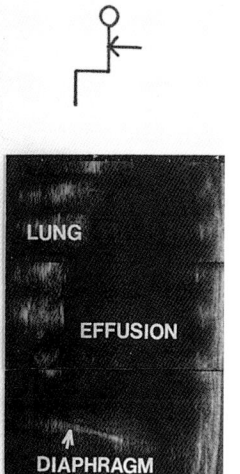

図Ⅳ-5-3 右側胸水
胸部X線写真では右肺野の透過性はほぼ消失している。背部からの矢状断の超音波断層像では大量の胸水が確認され，肺葉は著しく圧排され，横隔膜は下方に偏位し，形状は平坦化している。

検討を行った。症例は，中等量以上の胸水を有する20症例を対象とした。疾患内訳は，肺癌16例，心不全2例，奇形腫破裂1例，血胸1例である。これらの症例は，中枢気道閉塞，胸膜癒着，胸膜肥厚などの肺容量回復の障害となる諸因子が存在しない。超音波断層像で横隔膜・肺・胸水を確認後，超音波ガイド下に胸水を排除しながら観察を行った。胸水貯留量は，肺葉が著しく圧排されているものをA型，胸水が肺周囲を取り囲むように存在するものをB型，横隔膜上にわずかに存在するものをC型とした（図Ⅳ-5-5）。横隔膜位は上に凸のものはその頂上を，平坦なものは横隔膜の中点を，下に凸のものは底部を測定部位とした（図Ⅳ-5-5）。

胸水排除に伴い，肺葉はA型はB型を経てC型に，B型はC型に推移した。図Ⅳ-5-6は，A型とB・C型の胸水に分けて胸水排除量と横隔膜上昇距離との関係をみたものである。各型とも胸水排除量と横隔膜上昇距離との間に正の1次相関をみる。しかし，A型の胸水では傾きが大きいことから，大量胸水のA型では胸水排除に伴い横隔膜の上昇が肺葉の含気回復より著しく，逆にB・C型の胸水では横隔膜の上昇は乏しく，肺葉の含気回復が著しいことになる。したがって，大量胸水貯留のための呼吸困難を回避するための胸水排除では，まず横隔膜運動が先行してみられ，その後に肺葉の含気回復が遅れてみられることを念頭においた対応が必要となる。

2）大量胸水貯留と横隔膜の奇異性運動

通常の横隔膜位は，吸気時に低下し，呼気時に上昇する。しかし，胸水貯留量が多い3例では，吸気時の横隔膜が上昇し，呼気時に横隔膜が下方に移動する奇異性運動が認められた。図Ⅳ-5-7は，代表例の経過を示したものである。胸水排除前は，吸気時の横隔膜位が呼気時より高い。すなわち，横隔膜位は吸気時に上昇し，呼気時に低下する奇異性運動をしていることになる。胸水を排除していくと呼吸による横隔膜の運動幅が低下し，あるレベルからは横隔膜運動は停止し，さらに胸水を排除していくと通常の横隔膜運動（吸気時に下方，呼気時に上昇する）がわずかながら出現し，横隔

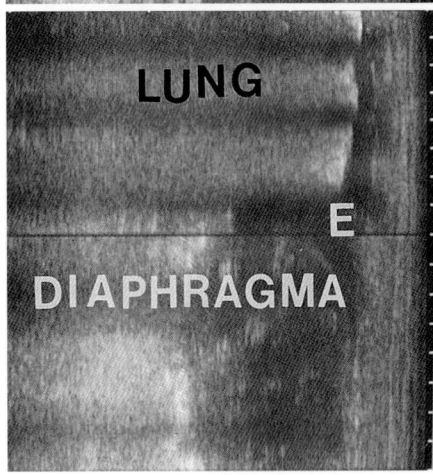

図IV-5-4 胸水排除時の胸腔の経時的変化
立位の状態で，背部矢状断面での超音波断層像である。
(a) は胸水排除前のものである。胸水 (E) のために肺葉は圧排され，横隔膜は下方に偏位している。(b) は，450ccの胸水を排除したものである。肺容量の改善は乏しいが，横隔膜位の回復がみられる。(c) は，1150ccの胸水を排除したものである。肺葉の圧排は改善し，肺周囲にわずかに胸水を残すまでに回復している。しかし，(b) と比較して横隔膜位の上昇はあまり顕著ではない。

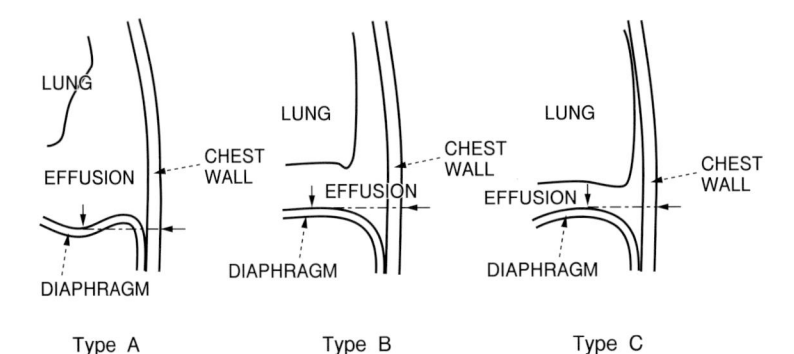

図IV-5-5 超音波断層像上での胸水量の分類と横隔膜位の計測部位
大量胸水のために肺葉が著しく圧排され，変形しているものをA型，肺周囲に広範に胸水が存在するものをB型，横隔膜上に胸水が限局してみられるものをC型と分類した。
横隔膜が上に凸の場合には頂上を，平坦な場合には画像上の横隔膜中点を，下に凸の場合には底部を，それぞれ計測部位として横隔膜位を測定した。

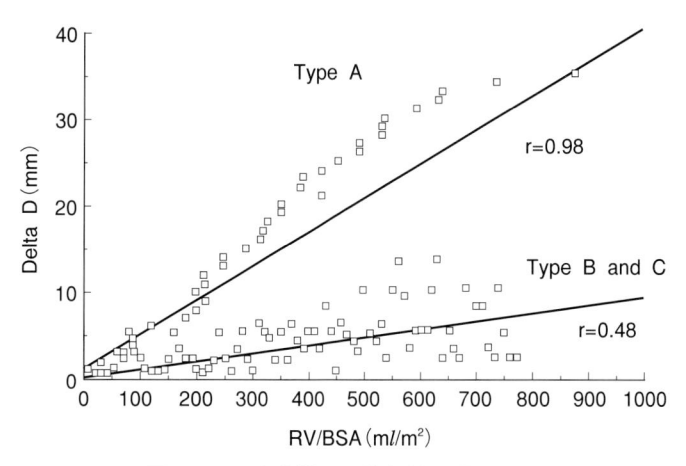

図IV-5-6　胸水排除に伴う横隔膜の上昇

　横軸は胸水排除量（胸水量/体表面積），縦軸は横隔膜の上昇距離（胸水排除前の機能的残気量位の横隔膜位をゼロとする）を示す。胸水貯留量のA型とB・C型の2群に分けて表示している。両者とも正の1次相関をみるが，A型はB・C型と比較して傾きが大きい。胸水貯留の多いA型はB・C型と比較して，同じ胸水を排除してもより横隔膜位の上昇が高度であることがわかる。

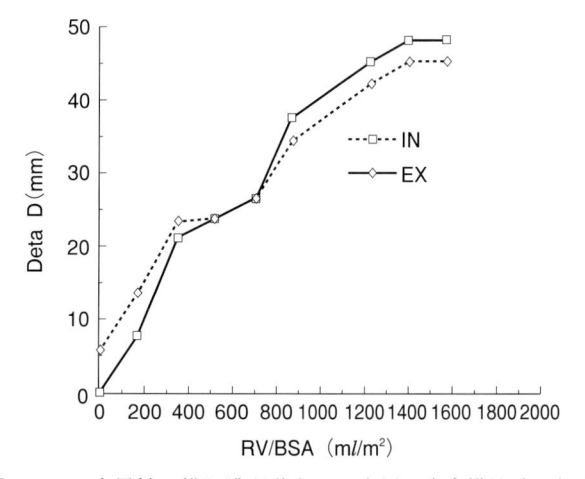

図IV-5-7　奇異性の横隔膜運動をみる症例の胸水排除時の経過

　横軸は胸水排除量（体表面積で補正），縦軸は胸水排除前の機能的残気量位をゼロとした横隔膜上昇の距離を示す。胸水排除前の横隔膜位は，呼気時（EX）の方が，吸気時より低位となっている。胸水を排除すると横隔膜の運動幅が徐々に狭くなり，さらに胸水を排除すると横隔膜運動はみられなくなる。次いで，吸気時に下方，呼気時に上昇という通常の横隔膜運動が出現する。当初は，横隔膜の運動幅がわずかではあるが，胸水をさらに排除すると運動幅が増加してくる。

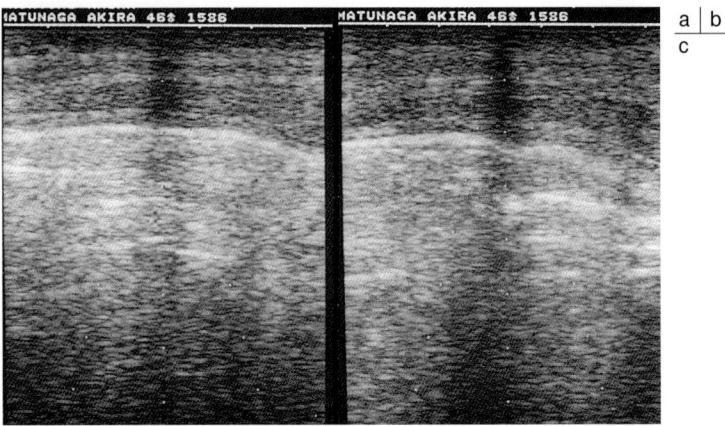

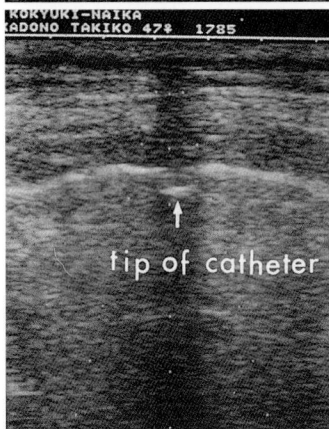

図IV-6-1 超音波ガイド下での胸壁・壁側胸膜の局所麻酔
(a) 局所麻酔前の超音波断層像
　胸膜エコーコンプレックスのために胸腔は描出されない。
(b) 局所麻酔後の超音波断層像
　壁側胸膜直上で麻酔薬を注入し，壁側胸膜面にわずかな隆起が出現している。
(c) 造影用カテーテル挿入後の超音波断層像
　胸膜エコーライン直下に輝度の高い索状影として認識される。

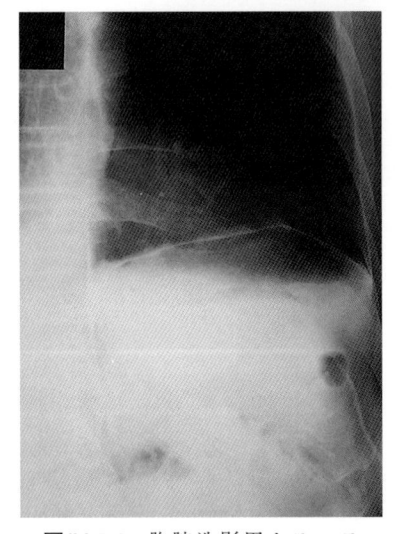

図IV-6-2　胸腔造影用カテーテルの挿入
　左側の胸腔にバルーン付きカテーテルが挿入されている。

膜の運動幅が徐々に大きくなることが観察される。大量胸水貯留による横隔膜奇異性運動は，胸水排除によりこのような経過を辿って，通常のパターンへ戻っていく。

6. 胸腔造影法

1) 胸腔スペースの造影

　胸腔は，臓側胸膜と壁側胸膜に囲まれた閉鎖腔で，通常は厚さ10μ程度とされている。したがって，胸水などの胸腔スペースが存在しないと画像化できない。ここでは，胸腔内の陰圧を保持しながら，少量の造影剤を胸腔に注入して肺表面の画像化を行う胸腔造影について述べる。
　超音波ガイド下に壁側胸膜を十分に局所麻酔後，胸腔用カテーテルを非開胸下に胸腔に挿入する（図IV-6-1，IV-6-2）。従来の検討から，胸腔

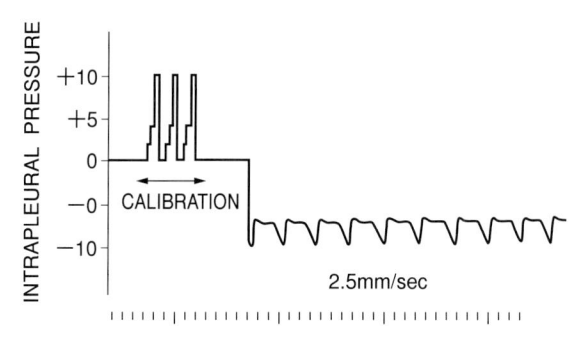

図IV-6-3　カテーテルによる胸腔内圧の測定
　成犬による成績である。大気圧より陰圧の状態で，胸腔内圧が呼吸性に変動していることがわかる。

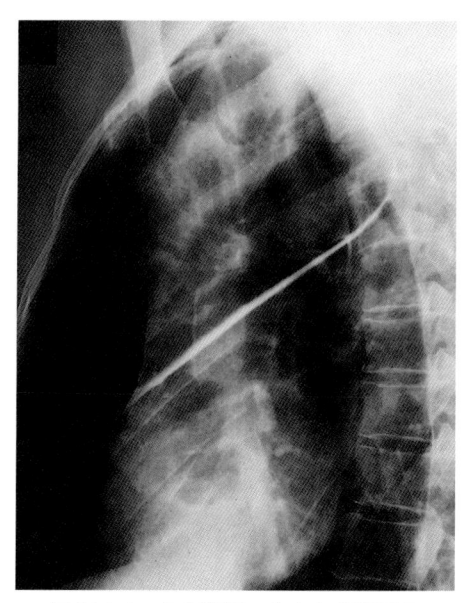

図IV-6-4　上中葉間の完全な分葉不全
　右側の胸腔像である。Major fissureは造影されるが，minor fissureは造影されておらず，上葉と中葉との間の分葉は存在しなかった。

内は陰圧のままの状態でカテーテルが挿入される（図IV-6-3）。この状態で，造影剤を胸腔内に注入し，各体位で単純X線写真あるいはCT写真を撮影した。

2）症例提示

(1) 分葉異常

図IV-6-4は右肺で上中葉間の分葉のない症例の胸腔造影である。

図IV-6-5は異常分葉を伴う硬化性血管腫の症例である。病変が上下葉間にあり，病変の局在が問題となった。胸腔造影では，上葉に過分葉があり，病変は上葉から発生して葉間に突出するように存在していることがわかる。

(2) 肺癌の胸膜浸潤

図IV-6-6は右上葉原発の腺癌症例である。胸部単純X線写真では，腫瘍辺縁が不整となっている。胸腔造影では，腫瘍に向かう4本の胸膜の引きつれがみられる。この胸膜陥入像は開胸所見をよく反映していた。

図IV-6-7は縦隔胸膜に隣接する腺癌症例である。縦隔側の臓側胸膜への浸潤の程度を胸腔造影で評価した。縦隔側の臓側胸膜は盆地のような陥入をしていた。手術所見ではP2，病理所見でもp2であった。

図IV-6-8は上下葉間で造影欠損があり，上葉の原発巣が下葉に直接浸潤していることが術前評価できた症例である。

3）肺癌の胸膜浸潤の分類と評価

肺癌の胸膜浸潤の程度（P因子）を胸腔造影で評価するために，pl-P分類を試みた（図IV-6-9）。

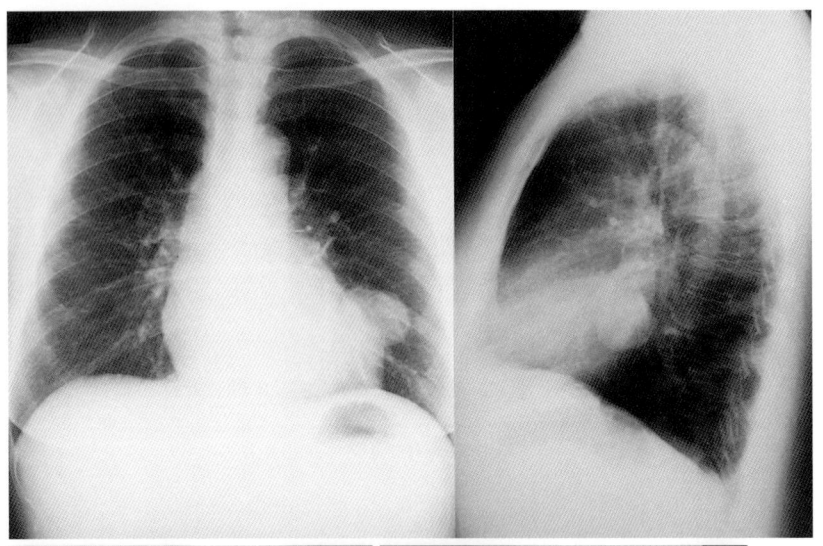

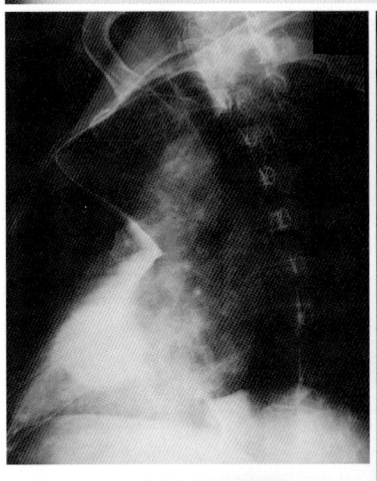

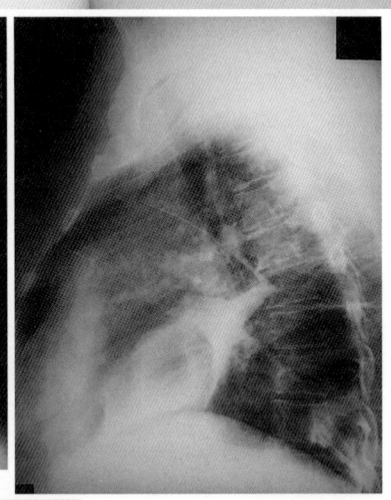

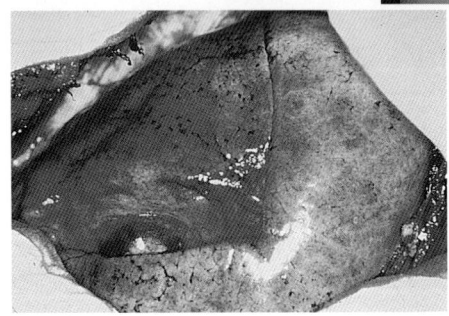

図IV-6-5　過分葉を伴う葉間に発生した硬化性血管腫の症例

(a, b) 胸部単純X線写真

　左下肺野に心臓と重なる辺縁が明瞭な円形陰影をみる。この写真だけでは，病変が上葉にあるか下葉にあるかがわからない。

(c) 胸腔像影 (1)

　左上葉に過分葉を認める。

(d) 胸腔造影 (2)

　造影剤は上下葉間と腫瘍の下縁を造影している。腫瘍は上葉に存在し，葉間から突出するように発育しているものと予測された。

(e) 開胸所見

　上大区と舌区の間に分葉が存在している。腫瘤は上葉から発育し，葉間に突出する病変として認識される。

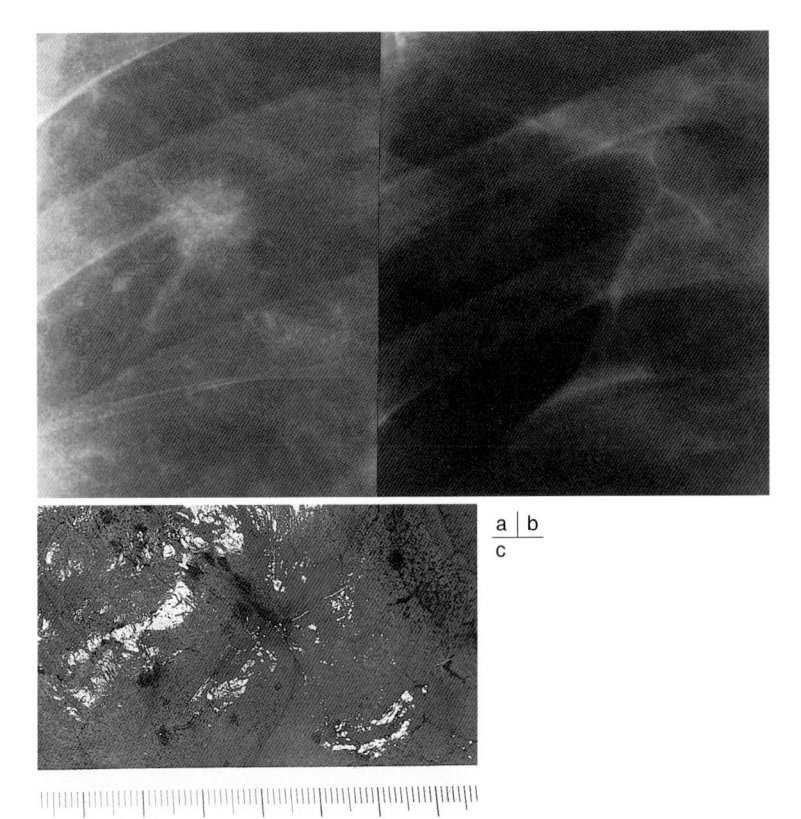

図IV-6-6 胸膜陥入像
(a) 胸部単純X線写真
　　辺縁が不整の結節をみる。
(b) 胸腔造影
　　結節病変と連なる4本の胸膜陥入をみる。
(c) 開胸所見
　　胸腔造影と一致し，4本の胸膜陥入が確認される。病理検査ではp1である。

pl-P1とは造影剤のたまり像としての胸膜陥入所見のみのもの（図IV-6-6），pl-P2は胸膜陥凹を認め陥凹部の胸膜が不整なもの（図IV-6-7），pl-P3は腫瘍に隣接した胸腔スペースの造影欠損をみるものである（図IV-6-8）。切除標本の病理検査（p因子）とpl-P因子との関係をみると，例数は少ないが両者の所見は一致している（表IV-6-1）。1例は原発巣に接する炎症性癒着を胸膜浸潤と判定したものである。

4）非開胸下の胸腔洗浄

先に述べたように，胸部X線写真で検出できない悪性胸水の症例が少なからず存在する。そのため，肺癌症例において，造影用カテーテルを介して胸腔内洗浄を行い，細胞診検査を実施した（表IV-6-2）。対象症例のP因子はさまざまであるが，胸水細胞診と開胸所見とは一致し，悪性胸水の症例は存在しなかった。

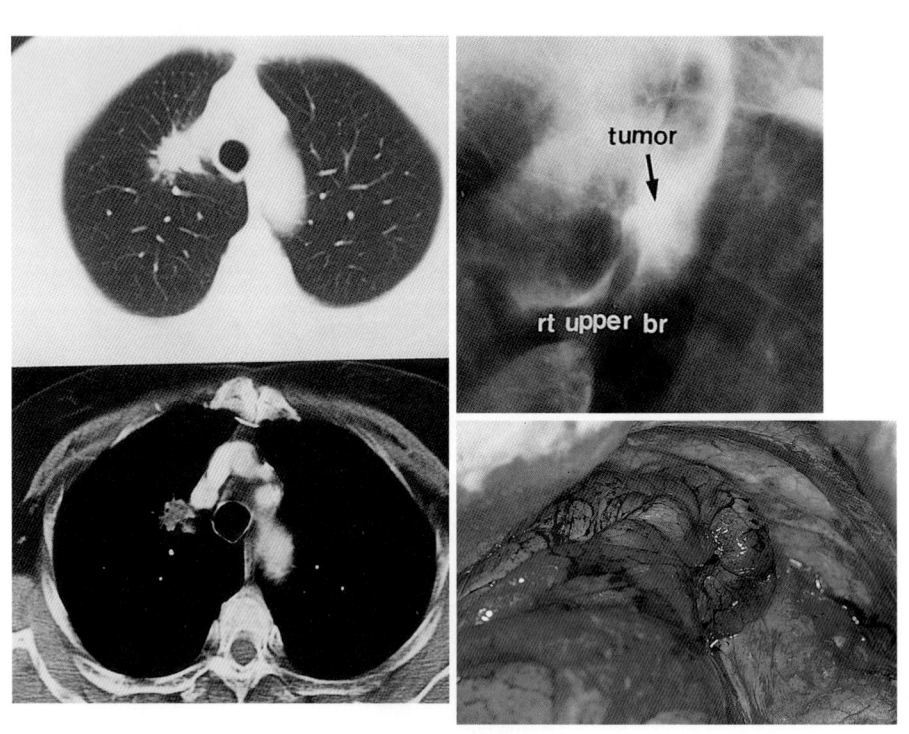

図IV-6-7　胸膜陥凹

(a, b) 胸部CT写真
　　原発巣は縦隔胸膜に接している。縦隔の脂肪層は保たれているが，胸膜の浸潤程度は不明である。
(c) 胸腔造影
　　縦隔に接する原発巣は陥凹している。陥凹部に貯まる造影剤の辺縁は不整となっている。
(d) 開胸所見
　　原発巣直上の胸膜が陥凹している。病理検査ではp2である。

7. 肺内病変

　肺癌の診断における気管支鏡の有用性については，論を待たない。しかし，X線透視下では病変が確認しにくい場合や病変と鉗子先端が確認できない場合がある。そのため，経気道的なアプローチの診断精度を向上させるためのCTガイド下あるいは気道内超音波診断法が試みられている。
　一方，他のアプローチとしては経皮的穿刺術が，X線透視下，CTガイド下，超音波ガイド下で行われる。本項では，従来から著者らが実施してきた超音波ガイド下穿刺術について述べる。

　超音波ガイド下穿刺術の特徴は，患者主導の体位をとることができること，検査実施場所の制約がないこと，呼吸・拍動に伴う変化する病変と隣接臓器との関係を把握しながら，確実に病変に穿刺針を到達できることにある。また，局所麻酔を既述したような方法で要領よく行い，患者の不安を軽減させながら実施すれば，気管支鏡に伴う苦痛もなく，心肺機能低下のある症例に対しても安全に実施できる。しかし，いかなる方法であっても穿刺術に伴う気胸と血痰などの出血の合併症に，十分な注意が必要である。

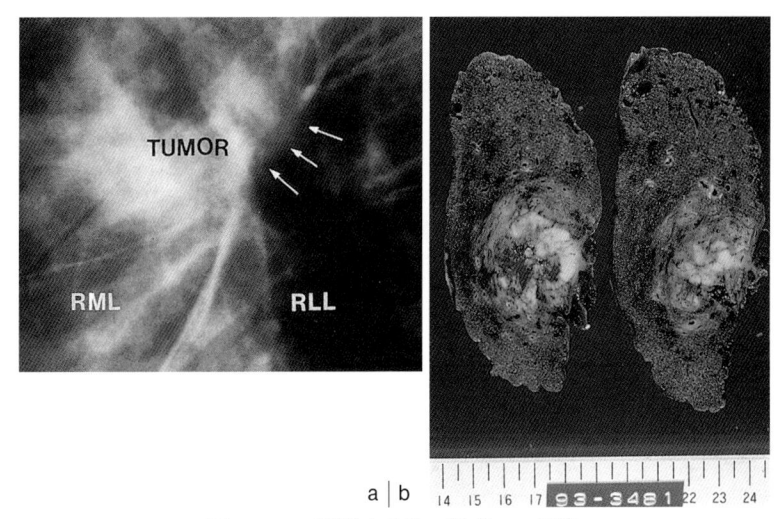

図IV-6-8 隣接する他の肺葉への浸潤

(a) 胸腔造影

　右胸腔造影側面像である。右S^2に原発巣があり，下葉S^6と隣接している。Major fissureに造影剤は腫瘍と接する部分で欠損している。原発巣のS^6への浸潤と判定した。

(b) 摘出標本の割面像

　中心部が壊死に陥っている腫瘍がS^6の一部に浸潤し，S^6の部分切除が行われた。

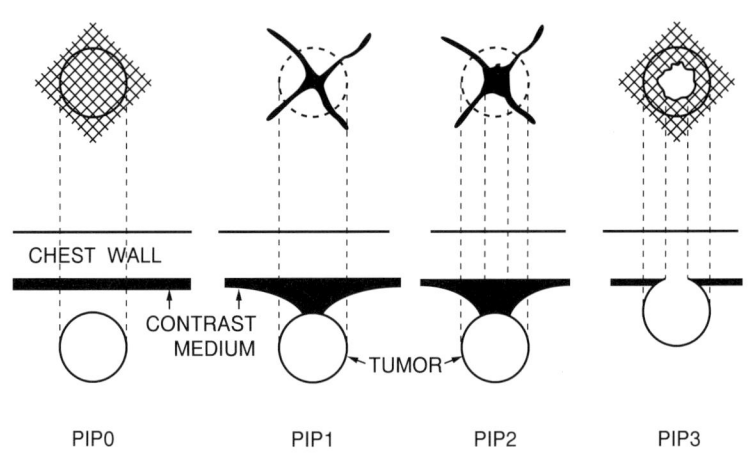

図IV-6-9 胸腔造影による胸膜浸潤分類（pl-P分類）

pl-P0：正面では造影剤が均等に病変を被い，側面では腫瘍と胸膜腔とは接していない。

pl-P1：正面では腫瘍を中心とした線状の造影剤の溜まりをみる。側面では胸膜陥入部が造影される。

pl-P2：正面では腫瘍の中心に造影剤の溜まりをみる。側面では陥凹部の造影と胸膜面の不整が認められる。

pl-P3：正面，側面で腫瘍と接した胸腔の造影欠損をみる。

表 IV-6-1　pl P 分類と p 因子との比較

p 因子	胸腔造影による分類				計
	pl P0	pl P1	pl P2	pl P3	
p0	3	—	—	—	3
p1	—	3	—	1	4
p2	—	—	2	—	2
p3	—	—	—	2	2
pl P と p 因子の一致例	3/3	3/3	2/2	2/3	10/11 (91%)

表 IV-6-2　胸腔造影用カテーテルを介した胸腔内洗浄を実施した肺癌症例

p 因子	症例数	洗浄液細胞診（Class）			手術時癌性胸膜炎	
		I/II	III	IV/V	＋	−
p0	3	2	1	—	—	3
p1	3	3	—	—	—	3
p2	2	2	—	—	—	2
p3	2	2	—	—	—	2
計	10	9	1	—	—	10

1）肺　癌

　原発性肺癌は中枢気道に発生する肺門型と末梢肺野に発生する肺野型とがある。最近は，末梢発生の腺癌の増加が問題となり，経皮的アプローチの重要性は高い。当施設で超音波ガイド下穿刺術を開始した約5年間の原発性肺癌における超音波ガイド下穿刺術についての成績である（表IV-7-1）。腫瘍サイズ別，組織型別に陽性率をみたものである。得られた結果は，既述したピストル型アスピレーターを用いた穿刺吸引のものである。全体では約90％の診断率である。組織型，サイズ別にみた差は明らかではない。すなわち，腫瘍サイズ，組織型とは関係なく，本法による肺癌診断は診断精度が高い。

2）肺結核・抗酸菌症

　肺野結節病変では，肺癌を代表とする腫瘍性疾患と肺結核を代表とする良性疾患の鑑別が重要になる。しかし，後者では喀痰や胃液で菌を証明することが容易でない。先に述べたように，直径2cm程度の小型結節影を呈する抗酸菌症では，超音波画像から良性悪性の鑑別はできない。したがって，局所から直接情報を入手する必要が出てくる。本項では，確定診断がえられた結核を代表とする抗酸菌症を対象とした超音波ガイド下穿刺術の有用性について述べる。

　表IV-7-2は対象例と診断方法を示した。対象例の病変は，直径の平均は約22mmの小結節影を呈する症例であった。超音波ガイド下穿刺術を実施できた13例中7例（54％）で塗沫陽性，2例（15％）で培養陽性，計9例（69％）で細菌学的な方法で診断された。しかし，2例（15％）では穿刺針が胸膜を超えて病変部に到達することができなかった。喀痰・胃液の細菌学的検索では，培

表 IV-7-1　超音波ガイド下穿刺術による肺野型肺癌のサイズ別の診断率

組織型	腫瘍の直径（cm）			計
	≦2 cm	2〜5 cm	5 cm≦	
腺癌	15/17（88%）	32/36（89%）	17/17（100%）	64/70（91%）
扁平上皮癌	2/5（40%）	9/9（100%）	7/8（88%）	18/22（82%）
その他	1/2（50%）	4/4（100%）	3/4（75%）	8/10（80%）
計	18/24（75%）	45/49（92%）	27/29（93%）	90/102（88%）

表 IV-7-2　対象例の診断方法の比較

症例	UGNA	細菌検査（痰・胃液）	細菌検査（FBS）	肺生検	
				TBLB	外科
1	●	○	○		
2	●	○	○		
3	●	○	○		
4	●	○	○		
5	●	○			
6	●	○			
7	●	▲	▲	○	
8	▲	○	○	◎	
9	▲	▲	○	◎	
10	○	○	●		
11	○	○	●		
12	○	○	●		
13	○	○	○		◎
14	×	○	○		◎
15	×	○	○		◎

UGNA：超音波ガイド下穿刺術，FBS：気管支鏡下擦過・洗浄，TBLB：経気管支肺生検
●：塗沫陽性，▲：培養のみ陽性，◎：病理診断，○：negative study，×：病変への到達不能

養で2例（15%）が陽性になった。気管支鏡検査では，3例（33%）が塗沫陽性，1例（7%）が培養陽性，1例（7%）が生検で陽性であった。TBLBを含む気管支鏡検査により診断された症例は6例（46%）に止まった。最終的に，診断に至らずに外科的生検で診断された症例が3例（20%）存在した。

3）超音波断層法で観察される胸膜直下に存在する肺内結節病変の特徴

（1）病変のサイズと良悪性との関係

順天堂大学で呼吸器領域の超音波断層法が実施された1985年から約10年の間に，体表からの超音波断層法で病変が観察され，超音波ガイド下穿刺術が施行され，かつ確定診断のえられている335例を対象に以下の検討を行った。

図IV-7-1は対象335例の病変の主径と病変の悪

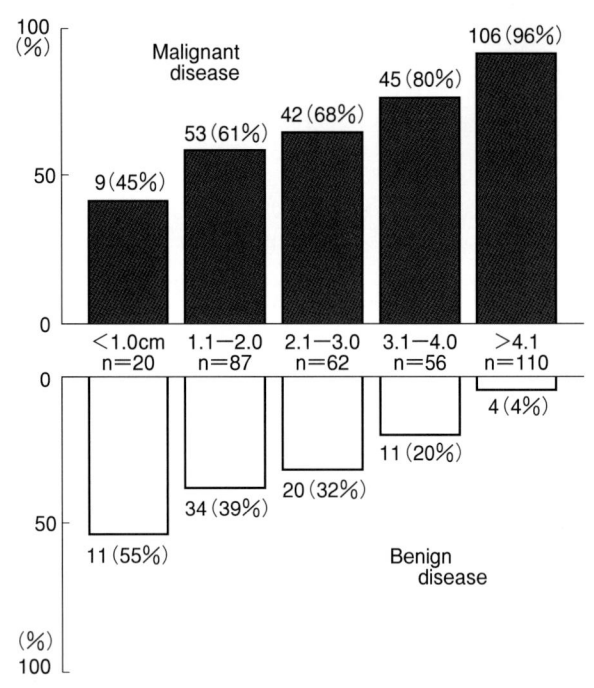

図IV-7-1 病変サイズにみた良性・悪性の頻度

体表からの超音波断層法で観察され，超音波ガイド下穿刺術を実施し，最終的に良性・悪性の鑑別ができた肺内病変（延べ335例）を対象とした．縦軸に良性および悪性病変の頻度を，横軸には病変の直径を1cm毎に分けて示した．病変のサイズが大きくなるに従い，悪性疾患の頻度が高くなる．逆に，病変サイズ1.1～2cmでは悪性疾患の占める頻度は約60%，1cm以下では45%となる．

性・良性の関係をみたものである．主径が4cmを超える病変の悪性疾患の占める割合は，110例中106例（96%）と高く，病変のサイズが小さくなるに従い，良性疾患の頻度が高くなり，病変の主径が2cm以下の場合には悪性疾患の頻度は60%で，さらに1cm以下の場合には45%である．

(2) 主径2cm以下の肺病変の解析：超音波ガイド下穿刺術反復の意義

病変，特に悪性病変に対する診断的アプローチを実施したにもかかわらず，診断が確定しない場合に，検査を反復すべきかどうかについての成績は少ない．ここでは，335例のうちで主径2cm以下の病変について，超音波ガイド下穿刺術の反復実施の意義について述べる．

表IV-7-3は，直径2cm以下の107例を対象に，1回目超音波ガイド下穿刺術実施以降の2回目超音波ガイド下穿刺術，気管支鏡による診断確定の頻度を示したものである．原則として，気管支鏡は1回目と2回目の超音波ガイド下穿刺術の間で行われ，診断が確定した時点で気管支鏡や2回目超音波ガイド下穿刺術は実施していない．直径2cm以下の107例では，1回目の超音波ガイド下穿刺術で診断が確定した症例が42例（39%），2回目超音波ガイド下穿刺術で診断された症例が35例中17例（49%），超音波ガイド下穿刺術後の気管支鏡で診断された症例が51例中10例（20%）であった．1回目超音波ガイド下穿刺術，2回目超音波ガイド下穿刺術，気管支鏡で診断が確定したものが，良悪性疾患全体107例中69例（64%）であった．62例の悪性疾患に限定すると1回目超音波ガイド下穿刺術，2回目超音波ガイド下穿刺術，気管支鏡で診断が確定したものが，各々62

表 IV-7-3 直径 2 cm 以下の胸膜直下の結節影の診断率

診断方法	診断率		
	計 (N=107)	悪性 (N=62)	良性 (N=45)
1回目 UGNA	42/107 (39%)	35/62 (56%)	7/45 (16%)
2回目 UGNA	17/ 35 (49%)	13/19 (68%)	4/16 (25%)
1回目 UGNA の後 FBS	10/ 51 (20%)	5/23 (22%)	5/28 (18%)
計	69/107 (64%)	53/62 (85%)	16/45 (36%)

UGNA:超音波ガイド下穿刺術,FBS:気管支鏡検査

表 IV-7-4 悪性疾患における 1,2 回目の超音波ガイド下穿刺術によるサイズ別の診断率

UGNA の回数	サイズ別診断率		
	≦2 cm (N=62)	1.6〜2.0 cm (N=32)	≦1.5 cm (N=30)
1回目	35/62 (56%)	21/32 (66%)	14/30 (47%)
2回目	13/19 (68%)	5/ 7 (71%)	8/12 (67%)
計	48/62 (77%)	26/32 (81%)	22/30 (73%)

UGNA:超音波ガイド下穿刺術

表 IV-7-5 結節病変を対象にした超音波ガイド下穿刺術の合併症

合併症	全例 (N=335)	直径 2 cm 以下の病変 (N=107)	直径 2 cm 以下の悪性疾患 (N=62)
気胸	11 (3%)	3 (3%)	1 (2%)
血痰	9 (3%)	4 (4%)	2 (3%)
計	20 (6%)	7 (7%)	3 (5%)

例中 35 例（56%），19 例中 13 例（68%），23 例中 5 例（22%），計 53 例（85%）と 2 回目超音波ガイド下穿刺術を反復することで診断率が向上している。一方，良性疾患については全体に診断率が低いが，やはり 2 回目超音波ガイド下穿刺術を反復することにより診断率が改善している。

表 IV-7-4 は，直径 2 cm 以下の悪性疾患 62 例を対象に，直径 1.5 cm 以下と 1.6 cm 以上に分けて診断率を検討したものである。直径 1.5 cm 以下の 30 例について，1 回目超音波ガイド下穿刺術の診断率は 30 例中 14 例（47%），2 回目では 12 例中 8 例（67%），合計 30 例中 22 例（73%）であった。直径 1.6〜2.0 cm の 32 例では 1 回目，2 回目，全体の診断率は各々 32 例中 21 例（66%），7 例中 5 例（71%），全体で 32 例中 26 例（81%）であった。直径 2 cm 以下の悪性疾患全体 62 例における 1 回目，2 回目，全体の診断率は，62 例中 35 例（56%），19 例中 13 例（68%），62 例中 48 例（77%）であった。

表 IV-8-1　組織別にみた縦隔腫瘍の超音波像の特徴

腫　瘍	発生部位	超音波像の特徴		
		solid	mixed	cyctic
胸腺腫	A	◎	○	×
神経原性腫瘍	U, P	◎	○	×
胚細胞性腫瘍腫	A	◎	○	×
リンパ腫	M	◎	○	×
甲状腺腫	U	◎	○	×
奇形種	A	×	◎	○
心膜嚢腫	M	×	×	◎
リンパ嚢胞	M	×	×	◎
気管支嚢腫	P	×	×	◎
食道嚢腫	P	×	×	◎

U：上縦隔　　◎：大多数でみられる
A：前縦隔　　○：まれにみられる
M：中縦隔　　×：まずみられない
P：後縦隔

(3) 合併症（表 IV-7-5）

合併症は，335例全体で気胸11例（3％），血痰9例（3％），計20例（6％）であったが，何れも軽微なものであった。良性・悪性を含む直径2cm以下の症例では，気胸3例（3％），血痰4例（4％），計7例（7％），直径2cm以下の悪性疾患に限ると気胸1例（2％），血痰2例（3％），計3例（5％）であった。病変サイズが小さくても合併症が発生する頻度は増加することはなく，直径2cm以下の肺内病変についても病変に対する本法によるアプローチを積極的に試みるべきである。

8. 縦隔腫瘍

1）縦隔腫瘍における穿刺術の考え方とその成績

先に，縦隔腫瘍の超音波断層像について述べる。縦隔腫瘍の超音波画像上の特徴から，充実性（solid type），嚢胞性（cystic type），両者の性質をもった混合性（mixed type）に分類される。表IV-8-1は自験例を対象に，超音波画像の所見と腫瘍発生部位の関係をみたものである。超音波画像分類と発生部位とを組み合わせると嚢胞性疾患ではかなりの確率で診断を予測することが可能である。しかし，特に前中縦隔の充実性腫瘍に関しては，超音波断層像からのみでは診断を予測することが困難である。そのために，病変局所からの病理学的情報が必須となる。

縦隔腫瘍の病変周囲に心大血管などの重要臓器が存在する。そのために，縦隔腫瘍の穿刺術には，慎重な対応を求められる。特に，病変だけでなく，周囲臓器を正確に描出し，穿刺針進入ルートの胸壁などに血管などが存在しないこと，拍動性・呼吸性に病変・周囲臓器がどのように変動するか検討し，これらの動きを念頭において安全かつ確実に病変に穿刺針が到達するルートを選択する。併せて，肋骨などの骨組織が，穿刺針の進入を妨げるために，被検者に負担の少ない体位と穿刺針が胸郭の骨組織に阻まれないように上肢や体幹の位置も条件にいれて，被検者体位と穿刺部位，穿刺針進入ルートを設定する。

表 IV-8-2 腫瘍の局在別にみた超音波ガイド下穿刺術の診断率

腫瘍の局在と病理診断		超音波ガイド下による診断率（％）
前上縦隔	胸腺腫	17/21 （ 81％）
	奇形腫	10/10 （100％）
	転移リンパ節	4/ 4 （100％）
	悪性リンパ腫	4/ 4 （100％）
	甲状腺癌	3/ 3 （100％）
	胸郭内甲状腺腫	0/ 4
	脂肪肉腫	2/ 2
	胸腺カルチノイド	1/ 1
	胚細胞性腫瘍	1/ 1
	胸腺脂肪腫	0/ 1
前上縦隔腫瘍の計		42/51 （ 82％）
中縦隔	心膜嚢腫	0/ 5
	悪性リンパ腫	0/ 1
後縦隔	神経原性腫瘍	2/12 （ 17％）
計		44/69 （ 64％）

表IV-8-2は自験例を対象に実施した超音波ガイド下針吸引による診断率を示す。縦隔腫瘍の中で悪性の頻度は約3分の1であるため，腫瘍細胞をもって診断することは必ずしも容易でない。超音波画像モニター上で確実に病変から検体が採取されている前提があれば，胸腺腫の場合に，上皮細胞とリンパ球を認めるか，異型性のないリンパ球を認めた場合にも胸腺腫と診断した。同様に，奇形腫では，細胞成分に乏しい粘土様のものか混濁した透過性のない液体が採取された場合にも本症と診断した。心膜嚢腫は細胞成分が乏しいために，また神経原性腫瘍の場合には細胞が採取されにくいために診断率が低い。しかし，充実性あるいは充実性部分の存在する前上縦隔に限ると診断率は80％を超えている。

2) 心膜嚢腫の超音波ガイド下穿刺術

典型的な心膜嚢腫では，心横隔膜角に接した円形陰影を呈する。超音波断層像では心臓に接する

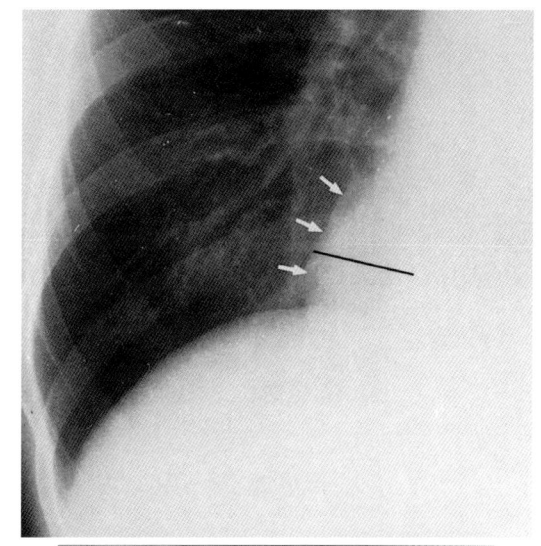

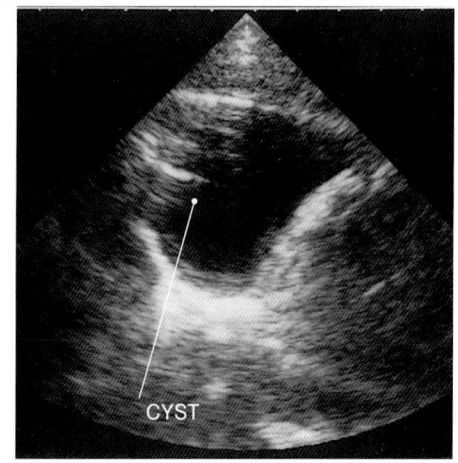

図 IV-8-1 心膜嚢腫症例
　胸部X線写真では，右心横隔膜角に辺縁平滑な腫瘤影をみる。超音波断層法では，内部が均一な低エコーを示す，cystic typeの病変である。

"cystic type" の所見を示す（図IV-8-1）。病変は柔らかく，体位変換により，容易に変形する（図IV-8-2）。超音波ガイド下穿刺では，透明な液体が採取される。心膜嚢腫の被膜は薄く容易に変形するので，穿刺で嚢胞内容を吸引すると病変は縮小していく（図IV-8-3）。通常は，嚢胞内容の解析では特異的な所見は乏しく，診断に至らない。嚢胞内容を排液後に排液量と同量の純酸素を注入すると嚢胞内のair-fluid levelと心膜気腫がみられ

SUPINE　　　　　　　　　　　SITTING

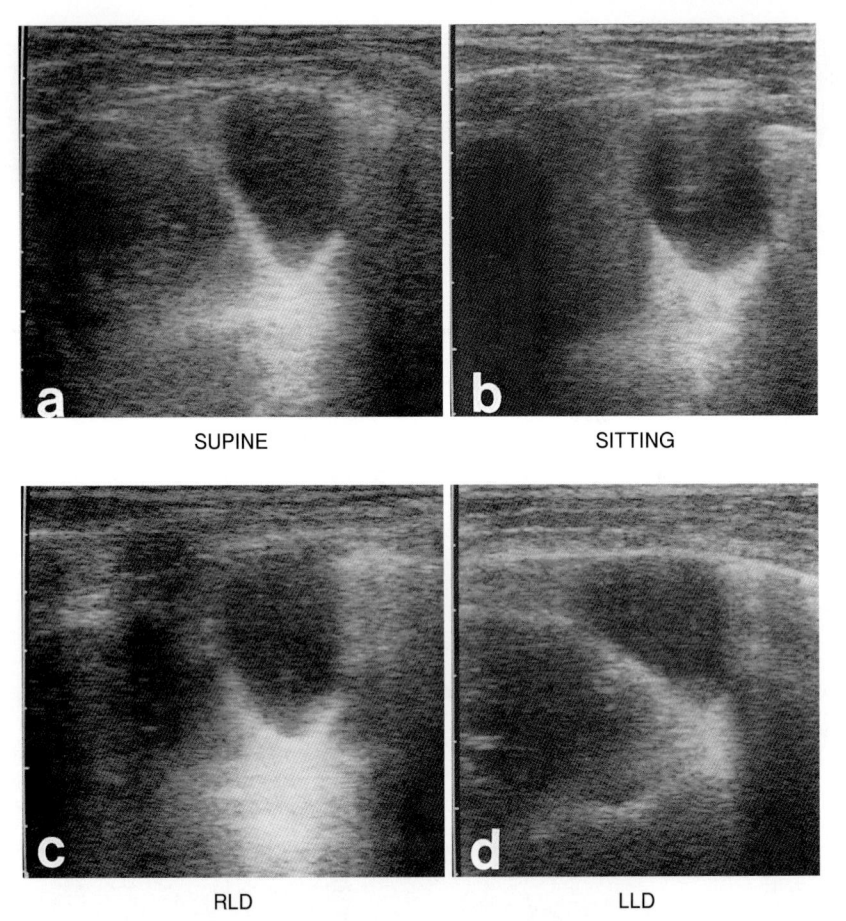

RLD　　　　　　　　　　　　LLD

図IV-8-2　体位変換時の心膜囊腫病変の変化
a：背臥位（supine），b：坐位（sitting），c：右側臥位（RLD），d：左側臥位（LLD）の超音波像を示す．各体位での病変の形態が異なる．以上より，心膜囊腫病変は柔らかく，容易に形を変形させることがわかる．

る（図IV-8-4）．この所見は，病変が囊胞性であり，病変と心囊腔との交通があることが証明されたことになる．心膜囊腫は既存の心囊腔と交通がないものがあり，このタイプの病変は病変内のair-fluid levelのみで，心膜気腫の所見はえられない．また，病変内の酸素は徐々に吸収されて，囊胞内に液体が再貯留する（図IV-8-5）．

3）縦隔病変穿刺に伴う注意点

（1）"cyst in tumor" typeの穿刺

穿刺術の一般的な注意事項に加えて，混合性パターンの縦隔腫瘍の穿刺には特に注意を要する．いわゆる"cyst in tumor"typeの病変は，奇形腫に特徴的である．奇形腫は3胚葉成分から構成されているために，囊胞内容中に種々の蛋白溶解酵素を含んでいる．穿刺後に囊胞から囊胞内容が胸腔に漏れると化学的胸膜炎を生じる（図IV-8-6）．これは，奇形腫の胸腔穿破後に経験する突然発生する胸膜痛と同様の病態である．混合型あるいは囊胞型の腫瘍で混濁した液体が採取された際には，穿刺後の囊胞内容のリークを避ける必要がある．したがって，直径の小さな穿刺針を選択し，十分に腫瘍内容を穿刺し，穿刺後1日は十分な安静を保つようにすることが重要となる．

IV. 超音波ガイド下穿刺術　137

図IV-8-3　心膜嚢腫超音波ガイド下穿刺術の経時的変化
　穿刺吸引前 (a), 5cc吸引時 (b), 10cc吸引時 (c) の超音波像を示す。病変内部から嚢胞内容を吸引すると病変が徐々に縮小している。

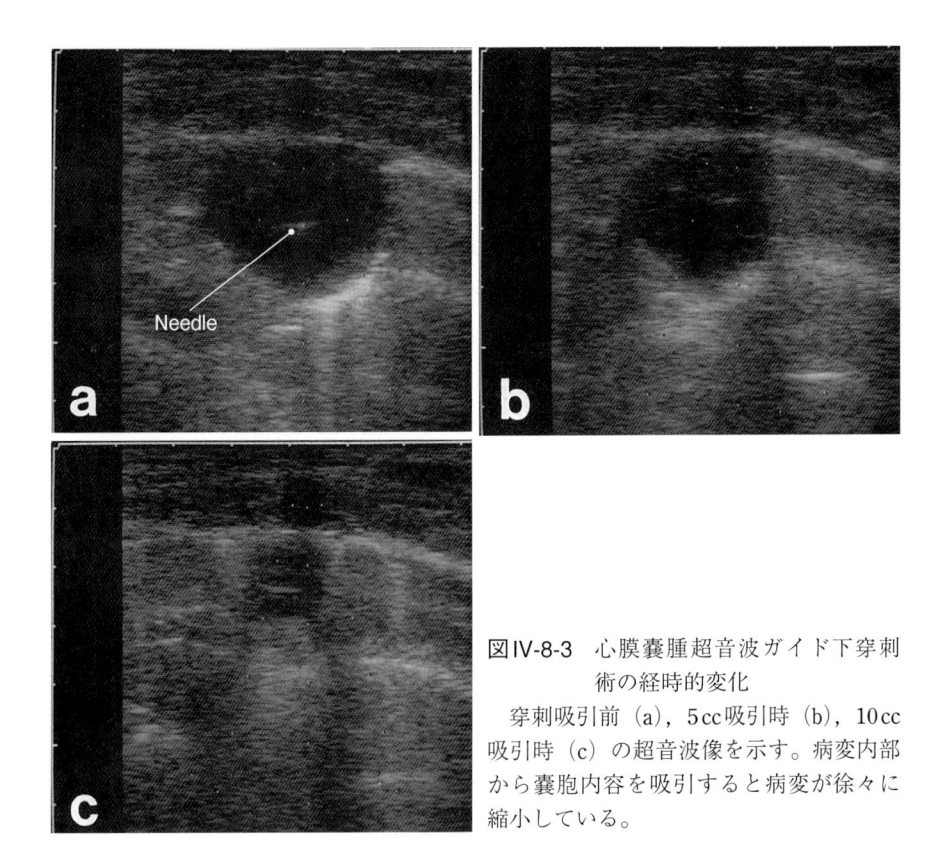

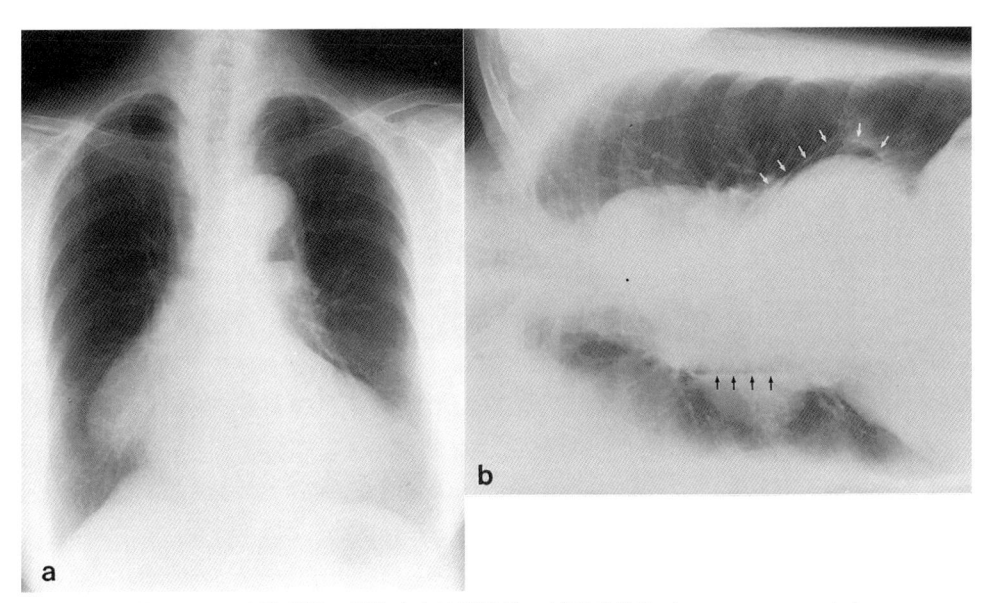

図IV-8-4　心膜嚢腫の嚢胞内容液排除後の純酸素注入 (pneumocystgraphy)
　(a) は穿刺前の胸部単純X線写真である。右心陰影に接して腫瘤影を認める。(b) は，超音波ガイド下に嚢胞内容を排除後，排液と同量の純酸素を注入し，右下側臥位で胸部単純X線写真を撮影したものである。矢印で示すように，心嚢内にair-fluid levelと心膜気腫を認め，病変と心嚢腔との交通が明らかとなった。

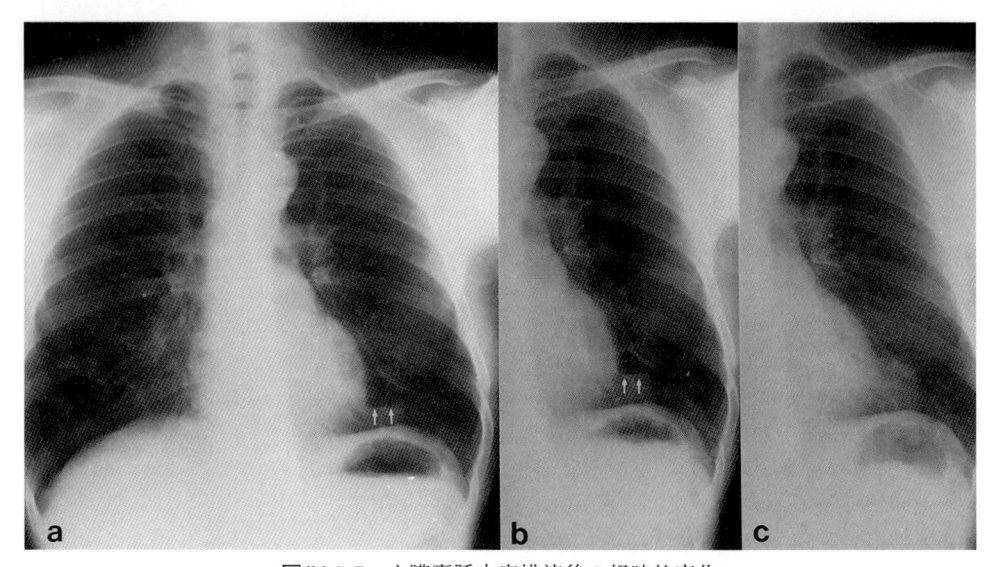

図IV-8-5　心膜嚢腫内容排液後の経時的変化
排液直後の立位の胸部単純X線写真では，左心横隔膜角の病変内にair-fluid levelをみる（a）。排液5日目にはair-fluid levelのレベルが上昇し，嚢胞内容が増加している（b）。排液3週間目には，嚢胞内は内容液に満たされ，air-fluid levelが消失している（c）。

(2) 穿刺時の腫瘍内部の疼痛・関連痛などの知覚異常

縦隔腫瘍の病理診断のためには，経皮的穿刺術は重要である。しかし，神経原性腫瘍の診断率は必ずしも良好ではない（表IV-8-2）。神経原性腫瘍では，病変内に穿刺針が到達すると種々の程度の疼痛などの知覚異常を自覚することがしばしば経験される。肺癌病巣への穿刺時においては，病変内部に穿刺針が到達しても疼痛を訴えることはまずない。ここでは，縦隔腫瘍内部へ穿刺針が到達した際の疼痛を含む知覚異常を解析し，神経原性腫瘍の診断の補助となりうるかを検討した。

外径1mmの穿刺針を用いた超音波ガイド下穿刺術を施行した73例を対象とした（表IV-8-3）。穿刺針が腫瘍内に到達した際に疼痛など知覚異常を認めた症例は10例（14％）で，すべて神経原性腫瘍であった。図IV-8-7は左Th1レベルの交感神経由来の神経原性腫瘍である。穿刺時に，左4，5指の知覚異常を自覚した。

病変の発生部位と神経の種類および穿刺に伴う穿刺部の疼痛（知覚異常）および穿刺部の関連痛（知覚異常）を示した（表IV-8-4）。11例の神経原性腫瘍のうち8例は穿刺部の疼痛，2例は知覚異常を認めた。穿刺部以外の知覚神経の異常は，11例中9例に認められた。疼痛は7例，知覚異常は2例に存在した。疼痛・知覚異常の存在した部位は，腫瘍の発生部位により異なるが，図IV-8-8に示すKellgrenらによる実験で示された神経刺激のレベルと知覚異常の部位との関係に極めて類似している。

以上の成績から，神経根や肋間神経由来の腫瘍は，全例知覚異常が存在した。迷走神経由来の腫瘍では，観察できる範囲での知覚異常は認められなかった。

腫瘍内部への穿刺針進入に伴う疼痛や知覚異常は，神経原性腫瘍のみにみられ，かつ腫瘍の発生由来をある程度予測できるので，穿刺に伴う知覚異常にも十分注意を払う必要があると同時に，神経原性腫瘍が鑑別に入る場合には腫瘍内部に穿刺針が進入する時には十分な局所麻酔を行うように心がけるべきである。

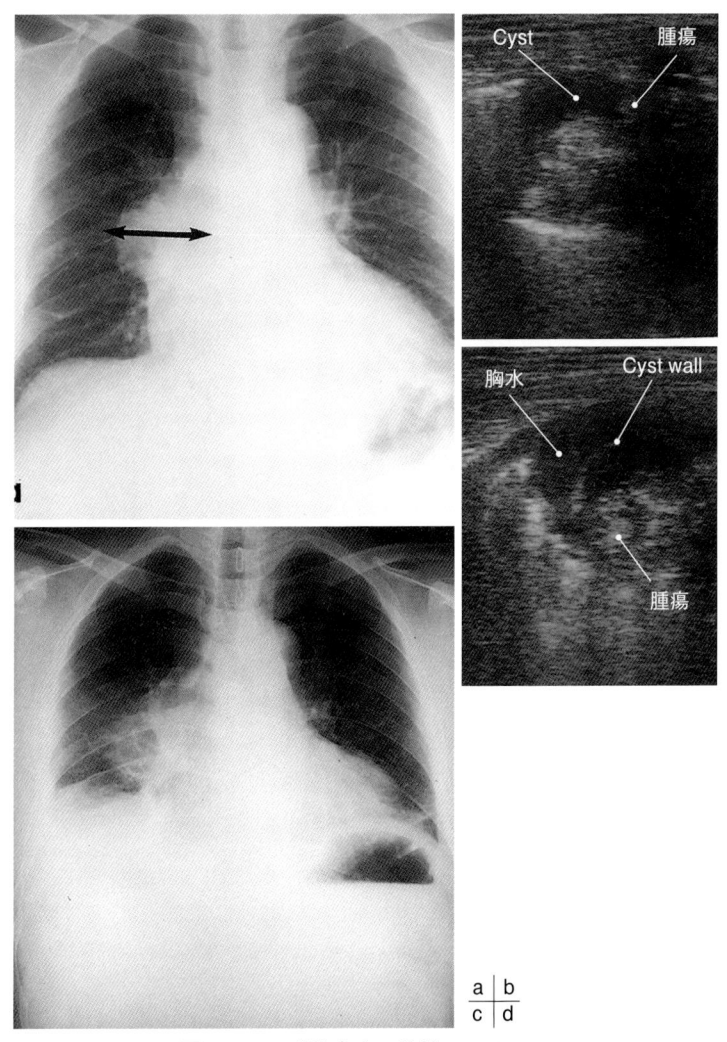

図IV-8-6 嚢胞内容の胸腔へのリーク
(a) 右肺門部に腫瘤影をみる。胸水の存在は指摘できない。矢印で示す前胸部からの走査で超音波断層法を実施した。
(b) 内部エコーを有する充実性部分とその周辺の囊胞性部分が混在した腫瘍が観察される。いわゆる"Cyst in tumor" typeである。
(c) 超音波ガイド下穿刺術後、数時間経過した際の胸部単純X線写真である。体動の際に、突然右胸痛が出現したために撮影された。右肺門部の陰影の増大と胸水が出現している。
(d) (b) と同様の走査部位でえられた超音波断層像である。嚢胞壁の外側の胸水、病変の囊胞部分の縮小が認められる。囊胞内容の胸腔への穿破と判断された。

表 IV-8-3 穿刺時知覚異常を認めた縦隔腫瘍

Thymoma	0/24
Neurogenic Tumor	10/11（91％）
Teratoma	0/11
Goiter	0/9
Pericardial Cyst	0/8
Others	0/10
Total	10/73（14％）

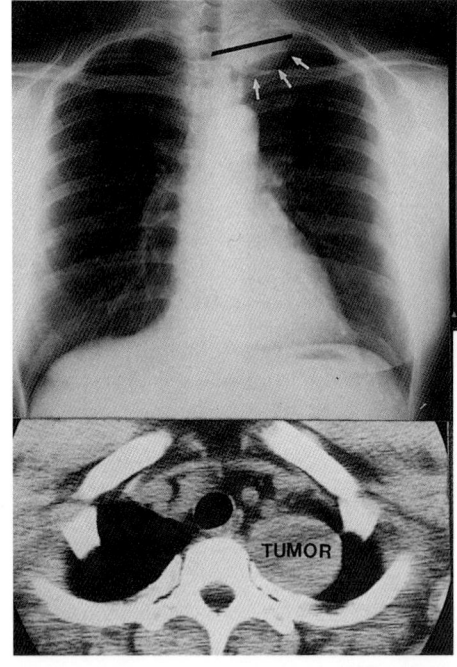

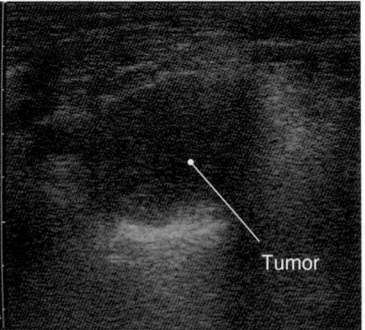

図IV-8-7　Th1由来の神経原性腫瘍

胸部単純X線写真で左肺尖部に辺縁明瞭な腫瘤をみる（矢印）。CTでは胸椎に接する腫瘍が確認される。黒線で示した背部からの走査では内部が均一な腫瘍が胸壁と接して存在する。腫瘍辺縁と胸壁の形態，呼吸性に腫瘍と肺の間の滑走が存在することから肺外，特に縦隔腫瘍と診断した。本例では超音波ガイド下穿刺の病理診断はえられなかったが，穿刺針が腫瘍に到達すると左4，5指の知覚異常を訴えた。

《《文　献》》

1. 呼吸器疾患における超音波ガイド下穿刺術の有用性
1）泉　三郎, 玉城　繁, 名取　博, 吉良枝郎. 胸部超音波ガイド下吸引生検. 日本超音波医学会講演論文集38. 1981 : 275.
2）名取　博, 五十嵐知文. 1. 呼吸器, 2. 検査手技, 超音波TEXT. 伊東紘一, 平田經雄, 編. 超音波医学：呼吸器・体表・脳と神経・眼科・耳鼻咽喉科・歯科・口腔外科・整形外科. 東京：医歯薬出版, 2001 : 4.
3）高橋伸宜, 檀原　高, 福地義之助, ほか. 呼吸器疾患に対する超音波診断法の実施マニュアルの作成. 日呼吸会誌1998 ; 35（増）: 425.
4）玉城　繁. 5. その他, 呼吸器領域の超音波診断. 日本超音波医学会, 編. 超音波医学2. 東京：医学書

表 IV-8-4 腫瘍発生の神経の種類・部位と穿刺に伴う穿刺部の疼痛（知覚異常）および穿刺部の関連痛（知覚異常）

神経原性腫瘍		穿刺部		その他の部位の異常		
神経の種類	発生部位	疼痛*	知覚異常**	疼痛	知覚異常	部位
末梢神経						
神経根	右 Th 1	1+	−	+	−	右上肢
	右 Th 1	−	1+	−	+	右上肢
	右 Th 1	−	2+	−	+	右上肢
	左 Th 9	3+	−	+	−	左肋間
肋間神経						
	左 Th 5	3+	−	+	−	左肋間
	右 Th 7	3+	−	+	−	右肋間
交感神経						
交感神経幹	右 Th 2	1+	−	+	−	右上肢尺側
	左 Th 2	1+	−	+	−	左 IV, V 指
	右 Th 10	3+	−	+	−	右下背部
迷走神経	左 Th 10	−	−	−	−	−
神経節神経腫	右 Th 4	3+	−	−	−	−

穿刺部の疼痛（*）・知覚異常（**）　1+：軽度　2+：中等度　3+：高度

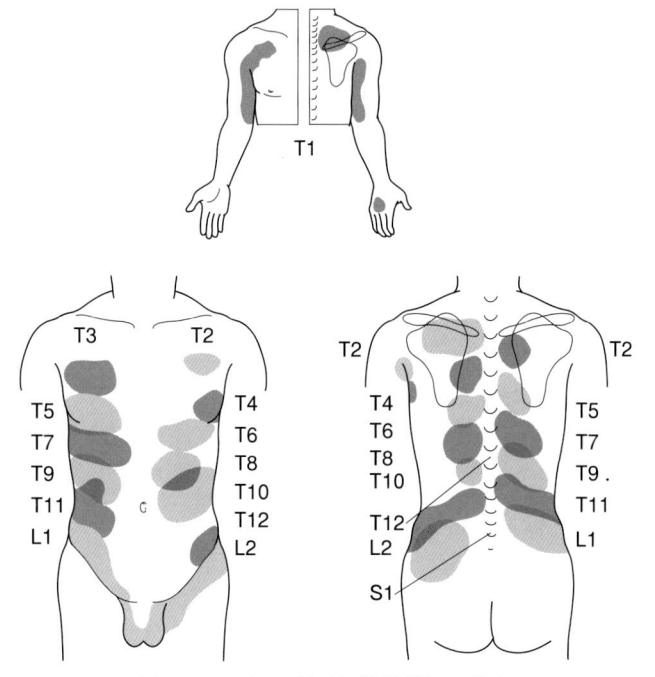

図 IV-8-8　関連痛（知覚異常）の分布
　棘突起靱帯に高張食塩水を注入し，関連痛（知覚異常）の分布を検討したものである。（Kellgren JH. On distribution of pain arising from deep somatic structures with charts of segmental pain areas. Clin Sci 1939 ; 4 : 35. より改変し，引用）

院, 1994 : 494.
5) Tao LC, Pearson FG, Delarue NC, Langer B, Sanders DE. Percutanious fine-needle aspiration biopsy : its value to clinical practice. Cancer 1980 ; 45 : 1480.

2. 超音波診断法の実際

1) Chang DB, Yang PC, Luh KT, Kuo SH, Yu CJ. Ultrasound-guided pleural biopsy with Tru-cut needle. Chest 1991 ; 100 : 1328.
2) 土井義之, 檀原 高, 斎藤博之, ほか. 陰圧胸腔下における胸腔造影法. 日胸疾会誌1991 ; 36 : 497.
3) 名取 博, 五十嵐知文. 1. 呼吸器, 2. 検査手技, 超音波TEXT. 伊東紘一, 平田經雄, 編. 超音波医学 : 呼吸器・体表・脳と神経・眼科・耳鼻咽喉科・歯科・口腔外科・整形外科, 東京 : 医歯薬出版, 2001 : 4.
4) 髙橋伸宜, 檀原 高, 福地義之助, ほか. 呼吸器疾患に対する超音波診断法の実施マニュアルの作成. 日呼吸会誌1998 ; 35（増）: 425.
5) 玉城 繁. 5. その他, 呼吸器領域の超音波診断. 日本超音波医学会, 編. 超音波医学2. 東京 : 医学書院, 1994 : 494.
6) Yang PC, Lee CL, Yu CJ, Chang DB, Wu HD, Lee LN, Kuo SH, Luh KT. Ultrasonically guided biopsy of thoracic tumors. Cancer 1992 ; 69 : 2553.

3. 胸腔穿刺—超音波ガイド下穿刺術の安全性と確実性—

1) 檀原 高, 植木 純, 岩神真一郎, 髙橋伸宜. 呼吸器領域の超音波断層法 : 胸腔におけるトピックス, 胸部の最新画像情報2002. 臨放2002 ; 47 : 1.
2) 檀原 高. 胸腔穿刺と胸膜生検, 生体・機能検査のABC. 日本医師会雑誌特別号1998 ; 120 : 75.
3) 檀原 高. 肺癌における超音波断層法による診断・評価. 慈大呼吸器疾患研究会誌1996 ; 8 : 30-4.
4) 檀原 高, 植木 純, 小幡賢一, 土井義之, 玉木ゆみ. 超音波と胸腔造影による胸腔の解析. 日胸疾会誌1995 ; 32 : 155.
5) Izumi S, Tamaki S, Natori H, Kira S. Ultrasonically guided aspiration needle biopsy in disease of the chest. Am Rev Respir Dis 1982 ; 125 : 460.
6) Kohan JM, Poe RH, Israel RH, Kennedy HD, Benazzi RB, Kallay MC, Greenblatt DW. Value of chest ultrasonography versus decubitus roentgenography for thoracentesis. Am J Respir Dis 1986 ; 133 : 1124.
7) Lipscomb DJ, Flower CDR, Hadfield JW. Ultrasound of the pleura : An assessment of its clinical value. Clin Radiol 1981 ; 32 : 289.
8) Mori T, Dambara T, Fukuchi Y. Safety and validity of ultrasonically guided thoracentesis in patients with pleural effusion : A study of 516 patients. Respirology (proceedings) 1998 ; 3 : A70.
9) 名取 博, 檀原 高, 竹沢信治, 菅間康夫, 小林英夫, 玉城 繁, 二ノ村信正, 吉良枝郎. 呼吸器領域の超音波ガイド下穿刺術, 画像診断. 1984 ; 14 : 56.
10) 名取 博, 玉城 繁, 泉 三郎, 吉良枝郎. 呼吸器疾患の超音波診断法, 11. 癌性心嚢炎コントロールのモニター. 日胸1981 ; 40 : 914.

4. 肺癌における微量胸水の実態

1) Agostoni E, D'Augelo E and Roncoroni G. The thickness of the pleural liquid. Resp Physiol 1968 ; 5 : 1.
2) Agostoni E, Piiper J. Capillary pressure and distribution of vascular resistance in isolated lung. Am J Physiol 1962 ; 202 : 1033.
3) Cohen E, Mier A, Heywood P, Murphy K, Boultbee J. Excursion-volume relation of the right hemidiaphragm measured by ultrasonography and respiratory airflow measurements. Thorax 1994 ; 49 : 885.
4) Collins CC, Black D, et al. Minimal detectable pleural effusions. Radiology 1972 ; 105 : 51.
5) 檀原 高, 植木 純, 岩神真一郎, 髙橋伸宜. 胸腔領域における超音波断層法 : 胸腔におけるトピックス. 臨放2002 ; 47（増）: 1.
6) Friedman PJ, et al. Lung cancer ; update on staging classification. AJR 1988 ; 150 : 261.
7) Grogan DR, Irwin RS, Channick R, Raptopoulas V. Complications associated with thoracentesis. A prospective, randomized study comparing, three different methods. Arch Intern Med 1990 ; 150 : 873.
8) Harber K, Asher WM, Freimanis AK. Echographic Evaluation of Diaphragmatic Motion in Intra-abdominal Diseases. Radiology 1975 ; 114 : 141.
9) Kataoka H, Takada S. The role of thoracic ultrasonography for evaluation patients with decompensated chronic heart failure. J Am Coll Cardiolo 2000 ; 35 : 1638.
10) Landay M, Harless W. Ultrasonic Differentiation of

Right Effusion form Subphrenic Fluid on Longitudinal Scans of the Right Upper Quadrant : Importance of Recognizing the Diaphragm. Radiology 1977 ; 123 : 155.
11) Light RW. 1. Anatomy of the pleura. Pleural Diseases (4th ed), Philadelphia, 2001.
12) Lipscomb DJ, Flower CDR, Hadfield JW. Ultrasound of the pleura : An assessment of its clinical value. Clin Radiol 1981 ; 32 : 289.
13) McLoud TC, Flower CD. Imaging the pleural : sonography, CT and MRI imaging. Am J Roentgenol 1991 ; 156 : 1145.
14) 日本肺癌学会, 編. 臨床・病理 肺癌取扱い規約, 改訂第4版. 東京：金原出版, 1995 : 23.
15) Rodgers BM, Hawks P. Bilateral congenital eventiration of the diaphragm : successful surgical management. J Pediatr Surg 1986 ; 21 : 858.
16) Ueki J, Dambara T, Kira S. How small volume of pleural effusion is enough for the diagnosis of malignancy? – Safe puncture under ultrasonic guidance. 1990 May ; Boston : the American Thoracic Society.
17) Ueki J, Dambara T, Kira S. Transthoracic aspiration biopsy for small lung cancer adjoined to the pleural surface under ultrasonic guidance ; 1988 Aug ; Interlake, Switzerland the 5th World Conference on Lung Cancer.
18) Ueki J, Dambara T, Obata K, Doi Y, Tamaki S, Kira S. Evaluation of chest radiograph negative and ultrasound positive small pleural effusion in patients with bronchogenic carcinoma ; 1994 May ; Boston : the American Thoracic Society.

5．胸水排除と横隔膜位
1) 檀原　高. 教育講演, 胸部超音波診断法. 日呼吸会誌2001 ; 39（増）: 16.
2) Felson B. The Diaphragm, In : Chest Roentgenology, Philadelphia : Saunders, 1973 : 421.
3) Maloney JV Jr, Schmutzer KJ, Raschke E. Paradoxical respiration and "Pendelluft". J Thoracic Cardiovas Surg 1961 ; 41 : 291.
4) Mulvey RB. The Effect of Pleural Fluid on the Diaphragm. Radiology 1965 ; 84 : 1080.
5) Subramanyam BR, Raghavendra BN, Lefleur RS. Sonography of the Inverted Right Hemidiaphragm. AJR 1981 ; 136 : 1004.

6．胸腔造影法
1) 檀原　高, 植木　純, 小幡賢一, 土井義之, 玉木ゆみ. 超音波と胸腔造影による胸腔の解析. 日胸疾会誌1995 ; 32 : 155.
2) Doi Y, Dambara T, Kira S. Radiographic visualization of pleural space under negative pleural pressure. American College of Chest Physicians ; 1990 Oct ; Toronto, Canada ; The 56th Annual Scientific Meeting.
3) 土井義之, 檀原　高, 斉藤博之, 家永浩樹, 植木純. 陰圧胸腔下における胸腔造影法. 日胸疾会誌 1991 ; 29 : 578.
4) 土井義之, 檀原　高, 斎藤博之, ほか. 陰圧胸腔下における胸腔造影法. 日胸疾会誌1991 ; 36 : 497.
5) 高橋和久, 檀原　高, 益田貞彦, 植草利公, 貫和敏博, 吉良枝郎. $S^{3,4,5}$と残部で3葉を形成する左肺分葉異常を術前に診断しえた肺硬化性血管腫の1例. 肺癌1992 ; 32 : 565.

7．肺内病変
1) Chandrasekhar AJ, Reynes CJ, Churchill RJ. Ultrasonically guided Percutaneous biopsy of peripheral pulmonary masses. Chest 1976 ; 70 : 627.
2) Cinti D, Hawkins HB. Aspiration biopsy of peripheral pulmonary masses using real-time sonographic guidance. AJR 1984 ; 142 : 1115.
3) 檀原　高. 肺癌における超音波断層法による診断・評価. 慈大呼吸器疾患研究会誌1996 ; 8 : 30.
4) 檀原　高, 植木　純, 斎藤博之, 小幡賢一, 土井義之, 玉城　繁. 肺癌stagingにおける超音波検査の有用性. 呼吸1993 ; 12 : 736.
5) 五十嵐知文, 中田尚志, 名取　博. Pancoast型肺癌における超音波ガイド下穿刺診の有用性に関する検討. 肺癌1991 ; 31 : 489.
6) 泉　三郎, 玉城　繁, 名取　博, 吉良枝郎. 呼吸器疾患の超音波診断法, 9. 胸部疾患における超音波ガイド下吸引針生検法. 日胸1981 ; 40 : 854.
7) Liaw YS, Yang PC, Wu XG, Yu CJ, Chang DB, Lee LN, Kuo SH, Luh KT. The bacteriology of obstructive pneumonitis. Am J Respir Crit Care Nedm 1994 ; 149 : 1648.
8) Obata K, Dambara T, Fukuchi Y, et al. Repeated ultrasonically guided needle biopsy of small subpleural nodules. Chest 1999 ; 116 : 1320.
9) Obata K, Dambara T, Kira S. Usefulness of ultrasonically guided needle aspiration (UGNA) in

diagnosis of pulmonary mycobacteriosis with nodular shadow in peripheral lung area ; 1990 July ; Bali, Indonesia : The 2nd Asian Pacific Society of Respirology.
10) Obata K, Dambara T, Kira S. Validity of ulrasonography for analyses of nodular lesions ; 1993 ; Singapore : The 3rd Congress of the Asian Pacific Society of Respirology.
11) 小幡賢一, 植木 純, 檀原 高, 饗庭三代治, 山口 芳, 土井義之, 玉城 繁, 吉良枝郎. 胸膜直下に結節影を呈する抗酸菌症における超音波ガイド下穿刺術. 超音波医学 1990 ; 17 : 612.
12) Pan JF, Yang PC, Chang DB, Lee YC, Kuo SH, Luh KT. Needle aspiration biopsy of malignant lung masses with necrotic centers : Improved sensitivity with ultrasonic guidance. Chest 1993 ; 103 : 1452.
13) Pederson DM, Aasen T, Guisvi KA. Fine needle aspiration biopsy of medisastinal and peripheral pulmonary masses guide by real-time sonography. Chest 1986 ; 89 : 504.
14) 斉藤達也, 小林英夫, 檀原 高, 吉良枝郎, 北村 諭. 末梢肺病変に対する超音波ガイド下吸引針生検の診断的有用性について. 日胸疾会誌 1988 ; 26 : 970.
15) 斉藤達也, 檀原 高, 吉良枝郎. 縦隔腫瘍における超音波ガイド下吸引針生検の診断的意義. 第47回日本超音波医学会論文集 1985 ; 425.
16) 竹澤信治, 名取 博, 菅間康夫, 石原照夫, 檀原 高, 松岡緑郎, 貫和敏博, 玉城 繁, 吉良枝郎. 肺疾患の超音波ガイド下吸引針生検. 第43回日本超音波医学会論文集 1983 ; 609.
17) 植木 純, 檀原 高, 吉良枝郎. 末梢肺癌に対する超音波ガイド下線施術の診断的有用性の検討. 第53回日本超音波医学会論文集 1988 ; 393.
18) Yang PC, Chang DB, Yu CJ, Lee YC, Kuo Sh, Luh KT. Ultrasound guided Percutaneous cutting biopsy for the diagnosis of pulmonary consolidation of unknown aetiology. Thorax 1992 ; 47 : 457.
19) Yang PC, Luh KT, Shen JC, Kuo SH, Yang SP. Peripheral pulmonary lesions : ultrasonography and ultrasonically guided aspirationbiopsy. Radiolgy 1985 ; 155 : 451.
20) Yuan A, Yang PC, Chang DB, Yu CJ, Lee LN, Wu HD, Kuo SH, Luh KT. Ultrasound guided aspiration biopsy for pulmonary tuberculosis with unusual radiographic appearances. Thorax 1993 ; 48 : 167.
21) Yuan A, Yang PC, Chang DB, Yu CJ, Lee YC, Kuo SH, Luh KT. Ultrasound-guided aspiration biopsy of small peripheral pulmonary nododules. Chest 1992 ; 101 : 926.

8. 縦隔腫瘍

1) 檀原 高, 植木 純, 吉良枝郎. 超音波診断法による心膜嚢腫の病態解析. 第53回日本超音波医学会論文集 1988 : 395.
2) 土井義之, 植木 純, 檀原 高, 貫和敏博, 大瀬良雄, 泉 浩, 益田貞彦, 植草利公, 吉良枝郎. 経年的な腫大と気管偏位を確認し, 腫瘍内嚢胞液の甲状腺ホルモンを測定した縦隔内甲状腺腫の2例. 日胸疾会誌 1990 ; 28 : 1239.
3) Ikezoe J, Sone S, Higashihara T. Sonographically guided needle biopsy for diagnosis of thoracic lesions. AJR 1984 ; 143 : 229.
4) Kellgren JH. On distribution of pain arising from deep somatic structures with charts of segmental pain areas. Clin Sci 1939 ; 4 : 35.
5) Pederson DM, Aasen T, Guisvi KA. Fine needle aspiration biopsy of mediastinal and peripheral pulmonary masses guided by real-time sonography. Chest 1986 ; 89 : 504.
6) 斉藤達也, 小林英夫, 菅間康夫, 玉城 繁, 北村 諭, 大原 務, 福島 鼎, 川井俊郎, 斉藤 建, 檀原 高, 吉良枝郎. 縦隔腫瘍のための超音波ガイド下針生検の意義. 日胸疾会誌 1987 ; 25 : 334-40.
7) Saito T, Kobayashi H, Sugama Y, Tamaki S, Kawai T, Kitamura S. Ultrasonically guided needle biopsy in the dagnosis of mediastinal masses. Am Rev Respir Dis 1988 ; 130 : 679.
8) Sernecke K, Vassallo P, Peters PE, van Bassewits DB. Mediastinal tumors : biopsy under US guidance. Radiology 1989 ; 172 : 473.
9) Ueki J, Dambara T, Kira S. Safe "pneumocystography" under ultrasonic procedure for diagnosis of pericardial cysts and diverticla. Am Rev Respir Dis 1991 ; 143 : A675.
10) Yamaguchi K, Dambara T, Kira S. Application of ultrasonically guided fine needle aspiration (UGNA) as a steady and safe approach to make diagnosis for mediastinal tumors ; 1990 July ; Bali Indonesia : The 2nd Asian Pacific Society of Respirology.
11) Yu CJ, Yang PC, Chang DB. Evaluation of ultrasound-guided biopsies of mediastinal masses. Chest 1991 ; 100 : 399.

Chapter V

その他の超音波検査

1. 超音波カラーアンジオ法

1）基本的な原理

従来のドプラー法と異なり，カラーアンジオ法では超音波ビームと直交するflowも評価することができ，しかもエリアシングによる色の反転もない。さらに，数mm/秒のslow flow signalも検出が可能である。

2）胸水の評価

図V-1-1は，癌性胸膜炎をみる肺癌症例である。胸部単純X線写真では，右中下野の透過性が低下している。同部の超音波断層法（カラーアンジオ法）でみると肺病変と流動性胸水の違いが明瞭にカラーとして表示される。

図V-1-2は，膿胸の症例である。入院当初は胸腔の超音波断層像（カラーアンジオ法）では，flow signalが出現している。この時点での胸腔穿刺では，膿性胸水を採取した。その他，胸腔ドレナージを含む種々の治療が行われた。約3ヵ月後の超音波断層像では，胸腔内は全体に低エコーのままであるが，カラーアンジオ法による胸腔内部のflow signalはほとんどなく，流動性胸水は存在していないものと判断した。胸腔穿刺でもdry tapであった。

図V-1-3は，癌性胸膜炎の症例である。CT写真では，胸水によって肺葉が著しく容量を減少している。胸腔のCT濃度はほぼ均一であるが，超音波断層法では内部が囊胞状で低エコーな領域，内部の超音波輝度が高い領域，内部にエコーを有するがやや低エコーな領域がある。カラーアンジオ法による胸腔の観察では囊胞状の領域と内部エコーを有するが，全体的に低エコーな領域では強くflow signalが存在し，流動性があるものと判断された。しかし，輝度の高い領域ではflow signalがないことから，器質化した胸水と判断した。

図V-1-4は，血性胸水と比較的透明な胸水をみる症例における胸腔のカラーアンジオの所見を比較したものである。胸水の細胞数は前者が7320/μl，後者が1980/μlである。胸水中のsignalは両者で異なっている。

胸水においては，通常の超音波断層像に加えて，カラーアンジオ法を併用することで流動性胸水をより明確に描出でき，胸水と他の構造との鑑別，胸水の流動性の有無，胸水の性状の違いがある程度評価可能である。

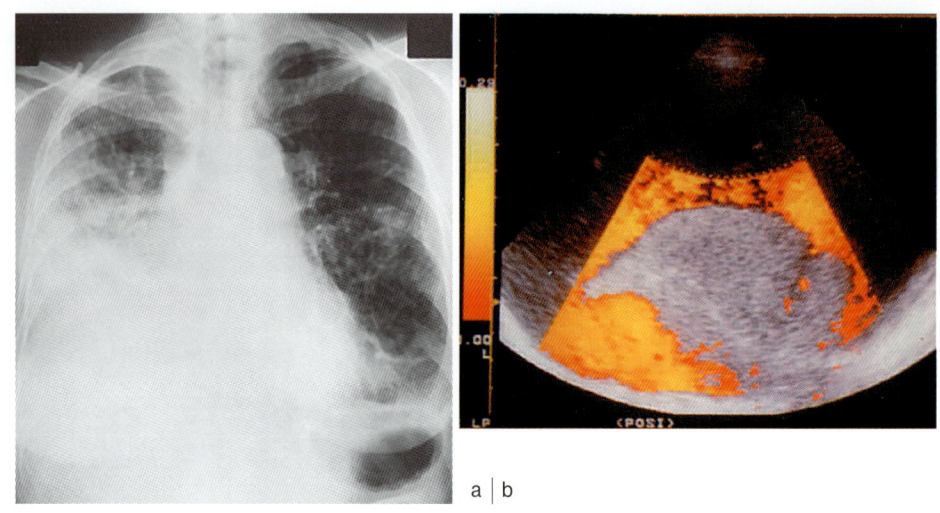

図 V-1-1　原発性肺癌症例でのカラーアンジオ法による胸水と肺病変との鑑別
(a) 胸部単純X線写真
　右中下肺野の透過性は減少している。胸水の存在が示唆される。
(b) 超音波断層法
　体表からのアプローチでえられたものである。流動性のある胸水にはflow signalが存在し，カラー表示されて，肺病変と流動性胸水とが鑑別可能である。

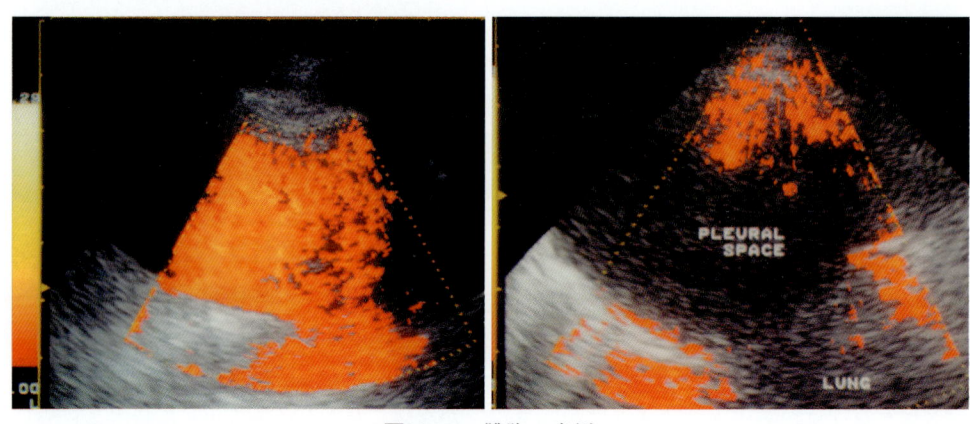

図 V-1-2　膿胸の症例
(a) 入院時の超音波断層像（カラーアンジオ法）
　胸腔内にflow signalが出現し，流動性胸水であることがわかる。胸腔穿刺で，膿性胸水を認めた。
(b) 治療後の超音波断層像（カラーアンジオ法）
　胸腔内は全体的に低エコーであり，流動性胸水のような印象があるが，カラーアンジオ法による胸腔内部のflow signalはない。流動性のない器質化胸水と判断した。胸腔穿刺でもdry tapであった。

2. 3次元画像合成表示（Fusion 3D）

1）基本的な原理

　手動スキャン（煽り動作）で複数断面画像を収集後，リサンプリング処理を行い，画像のひずみを修正して3次元画像表示を行うものである。この方法では，画像情報としてのBモード像とドプラー法を併用して，flow signalも検討することが可能である。

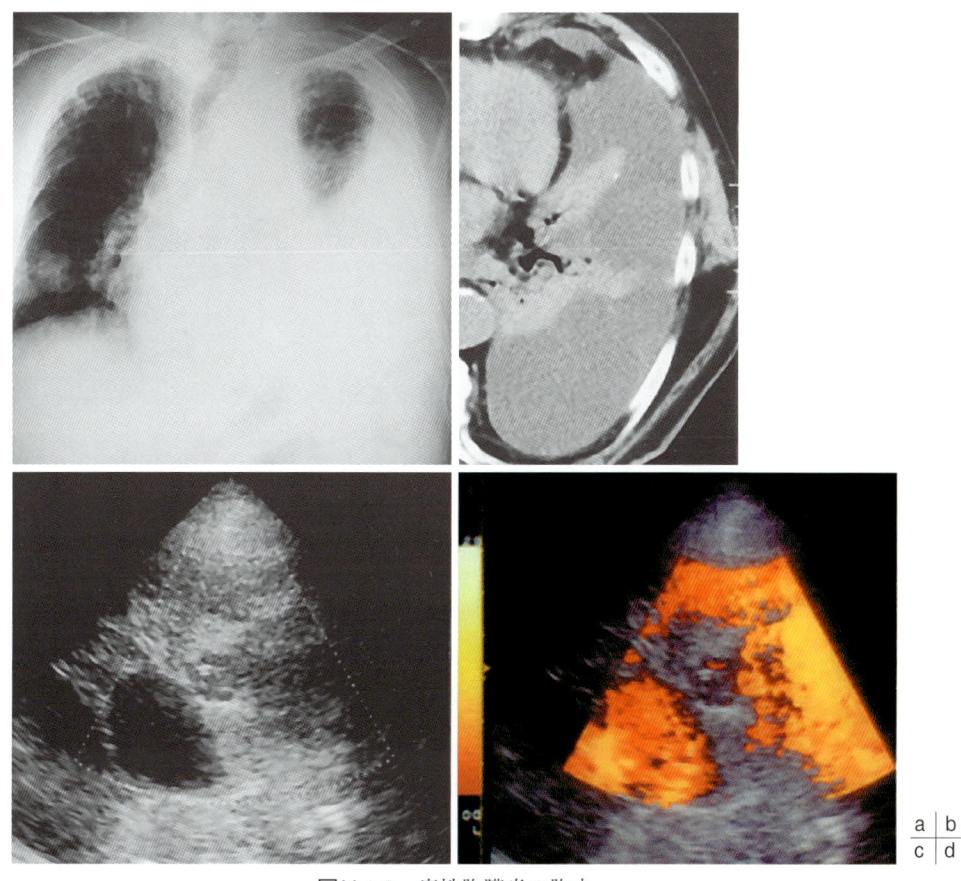

図V-1-3 癌性胸膜炎の胸水

(a) 胸部単純X線写真
　　左胸水が存在することがわかる。
(b) 胸部CT写真
　　大量の胸水が存在し，肺葉が著しく虚脱している。
(c) 超音波断層法
　　内部が囊胞状で低エコーな領域，内部の超音波輝度が高い領域，内部にエコーを有するがやや低エコーな領域がある。囊胞状の所は流動性胸水が存在することが予測されるが，その他の領域については流動性の有無を決定することは困難である。
(d) 超音波断層法（カラーアンジオ法）
　　カラーアンジオ法では，囊胞状の領域と内部エコーを有するが全体に低エコーな領域では，強くflow signalが存在し，流動性があるものと判断された。しかし，輝度の高い領域ではflow signalがなく，器質化した胸水と判断した。

2) 肺癌の3次元画像合成表示

　図V-2-1は，原発性肺腺癌の超音波断層像である。胸膜直下の腫瘍が観察され，胸膜の断裂を伴うことが予測される。また，任意の断面での画像をさらに追加することが可能である。

　図V-2-2は，左房に接する病変は無気肺と腫瘍が存在している。左房内は明らかなflow signalが存在する。無気肺部分では肺内の血流は存在しているが，腫瘍内血流信号が低下していることがわかる。

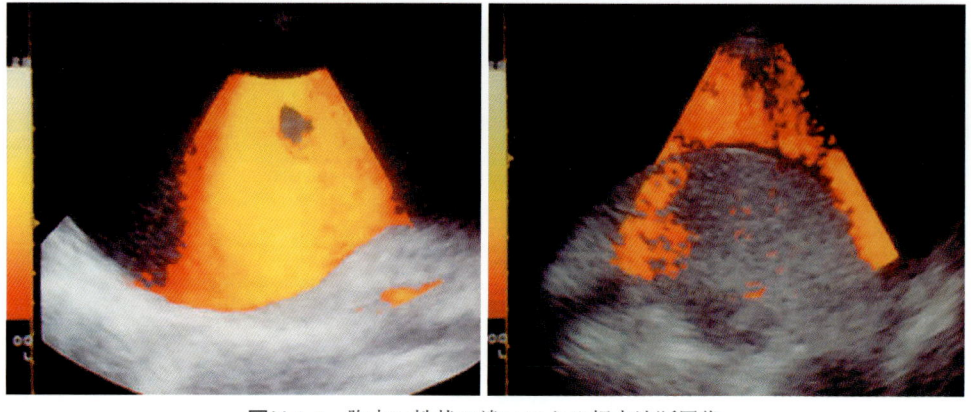

図V-1-4 　胸水の性状の違いによる超音波断層像

　血性胸水（a）と黄色透明な胸水（b）の症例のカラーアンジオの所見を比較したものである。胸水の細胞数は前者が7320/μl，後者が1980/μlである。胸水中のsignalは細胞数が多く，血性の方が目立つ。

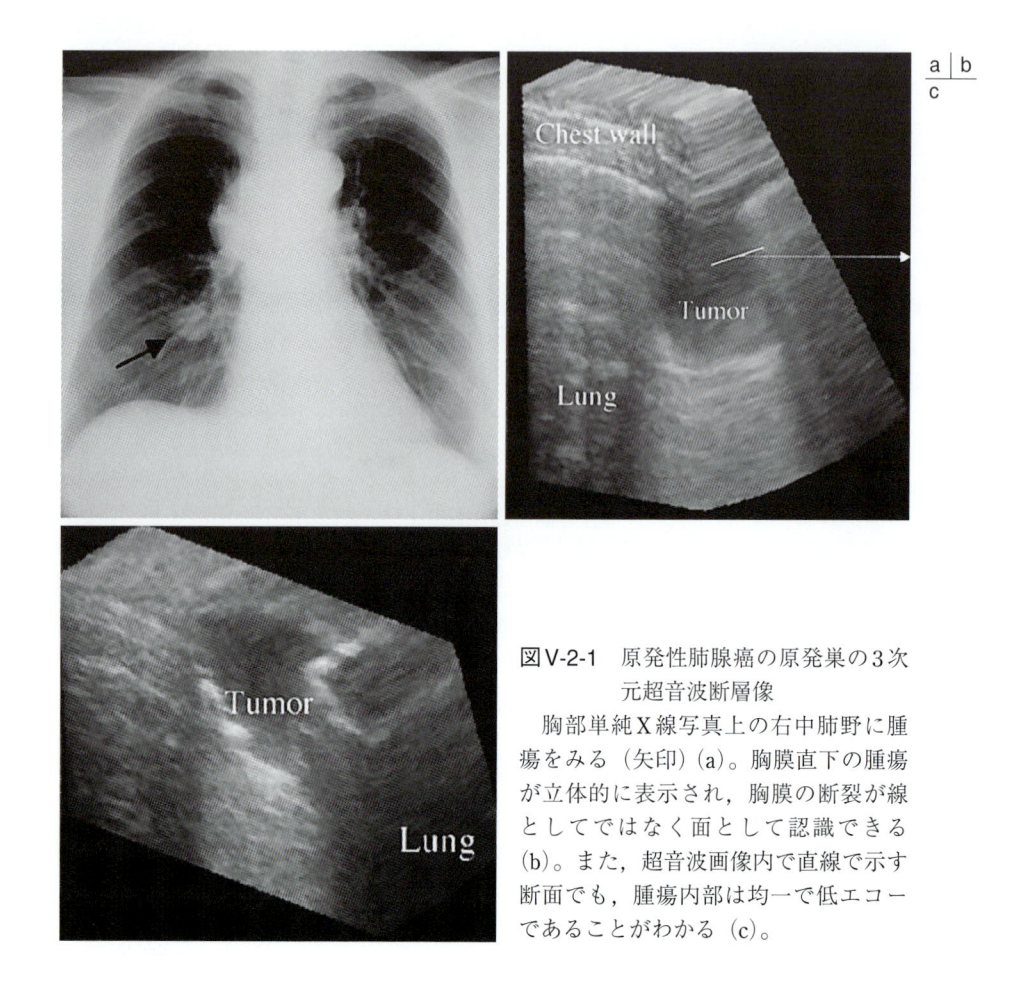

図V-2-1 　原発性肺腺癌の原発巣の3次元超音波断層像

　胸部単純X線写真上の右中肺野に腫瘍をみる（矢印）(a)。胸膜直下の腫瘍が立体的に表示され，胸膜の断裂が線としてではなく面として認識できる(b)。また，超音波画像内で直線で示す断面でも，腫瘍内部は均一で低エコーであることがわかる(c)。

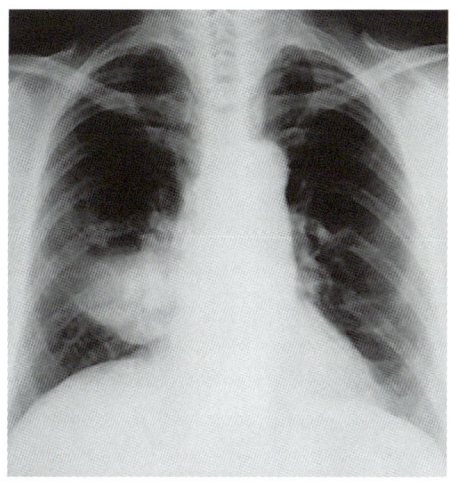

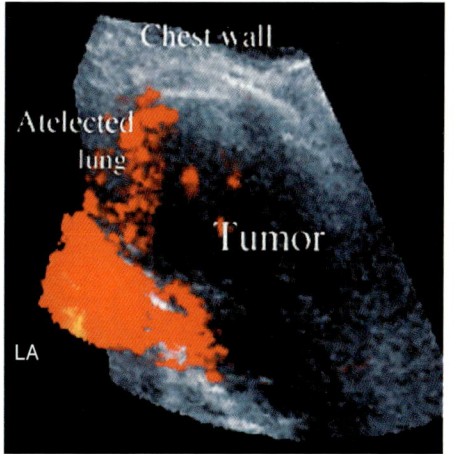

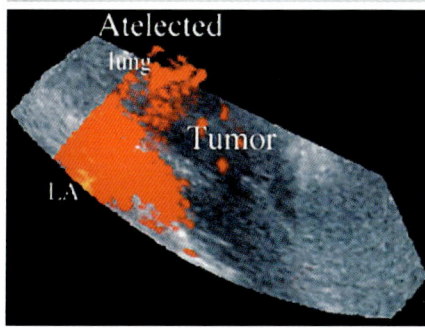

図V-2-2 腫瘍と接する無気肺と左房の超音波断層像(カラーアンギオ法)
腫瘍に接する左房(LA)は,明らかなflow signalが存在する。左房に接する腫瘍内の血流信号は乏しく,無気肺部分では肺内に残存した血流が存在していることがわかる。

《《文　献》》

1) Chang DB, Yu CJ, Luh KT, Kuo SH, Yang PC. Differentiation of benign and malignant cervical lymph nodes with color Doppler sonography. AJR 1994；162：965.
2) 大藤正雄, 加藤博畝, 松谷正一, 丸山紀史, 鈴木泰俊, 水本英明, 甲嶋洋平. Fusion 3Dの臨床応用. メディカルレビュー2000；77：20.
3) 神田良一. カラーアンギオの新しい特長. メディカルレビュー1998；69：76.
4) Nagaoka T, Ueki J, Tamaki S, Obata K, Mikami M, Katae M, Iwakami S, Takahashi S, Dambara T, Fukuchi Y. The assessment of the characteristics of the pleural effusion using a new color angio method of ultrasonography. Am J Respir Crit Care Med 1999；159（suppl）：A383.
5) 島本佳寿広. 体表領域の3次元超音波診断におけるFusion 3Dの効果. メディカルレビュー2000；76：2.
6) Ursem NTC, Van Splunder IP, Wladimiroff JW. New colour enhancement functions for the evaluation of the fetal circulation. Medical Review 1996；58：18.
7) 山形　仁, 橋本新一, 江馬武博, 田中裕子. 超音波画像を用いた新3次元画像合成表示技術の開発, 任意断層Bモード像と3次元血流像との合成. メディカルレビュー1999；73：65.
8) Yang A, Chang DB, Yu CJ, Kuo SH, Luh KT, Yang PC. Color Doppler sonography of benign and malignant pulmonary masses. AJR 1994；163：1633.
9) Yang PC, Luh KT, Chang DB, Yu CJ, Kuo SH, Wu HD. Ultrasonographic evaluation of pulmonary consolidation. Am Rev Respir Dis 1992；146：757.
10) Yang PC, Luh KT, Chang DB, Yu CJ, Kuo SH, Wu HD. Ultrasonographic evaluation of pulmonary consolidation. Am Rev Respir Dis 1992；146：757.
11) Yu CJ, Yang PC, Wu HD, Chang DB, Kuo SH, Luh KT. Ultrasound study in unilateral hemithorax opacification‒Image comparison with computed tomography. Am Rev Respir Dis 1993；147：430.

Chapter VI

呼吸器領域の超音波断層法実施のためのチェックリスト

1. チェックリストの意義

　超音波断層法の解析を客観的なものとしながら，基本的な所見を見落とさないためのチェックリストを作成することは重要である．超音波所見をより客観的なものとすることは，超音波断層法を通してEvidence based medicineを実行することになる．本項では，目的とする領域毎にどのような項目に注目して所見を解析するかを要約して示す．

　ここで示す画像の多くはすでに呈示されたものではある．全体の要約といえるべき章を設けることで，臨床の合間に本書を読んでいただく際の読者の便宜を図るため，また研修医や学生諸君が短時間に概要を理解するために活用していただければ幸いである．

2. チェックリストの概要

　表VI-2-1は，領域別の画像所見の要点と超音波ガイド下穿刺術による合併症回避のための要点を示した．以下，表VI-2-1に沿って代表的な画像と部位別のチェックリストを示す．

1) 胸壁（表VI-2-2, 図VI-2-1）

2) 胸腔（表VI-2-3, 図VI-2-2〜6）

3) 肺内（表VI-2-4, 図VI-2-7〜9）

4) 縦隔（表VI-2-5, 図VI-2-10〜14）

5) 心血管系（表VI-2-6, 図VI-2-12〜16）

6) 横隔膜（表VI-2-7, 図VI-2-1, VI-2-5, VI-2-17）

7) 頸部，その他（表VI-2-8）

8) 超音波ガイド下穿刺術のチェックリスト（表VI-2-9）

《文　献》
1) 高橋伸宜, 檀原　高, 福地義之助, ほか. 呼吸器疾患に対する超音波断層法の実施マニュアルの作成. 日呼吸会誌1998；35（増）：425.

表 VI-2-1　チェックリストの概要

I. 部位毎の超音波所見のチェックリスト：部位別にみた入手可能な超音波所見
- 胸　　壁：正常構造の観察の有無，異常構造
- 胸　　腔：壁側，臓側胸膜（観察の可否，性状，癒着）
　　　　　　胸水（局在，量，性状）
- 肺　　内：内部構造（無気肺・硬化像），腫瘍（性状，内部構造）
　　　　　　周辺構造との関係（圧排，浸潤）
- 縦　　隔：リンパ節腫大，腫瘍（性状，内部構造）
　　　　　　周辺構造との関係（圧排，浸潤）
- 心大血管：心機能，心嚢（液体貯溜，浸潤癒着，腫瘤）
　　　　　　異常構造（腫瘍等），疾病による影響（構造的，機能的），血流
- 横 隔 膜：形状，動き
- 頸　　部：既存構造（甲状腺，リンパ節，血管），異常構造

II. ガイド下穿刺の合併症回避のための，穿刺前，穿刺中，穿刺後のチェックリストを作成し，安全のための対応をとる

表 VI-2-2　胸壁の超音波チェックリスト

基本構造の変化 [図 VI-2-1]		
	・皮　　膚	（＋　－）
	・脂肪組織	（＋　－）
	・筋　　膜	（＋　－）
	・筋　　肉	（＋　－）
	・肋　　骨	（＋　－）

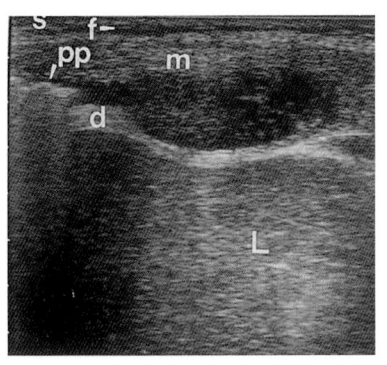

図 VI-2-1　胸壁の超音波像：転移性胸壁腫瘍（原発巣：大腸）の肋間走査での記録
　筋層内に低エコーの結節性病変が存在する。皮膚（s），脂肪層（f），筋肉（m），壁側胸膜（pp），横隔膜（d），肝臓（L）が描出されている。壁側胸膜のラインは保たれているが，腫瘍は胸腔内に突出し肝を圧排している。

表 VI-2-3　胸腔のための超音波チェックリスト

胸膜 echo complex［図 VI-2-2a, 2b］　均一
　　　　　　　　　　　　　　　　　　不均一（腫瘤の有無）
壁側胸膜　（−）
　　　　　（＋）　　　均一
　　　　　　　　　　　不均一（腫瘤の有無）
胸　水（＋　−）　・分布｛肺下胸水　　［図 VI-2-3］（＋　−），分葉化［図 VI-2-4］（＋　−），
　　　　　　　　　　　　　その他（　　）｝
　　　　　　　　　・量　｛横隔膜偏位　［図 VI-2-5a］（＋　−），肺虚脱［図 VI-2-5b］（＋　−），
　　　　　　　　　　　　　肺圧排［図 VI-2-5c］（＋　−），微量　［図 VI-2-5b］（＋　−）｝
　　　　　　　　　・内部高エコー｛＋（点状［図 VI-2-6a］，索状［図 VI-2-6b］，網状［図 VI-2-6c］）　−｝
　　　　　　　　　・流動性｛体位変換，呼吸による形状変化　［図 VI-2-6b］（＋　−）
　　　　　　　　　　　　　　内部エコーの変化［図 VI-2-6a］（＋　−）｝
　　　　　　　　　・フィブリン析出（＋＋＋網目状［図 VI-2-6c］，＋＋隔壁［図 VI-2-6b］，＋海草様，−）
臓側胸膜不整（−）
　　　　　　（＋）　・限局性（肺内病変＋　−）
　　　　　　　　　・広　汎
胸膜肥厚（−）
　　　　（＋）　　・限局性
　　　　　　　　　・広　汎（均一，不均一）
胸膜癒着［図 VI-2-4］（＋　−）

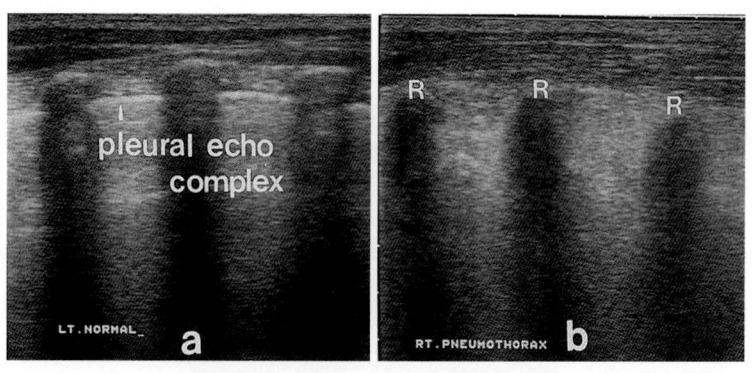

図 VI-2-2　胸膜エコーコンプレックス
　本例は若年男性の気胸症例の健側と患側の肺尖部の矢状断像である。
(a) 健常肺の胸膜エコーコンプレックスの超音波像
　含気性肺は胸膜とその直下の肺内の空気により形成される輝度の高い線状エコーを呈する胸膜エコーコンプレックスとして描出される。通常，壁側胸膜と臓側胸膜とは区別できない。Rは肋骨による無音響学的影である。
(b) 気胸側の超音波像
　壁側胸膜直下の気胸腔の空気によるエアーエコーが存在するが，健側でみられる胸膜エコーコンプレックスと超音波像が異なる。

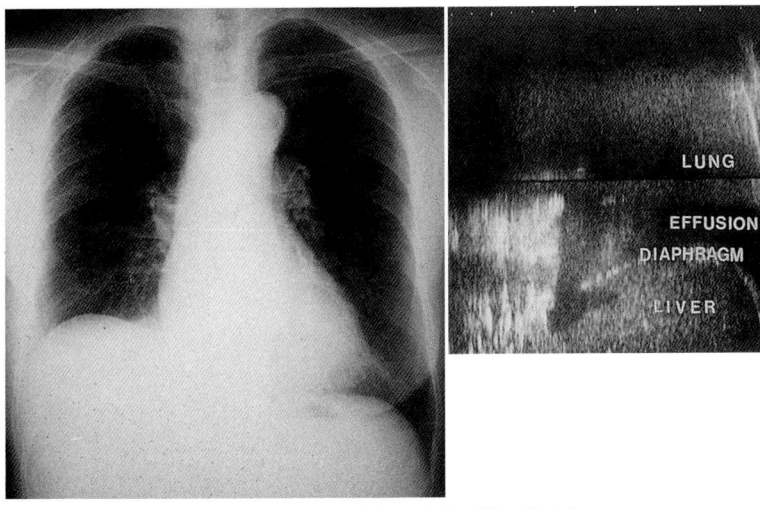

図VI-2-3 胸水の分布（肺下胸水）

左の胸部単純X線写真では横隔膜挙上のようにみえるが，超音波断層法では横隔膜上の胸水の存在することがわかる。

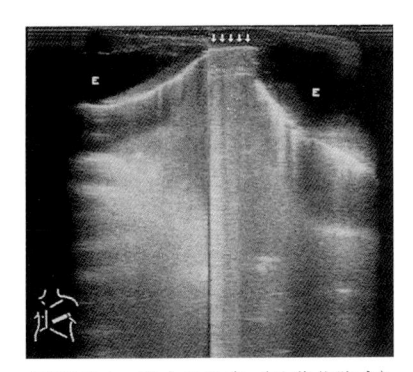

図VI-2-4 胸水の分布（分葉化胸水）

矢印で示す部位は呼吸下のリアルタイム像でも固定され，テント状の臓側胸膜と壁側胸膜の癒着が存在し，胸水（E）が分葉化している。

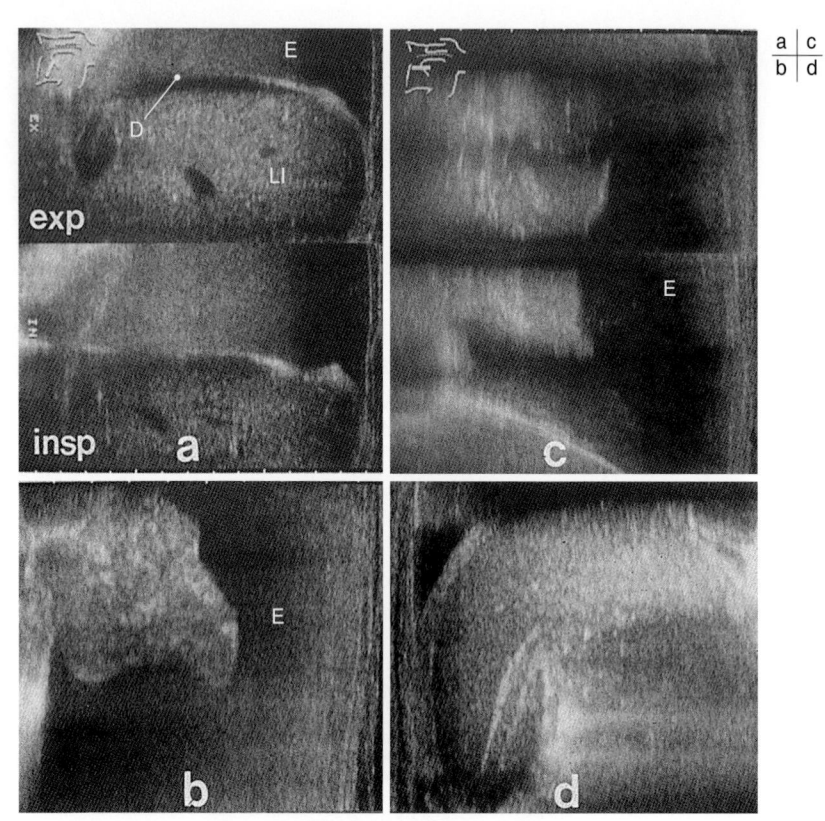

図VI-2-5 胸水量

(a) 横隔膜偏位

　右側背側での矢状断による記録である。

　E, D, LIは各々胸水, 横隔膜, 肝である。大量胸水のため横隔膜は下方に偏位し, 平坦となっている。本例では吸気時に横隔膜は下方に, 呼気時には上方に移動している。

(b) 肺虚脱

　左側肋間走査による記録である。

　大量の胸水 (E) のために肺は虚脱に陥り, 含気が低下している。

(c) 肺圧排

　右側背側での矢状断による記録である。

　大量胸水のために横隔膜はほぼ平坦化し, 肺は高度に圧排されている。

(d) 微量胸水

　左横隔膜のposterior sinusにわずかに胸水が存在する。

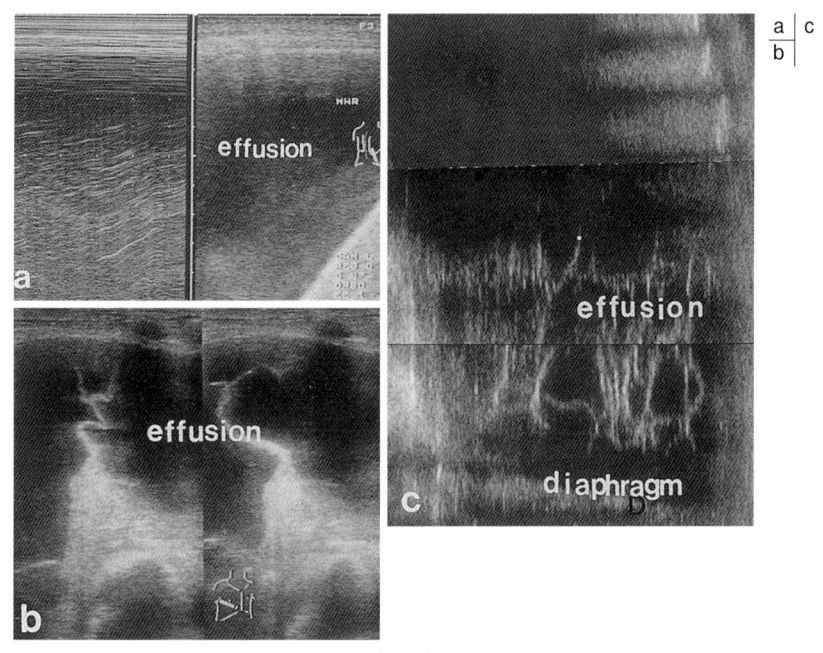

図VI-2-6　胸水の内部エコー
(a) 胸水中の点状エコー
　　胸水中に無数の点状エコーがみられる（右図）。Mモード像では点状エコーが浮遊するように胸水中を動いていることがわかる（左図）。
(b) 胸水中の索状エコー
　　胸水中に索状のエコーが存在し，時相の違いで形態が異なっている。索状のフィブリンが胸水中を浮遊するように動いていることがわかる。
(c) 胸水中の網状エコー
　　横隔膜上から伸びる線状エコーが網状になっている。

表VI-2-4　肺内の超音波チェックリスト

臓側胸膜の確認 {＋（均一，不均一）　－　不明)}
内部 echo {均一（high　low）　不均一}（＊呼吸性運動＋は R 追記）
　　　　・肝臓様エコー［図VI-2-7a］（＋　－）
　　　　・気管支ストロングエコー［図VI-2-7b］（＋　－）
　　　　・肺動脈 anechoic shadow（＋　－）
　　　　・肺胞索状ストロングエコー［図VI-2-7c］（＋　－）
　　　　・線状ストロングエコー（＋　－）

　　　　Impresssion（　　　　）

腫瘍（＋　－）　・部位（　　　　）
　　　　　　　・径（　mm×　mm）
　　　　　　　・内部エコー　＋ {均一［図VI-2-8a］（充実性，囊胞性），不均一［図VI-2-8b］}
　　　　　　　　　　　　　　－
　　　　　　　・周囲臓器　圧排（＋　－）
　　　　　　　　　　　　　浸潤［図VI-2-9］{＋　P-因子（uP0　uP1　uP2　uP3），その他（　　）　－}
　　　　　　　・血流（＋　－）

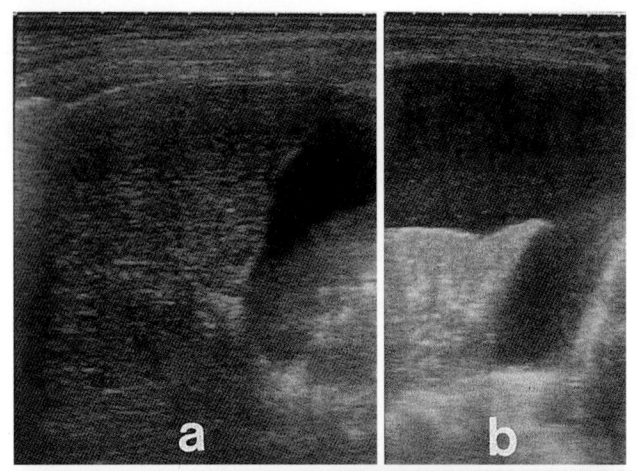

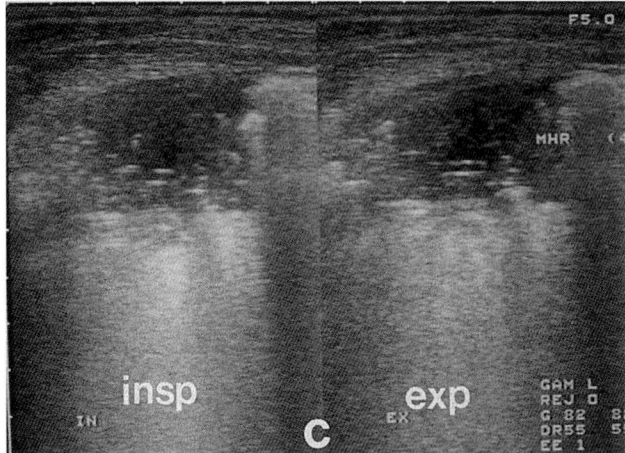

図VI-2-7 肺内病変のパターン
(a) 肝臓様エコー
　肺が含気を消失させ,肝臓様となっている。本例は中枢気道の閉塞による無気肺の症例である。少量胸水をみる。
(b) 気管支ストロングエコー
　肺の含気が減少しているが,肺内に輝度の高い索状ストロングエコーが2本平行して多数存在する。本例は中枢気道の閉塞はないが,胸水のために肺が圧排され含気が消失している症例と考えられる。
(c) 肺胞索状ストロングエコー
　胸膜直下の肺内病変に呼吸性に変化する索状ストロングエコーが多数みられる(左：吸気,右：呼気)。本例は肺炎症例で,画像的にはairspace consolidationに相当する。

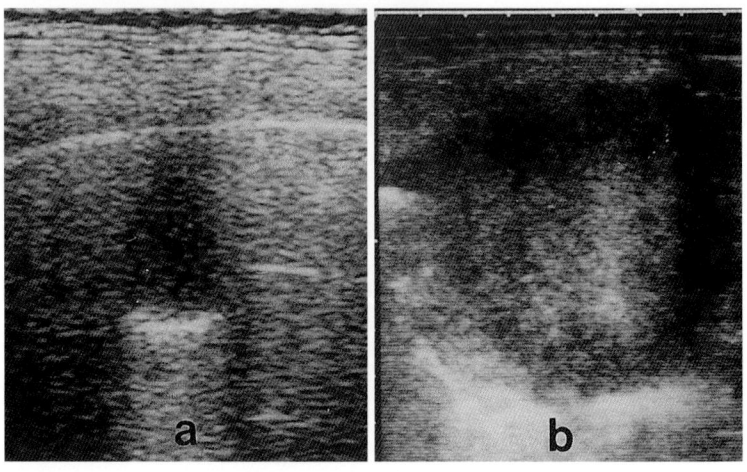

図VI-2-8 肺の内部エコー
(a) 均一な内部エコー
　胸膜直下の肺病変の内部は均一な低エコーを呈している。
(b) 不均一な内部エコー
　胸膜を越え,胸壁に達する肺内病変をみる。肺病変の中心部は輝度の高い不均一な内部エコーが存在する。周辺部は比較的均一な低エコー領域となっている。

uP1　　　　　　　　uP1

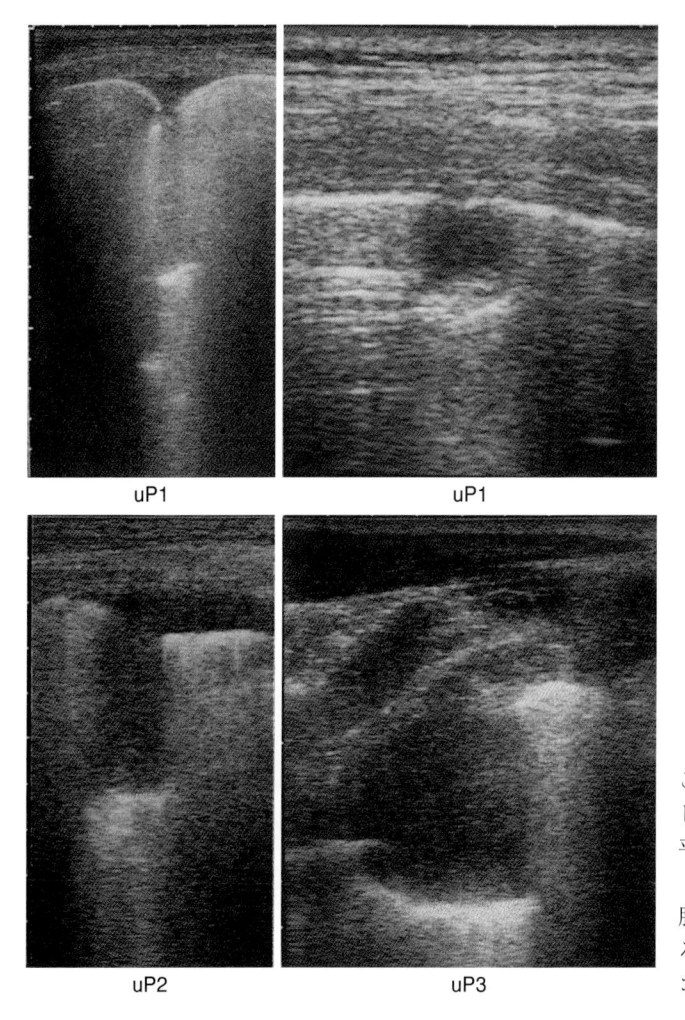

uP2　　　　　　　　uP3

図VI-2-9　肺癌の胸膜・胸壁浸潤の程度
　周囲の含気性肺で腫瘤がみえないuP0はここでは割愛してある。uP1では，腫瘤に接した部位の胸膜陥入像のみか胸膜エコーが平滑で，かつその連続性が保たれている。
　uP2は腫瘤に接する胸膜エコー中断，不整，肥厚をみるが，壁側胸膜エコーは平滑である。uP3では腫瘤は胸壁へ連続し，胸膜エコーは中断，消失している。

表VI-2-5　縦隔の超音波チェックリスト

リンパ節腫大［図VI-2-10］(＋　－)　・部位（　　　）
　　　　　　　　　　　　　　　　・径（　mm×　mm）
　　　　　　　　　　　　　　　　・内部エコー ｛均一（充実性，囊胞性［図VI-2-14］），不均一｝
　　　　　　　　　　　　　　　　・被膜［図VI-2-14］(＋　－)
　　　　　　　　　　　　　　　　・石灰化（＋　－）
　　　　　　　　　　　　　　　　・周囲臓器　圧排（＋　－）
　　　　　　　　　　　　　　　　　　　　　　浸潤 ｛＋（部位　　　）　－｝
腫瘍（＋　－）　・部位（　　　）
　　　　　　　・径（　mm×　mm）
　　　　　　　・内部エコー（均一，不均一）
　　　　　　　　　　　　（充実性［図VI-2-11a］，囊胞性［図VI-2-11c］），混合性［図VI-2-11b］）
　　　　　　　・被膜（＋　－）
　　　　　　　・石灰化（＋　－）
　　　　　　　・周囲臓器　圧排［図VI-2-12］(＋　－)
　　　　　　　　　　　　　浸潤［図VI-2-13］｛＋（部位　　　）　－｝
　　　　　　　・体動による形状変化（＋　－）

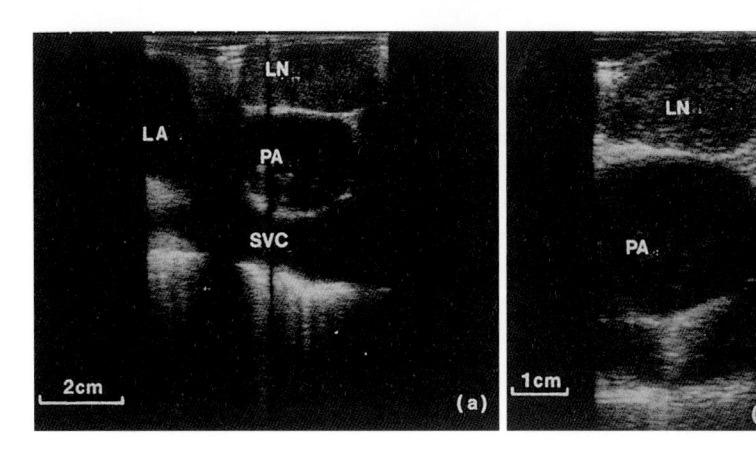

図VI-2-10　気管分岐部の腫大した転移リンパ節
　食道超音波内視鏡による観察で，上方が食道面である。PA, SVC, LAは右肺動脈，上大静脈，左房である。

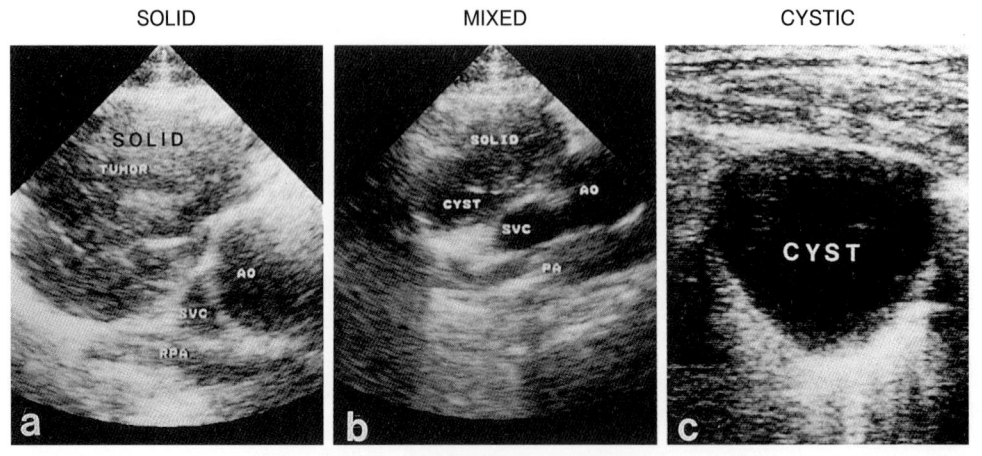

図VI-2-11　縦隔腫瘍超音波断層像
(a) 内部が不均一な充実性腫瘍が上行大動脈（AO），上大静脈（SVC），右肺動脈（RPA）に接して存在する。
(b) 充実性部分と囊胞性部分が混在した混合型腫瘍が右前縦隔に存在する。
(c) 辺縁が明瞭な囊胞性病変がみられる。囊胞内部は均一である。

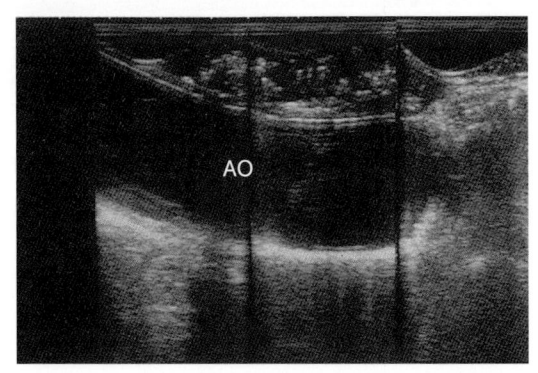

図VI-2-12　下行大動脈を圧排する腫瘤（食道平滑筋腫）
　食道超音波内視鏡による記録で，上方が食道面である。食道壁から発生した腫瘤が下行大動脈（AO）を圧排している。しかし，腫瘤に接する大動脈壁の層状構造は保たれており，腫瘤と血管壁との間に呼吸時の滑走が観察される。腫瘤の内部は不均一で，多数の石灰化を示す無音響学的影が存在する。

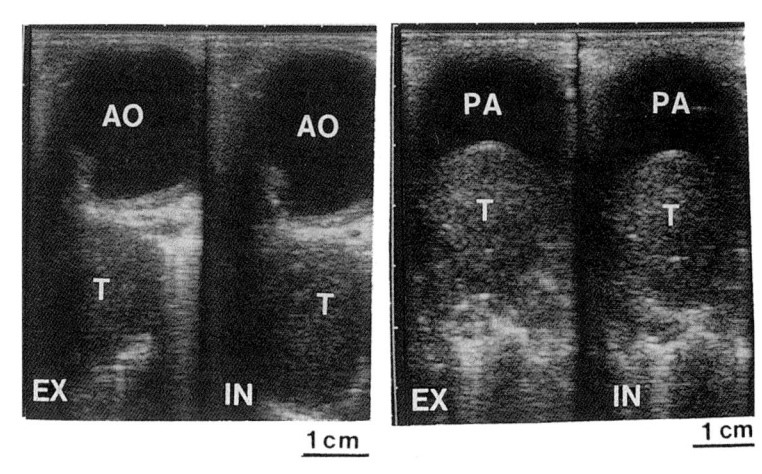

図VI-2-13 心大血管への腫瘍浸潤の評価（1）
　左図は腫瘍浸潤のない大動脈弓（AO）と腫瘍（T）を呼気（EX），吸気（IN）で記録した食道超音波内視鏡像である．上方が食道面である．腫瘍と血管壁との位置関係が変化しており，腫瘍が呼吸に伴い血管壁をslidingしていることがわかる．動脈硬化による血管内膜の不整はあるが，大動脈血管壁の層状構造は保たれている．
　右図は腫瘍浸潤を来した左肺動脈主幹（PA）と腫瘍（T）を呼気（EX），吸気（IN）で記録した食道超音波内視鏡像である．肺動脈内腔に大きく突出した腫瘍と血管壁との位置関係が変化していない．

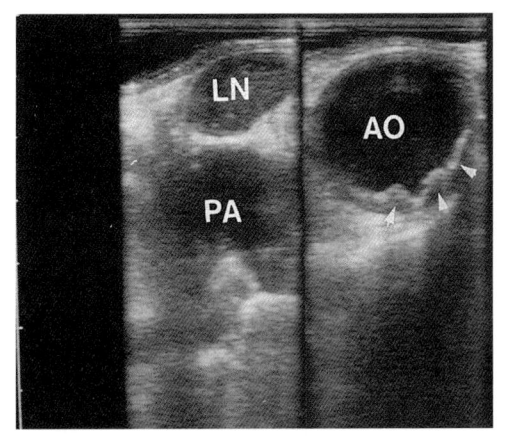

図VI-2-14 大動脈弓にみられる動脈硬化像
　大動脈弓（AO），左肺動脈本幹（PA）を観察した食道超音波内視鏡像である．上方が食道面である．大動脈の内膜エコーが肥厚し，不整となっている（矢印）．なお，LNはリンパ節で，被膜は平滑でリンパ節内部は均一低エコーである．

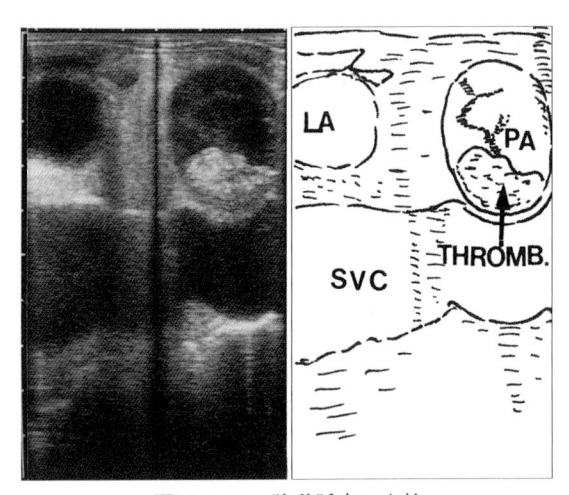

図VI-2-15 肺動脈内の血栓
　右肺動脈主幹（PA），左房（LA），上大静脈（SVC）を観察した食道超音波内視鏡像である．右肺動脈主幹の壁に付着した高エコーな構造（血栓），浮遊する索状構造（フィブリン）がみられる．

表 VI-2-6　心血管系の超音波チェックリスト

```
心大血管    観察部位（　　　）
           変形（＋　－）
           圧排［図VI-2-12］（＋　－）
           浸潤（＋　－）（部位：LA, LV, RA, RV, Ao, PA, PV, SVC, その他）
                   ・sliding［図VI-2-13］（＋　－）
                   ・接触面積（　cm）
                   ・接触角度（　度）
                   ・血管壁層構造［図VI-2-12］（明瞭　不明瞭）
                   ・内腔の変形，内腔内の病変［図VI-2-13］（＋　－）
           動脈硬化［図VI-2-14］（＋　－）
           血栓［図VI-2-15］（＋　－）
           IVC 径［図VI-2-16a, b］（呼気時　cm, 吸気時　cm）Collapsibility Index＝

心嚢液（＋　－）
           ・量（echo free space の部位）｛LV 後壁収縮期のみ　RV 前壁（＋　－）
             全周性（＋　－），奇異性運動（＋　－）｝
           ・内部高エコー　｛＋（点状，索状，網状）　－｝
           ・流動性（＋　－）
心膜癒着（＋　－）
心膜結節性病変（＋　－）
異常血管（＋　－）
```

a｜b

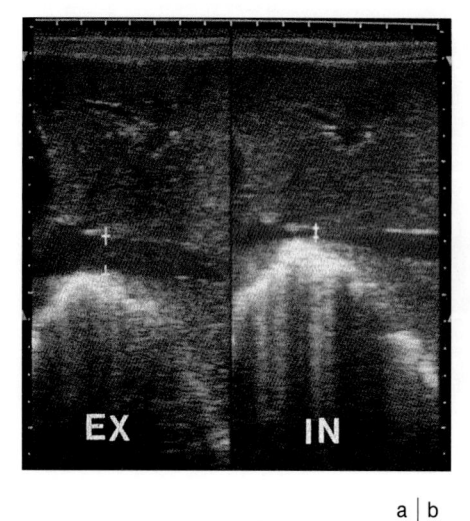

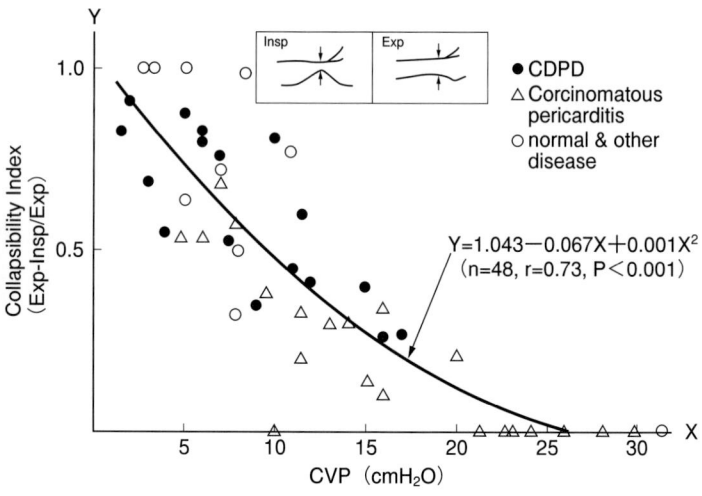

図VI-2-16　下大静脈の呼吸性変動

(a) 剣状突起下の矢状断面での健常人の記録である．肝臓の中を縦走する下大静脈が観察される．下大静脈は，呼気時（EX）には拡張し，吸気時（IN）に虚脱する．
(b) 呼吸による下大静脈の虚脱率（Collapsibility Index）と中心静脈圧（CVP）との関係
　　下大静脈の虚脱率は以下の式で算出した．
　Collapsibility Index ＝（呼気，吸気時下大静脈前後径の差）÷呼気時下大静脈前後径
　　下大静脈の虚脱率（Collapsibility Index）と中心静脈圧（CVP）の関係は，直線に近い負の2次曲線に近似した．すなわち，中心静脈圧が上昇すると呼吸による下大静脈の虚脱率が低下することがわかる．ちなみに，CVPが正常上限である10cmH$_2$Oの時は，Collapsibility Indexが0.5となる．吸気時の下大静脈前後径が呼気時のそれの1/2であれば，少なくとも中心静脈圧は高くないものと予測される．

グラフ内: $Y=1.043-0.067X+0.001X^2$ （n=48, r=0.73, P＜0.001）

表 VI-2-7　横隔膜の超音波チェックリスト

厚さ［図 VI-2-1］(吸気時： cm, 呼気時： cm)
形状 ｛圧排（＋ －），平底化［図 VI-2-5a］（＋ －），奇異性運動（＋ －）｝
腫瘍，結節性病変［図 VI-2-17］（＋ －）

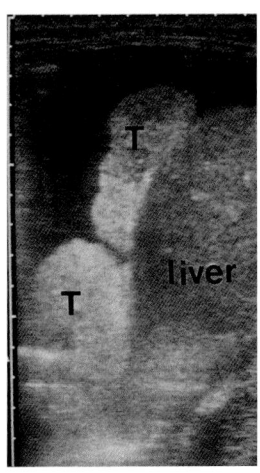

図 VI-2-17　悪性胸腺腫の胸腔内播種
胸水が存在し，横隔膜上に播種した結節性病巣（T）が観察される。

表 VI-2-8　頸部・その他の超音波チェックリスト

甲 状 腺	左右差（＋ －）	
	腫 大（＋ －）	
	腫 瘍（＋ －）	・形状（円形，楕円形，整，不整）
		・境界（明瞭，不明瞭）
		・内部エコー ｛均一（充実性，囊胞性），不均一｝
		・周囲臓器　圧排（＋ －）浸潤（＋ －）
リンパ節	腫　大（＋ －）	部位（　　　）
		・径（ mm× mm）
		・性状（囊胞性，充実性，混合性）
		・石灰化（＋ －）
		・被膜（＋ －）
		・浸潤 ｛＋（部位　　　） －｝
血 管 系	頸静脈怒張（＋ －）呼吸性変動（＋ －）	

表 VI-2-9　超音波ガイド下穿刺術合併症回避のためのチェック項目

○検査前
　問診：薬剤アレルギー……歯科処置時麻酔アレルギーの有無
　　　　既往，合併症の有無（呼吸不全，左心，右心不全，高血圧，冠動脈疾患，不整脈，大動脈瘤等）
　　　　薬剤服用歴（抗凝固剤，抗血小板剤等）
　　　　吸入酸素の有無
　診察：全身状態の把握
　　　　理解力の程度（痴呆の有無）
　　　　意思の疎通（聴力，語学力，失語の有無）
　　　　ADL（日常生活動作）の程度……姿勢保持のため
　検査：出血傾向の有無（出血時間　5分以内，血小板　10万/μl 以上）
　　　　感染症の有無（HBsAg，HCVAb，HIVAb，Wa 氏）
　　　　全身状態の把握，病変の確認，合併疾患の状態，呼吸予備能の評価（胸部単純 X 線写真，
　　　　心電図，呼吸機能，血液ガス分析）
　処置：検査承諾書
　　　　食止めと血管確保は不要
○検査中
　モニタリング：必要に応じて心電図，パルスオキシメーター
　手技：麻酔量（0.5％塩酸プロカイン 2A/回まで）
　　　　麻酔法（皮内および壁側胸膜への十分な麻酔）
　　　　体位，体交による穿刺目標の確認
　　　　周辺臓器の確認（心血管系，肺，肝臓など）
　患者さんの協力：体位の保持
　　　　　　　　　息止め（約 20〜30 秒）
○検査後
　診　察：呼吸状態，止血の確認
　検　査：胸部単純 X 線写真（気胸，出血の有無）
　安静度：当日の激しい運動・入浴の禁止
　　　　　穿刺吸引術，当日の状態確認
　　　　　生検術，翌日の状態確認
　包　交：当日のみ

おわりに

　内科の臨床研修後,呼吸器内科医として自治医科大学と順天堂大学で臨床に携わってきた。一人一人の病態評価・診断についてカンファレンスで討論し,治療が決定されてきた。吉良・福地両教授のもとで検討された順天堂大学呼吸器内科の入院症例だけでも延べ8000例を超える。この一連の過程で,超音波診断法がどのように活用・応用されてきたかの一端を,本書で記した。その意味では,本書は,呼吸器病の臨床の中に超音波診断法を投影してみたものである。

　ここに1980年の順天堂医学に掲載された寄稿文がある（発想の転換—呼吸器と超音波—.順天堂医学 26：214, 1980）。空気を内蔵した臓器には超音波は無力であるとの普遍的な考え方から発想を転換させて,呼吸器病学に超音波診断法を導入した時のことを述懐している。人間は生ある限り,絶え間なく換気を繰り返し,ガス交換を行っている。肺は肺胞という小さな風船を膨らませたり縮ませたりしているだけの臓器ではない。横隔膜・胸郭を変形させながら胸腔内圧をさらに陰圧にして吸気を行う。呼気は肺・胸郭系の弾性収縮力・気道抵抗により規定されている。しかも,換気運動は呼吸中枢・種々の受容体などが関与し,呼吸数・換気量・呼吸リズムが調和しながら制御されている。血圧・抵抗とも低い右心系血管は,肺は右室・肺動脈と肺静脈・左房を連結している。そして,換気と血流のバランスを維持することにより,真の意味でのガス交換が行われていることになる。右房に流入する中心静脈は低圧であるが故に,胸腔内圧・右房圧の影響を受けて,形態を変化させる。1979年に掲載された論文（Ultrasonically evaluation of ventilatory effect on inferior vena caval configuration. Am Rev Respir Dis 120：421, 1979）では,呼吸に伴う下大静脈の動的形態を超音波断層法で観察することで,中心静脈圧が予測できることが報告されている。呼吸器領域においても,生理情報を入手する方法としても超音波診断法は多くの示唆を与えてくれることを示している。しかし,同年宮崎で開催された世界超音波医学会では,呼吸器領域の演題がわずかに2題発表されたに過ぎなかった。その時,体腔内超音波内視鏡のことが消化器領域のセッションで報告された。空気のために体表からは観察が難しい縦隔内構造に,食道超音波内視鏡を応用できることに気が付いたと述懐されている。その夢は翌年には実現し,食道超音波内視鏡による縦隔の観察が行われることになる。

　先の寄稿文に戻る。1980年の時点で,呼吸器領域の超音波診断法は600例の症例に実施されたと書かれている。現在までに,順天堂大学では5000件を超える呼吸器疾患を対象とした胸部超音波診断法を実施してきた。さらに,超音波診断法を実施した3分の1以上の症例には,超音波ガイド下穿刺術が診断・治療の目的に施行されている。超音波診断法は画像検査だけで

なく，検査採取や治療のためのひとつの方法である．本書で示された成績は，共に臨床に携わった多くの先生方の協力により集積されたものである．改めて，深く感謝申し上げる．

　本書は呼吸器専門あるいはそれをめざす医師を念頭において書かれたものである．しかし，医学生・臨床研修医・一般臨床医の方々にもご利用していただき，臨床の場で超音波診断法を駆使して情報を入手していただければ幸いである．

　臨床の責任者として多忙な岩神真一郎先生と留学前で慌しい関谷充晃先生には，煩雑な編集作業を手伝っていただいた．克誠堂の栖原イズミさん・角田優子さんには最後まで粘り強くご支援をいただいた．併せて，ここに深謝申し上げる．

　尚，本書の成果の一部は，2002年度財団法人武田科学振興財団研究助成による研究であることを付す．

　　平成15年2月

　　　　　　　　　　　　　　　　　　　　　　　　　　　　　　　　　檀原　高

和文索引

●あ
悪性胸水　117
悪性胸腺腫の胸腔内播種　161
悪性リンパ腫　16, 37, 42, 61, 78
圧較差　58
圧排性無気肺　31

●い
インフォームドコンセント　113

●う
右室　53, 56
右室流出路　51, 56
右心負荷　66
右心不全　66, 67, 68
右房　51, 54, 88
右房圧　63

●え
エコーフリー　6, 10, 12
塩酸プロカイン2A　113

●お
横隔膜　9, 11, 151
横隔膜厚　9
横隔膜奇異性運動　121
横隔膜浸潤　4
横隔膜の形状　12
横隔膜の超音波チェックリスト　161
横隔膜付着部　9
横隔膜偏位　120, 154
横隔膜変形　20

●か
解離性大動脈瘤　81, 87
下行大動脈　58, 81, 82, 93, 99
下行大動脈内腔に突出する腫瘍　78
下大静脈　51, 54, 63, 64, 65, 66, 67, 68
下大静脈圧　66
下大静脈径　66
下大静脈症候群　78
下大静脈内血栓　82
下大静脈の虚脱　66
下大静脈の虚脱指数　66
下大静脈の虚脱指標　67
下大静脈の虚脱度　69
下大静脈の呼吸性変動　66, 160
下大静脈の生理的特性　56
下大静脈の閉塞　85, 86
合併症　134
過分葉　126
カラーアンジオ　148
カラーアンジオ法　145, 146, 147
カラードプラー法　39
間質性肺炎　24, 30
癌性胸膜炎　16
癌性空洞　36, 41
感染性嚢胞　43
肝臓様エコー　156
陥没する胸膜ライン　44
関連痛の分布　141

●き
奇異性　12
奇異性横隔膜運動　123
気管支ストロングエコー　156
気管分岐部の腫大した転移リンパ節　158
気管分岐部の転移リンパ節　94
気管分岐部リンパ節　93
気胸　16, 29, 114, 152
奇形腫嚢胞内容の胸腔へのリーク　139
器質化胸水　146
奇静脈　58, 100
気道内圧　63, 65, 66
気道内圧と下大静脈　65

偽肥大　10
吸引器（アスピレーター）　111
吸気・呼気時の下大静脈　66
胸腔　10
胸腔穿刺　114
胸腔造影　127, 128, 129
胸腔造影による胸膜浸潤分類　129
胸腔造影法　124
胸腔造影用カテーテル　124
胸腔内　57
胸腔内腫瘤　14
胸腔内洗浄　130
胸腔のための超音波チェックリスト　152
胸水　1, 4, 10, 17, 121, 146, 147
胸水検出能　117
胸水細胞数　145
胸水中の索状エコー　155
胸水中の点状エコー　155
胸水中の網状エコー　155
胸水貯留による縦隔偏位　120
胸水内部エコー　25, 155
胸水の器質化　14
胸水の性状　148
胸水排除と横隔膜　119
胸水排除に伴う横隔膜の上昇　123
胸水量　19, 154
胸水量の評価　12
胸腺腫　59, 62, 80
胸腺腫の胸膜播種　27
胸壁　9, 11, 151
胸壁腫瘍　10
胸壁浸潤　10, 35
胸壁転移　15
胸壁軟部腫瘍　15
胸壁の超音波チェックリスト　151
胸壁・壁側胸膜の局所麻酔　124

胸壁への進展形式　29
胸膜エコーコンプレックス　1, 2, 3, 10, 152
胸膜エコーの断裂　45
胸膜下脂肪層　28
胸膜陥凹　128
胸膜陥入　30, 43, 119, 120, 127
胸膜・胸壁浸潤の進達度　46
胸膜・胸壁浸潤の評価　45
胸膜・胸壁の超音波断層像　45
胸膜腫瘍　14, 16
胸膜転移　14
胸膜の不整断裂　40
胸膜播種　14, 27
胸膜発生の悪性リンパ腫　27
胸膜肥厚　14
胸膜変化　19
胸膜癒着　12, 18, 153
胸膜癒着術　22
胸膜癒着術後　23, 26
胸膜癒着術後の胸腔　12
胸膜癒着術後の残存した胸腔サイズ　25
胸膜癒着術術後の残存胸水のパターン分類　21
胸膜ラインの途絶　44
鏡面像　43
局所麻酔法　111
距離分解能　1
筋肉　9, 151

●く
空間分解能　1
空洞　36, 40
空洞横径と索状エコーの長さ　41

●け
頸部・その他の超音波チェックリスト　161
結核性慢性膿胸に合併した悪性リンパ腫　28
血栓　88
健常人における横隔膜厚　12
健常人の胸水　116, 118
検体処理　114
原発性肺癌の胸膜・胸壁浸潤の超音波診断基準　46

●こ
硬化性血管腫　126
抗酸菌症　130
呼吸器疾患の超音波診断法　7
骨肉腫の肺転移　33
混合型縦隔腫瘍　61
混合型腫瘍　158
混合性　52
混在　52
コントラストエコー　53
コントラストエコー法　51, 54, 84, 88, 90
コントラスト分解能　1
コンベックス型　6

●さ
細気管支肺胞型肺癌　24
細気管支肺胞上皮型肺癌　33, 81
サイズ別にみた胸膜・胸壁の超音波断層像　46
サイズ別にみた病変内部の超音波断層像　46
左房　51, 52, 53, 55, 56
左房浸潤　83
サルコイドーシス　24, 34, 94, 95
サルコイドーシスの腫大リンパ節　96, 97, 98, 99, 100
サルコイドーシスの腫大リンパ節による心大血管の変形　101
左腕頭静脈　51, 57
3次元画像　146
3次元超音波断層像　148
三尖弁　51, 59
残存胸水のパターン　24
残存した胸腔サイズ　26

●し
時間分解能　1
矢状断　6
脂肪層　151
脂肪組織　11
視野幅　2
縦隔腫瘍　134
縦隔腫瘍超音波断層像　158
縦隔腫瘍の分類　52
縦隔の超音波チェックリスト　157
縦隔・肺門部のリンパ節　89
縦隔病変　50
縦隔病変穿刺に伴う注意点　136
充実性　52
充実性縦隔腫瘍　61
充実性腫瘍　59, 61, 158
手動スキャン（煽り動作）　146
腫瘍　6, 22
腫瘍浸潤の評価　84
腫瘍内壊死を有する肺癌　32
腫瘍の呼吸性移動　49
小結節病変　41, 42
上行大動脈　51, 52, 53, 56, 80
上大静脈　51, 54, 68, 71, 72, 73, 80, 88, 100
上大静脈径の計測方法　72
静脈還流　57
静脈還流量　63
食道　97, 98
食道癌　101, 102
食道超音波内視鏡　51, 52
食道超音波内視鏡で観察可能な心大血管系　75
食道平滑筋腫　101, 158
食道壁　101
所属リンパ節　89
神経原性腫瘍　60, 78, 138, 140
心血管系の超音波チェックリスト　160
進行性筋ジストロフィー　9, 13, 14
浸潤　77
心大血管系への腫瘍浸潤の評価　74, 159
心拍出量　63, 65, 66
心膜気腫　137
心膜嚢腫　60, 135, 136, 137, 138
心膜嚢腫の超音波ガイド下穿刺術　135

●す
ストロングエコー　22
スライス分解能　1

●せ
セクタ型　6
穿刺吸引　114
穿刺時知覚異常　140
穿刺時の腫瘍内部の疼痛・関連痛などの知覚異常　138
穿刺針　111
穿刺部の関連痛　138, 141
穿刺部の疼痛　138, 141
穿刺法　111
穿刺用探触子　109, 111
選択的コントラストエコー法　92

●そ
臓側胸膜　1, 2, 3
臓側と壁側胸膜間の滑走　25, 26
僧帽弁　51, 59

●た
体位変換　68, 73
体腔内走査　6
体腔内超音波診断法　51
大腿静脈　63
大腿静脈圧　57
大動脈圧　63, 65
大動脈弓　51, 57, 77, 79, 93, 99
大動脈弓下の転移リンパ節　94
大動脈弓にみられる動脈硬化像　159
大動脈弁　51, 52, 53
大動脈弁の前尖と後尖　51
大量胸水　19
多重エコー　1, 3
断層面　7

●ち
チェックリスト　150
チェックリストの概要　151
知覚異常　138, 140, 141
知覚異常の分布　141
中心静脈　66
中心静脈圧　68, 69, 160
中心静脈圧と下大静脈径　70
中心静脈の虚脱　56
中枢気道閉塞による無気肺　33
中等量胸水　19

超音波　1
超音波ガイド下　5
超音波ガイド下胸腔穿刺の合併症　115
超音波ガイド下穿刺　109
超音波ガイド下穿刺吸引　112
超音波ガイド下穿刺術　6
超音波ガイド下穿刺術合併症回避のためのチェック項目　162
超音波ガイド下穿刺術の安全性と確実性　114
超音波ガイド下穿刺術の応用　111
超音波ガイド下穿刺術反復の意義　132
超音波ガイド下穿刺の頻度　10
超音波探触子　1
超音波探触子周波数　2
超音波ヒストグラム　93
陳旧性結核性胸膜炎　27

●て
転移性胸壁腫瘍　151
転移リンパ節　96
点状エコー　10

●と
動脈硬化　81, 87
ドプラー法　10, 33, 145

●の
膿胸　146
囊胞性　52
囊胞性胸腺腫　61
囊胞性腫瘍　60
囊胞性病変　158

●は
肺圧排　154
肺炎　24, 33
背臥位　72, 73
肺下胸水　12, 18, 153
肺化膿症　26, 35
肺癌　30, 41, 82, 117
肺癌胸膜浸潤の超音波診断基準　47

肺癌における微量胸水　115, 118
肺癌の胸壁浸潤　15
肺癌の胸膜・胸壁浸潤の程度　157
肺癌の胸膜浸潤　125
肺癌の胸膜浸潤の分類と評価　125
肺虚脱　154
肺結核　42, 130
肺血栓塞栓症　24, 34, 82, 87, 88
胚細胞腫　61
肺静脈圧　68
肺動静脈瘻　85, 89, 90, 91, 92
肺動静脈瘻症例　86
肺動脈　55, 65, 72, 75, 97, 100
肺動脈圧　63, 65, 68, 72
肺動脈幹　51, 56
肺動脈径　75
肺動脈血流速度　63
肺動脈浸潤　44
肺動脈内の血栓　159
肺動脈弁　56
肺内の超音波チェックリスト　155
肺内病変の内部構造　37
肺内病変のパターン　156
肺囊胞　38
肺の内部エコー　156
肺分画症　30, 40
肺胞圧　68
肺胞索状ストロングエコー　156
肺葉外分画症　31, 36
肺葉内肺分画症　35, 38
肺葉内分画症　31
バルサルバ試験　66, 67, 71

●ひ
非開胸下の胸腔洗浄　127
皮下脂肪組織　9
ヒストグラム解析　94, 96
左下側臥位　72, 73
左下肺静脈　51, 55, 98
左上肺静脈　51, 55
左総頸動脈　51, 57
左大動脈と食道の間のリンパ節　94

左肺動脈　51, 57, 77, 79, 98, 99
被爆　1
皮膚　9, 11, 151
病変サイズにみた良性・悪性の頻度　132
病変内部の超音波診断像　45
病変の呼吸性移動の消失　40
病変のサイズと良悪性との関係　131
微量胸水　19, 115, 116, 117, 154
微量胸水の検出　116
微量胸水の穿刺　117

●ふ
フィブリン　4, 10, 12, 17
フィブリンネット　17
部位別にみた胸部超音波断層法　10
副腎転移　78
分画肺　37
分葉異常　125
分葉化　12
分葉化胸水　153
分葉不全　125

●へ
平滑，連続性の胸膜ライン　43

壁側胸膜　1, 2, 3, 9, 151
壁側胸膜の麻酔　112
扁平上皮癌　110

●ほ
方位分解能　1
蜂窩肺　34

●ま
慢性膿胸　14

●み
右下側臥位　72, 73
右下肺静脈　51, 55, 83, 84, 97
右上肺静脈　51, 55
右総頸動脈　89, 93
右大量胸水と下大静脈　86
右肺動脈　51, 52, 53, 54, 71, 74, 88
右左シャント　84, 85, 88, 90
脈圧　66

●む
無音響学的影　1, 3, 10
無気肺　4, 6, 22, 31, 149
無気肺と腫瘍　110
無気肺の中の肺癌　42

●め
迷走神経反射　111, 114
迷入動脈　33, 39

●も
網状エコー　10

●り
リアルタイム画像　2
リニア型　6
流動性　10
流動性胸水　10, 145
リンパ節移転の検出能　95
リンパ節サイズ　91, 95
リンパ節転移　89
リンパ節内部　97
リンパ節の形状　93

●ろ
肋間走査　6
肋骨　3, 9

欧文索引

●A
acoustic shadow　10
air-fluid level　12, 20, 43
airspace consolidation　6, 22, 31, 81
Askin腫瘍　10, 15

●B
band-like type　21, 23

●C
Collapsibility Index　66, 67, 69, 160
collapsible tube　70
cyst in tumor　61, 136, 139

cyst in tumor type　55

●D
dry tap　114, 145

●E
EUS　50

●F
flow signal　145

●I
intensity of maximum frequency

（IMF）　93, 97

●L
lateral sinus　116
loculated type　21, 23

●P
Pi max　14
pleural echo complex　2
pl-P分類　129
pl-P分類とp因子　130
pneumocystgraphy　137
posterior sinus　116, 154

●R
Receiver Operating Characteristic
　（ROC）　91

●S
Sure-cut針　111

●T
TNM分類　45
triangle type　21, 23
Tru-cut針　111

tumor in cyst type　55

●U
uP 0　46, 47, 157
uP 1　46, 47, 48, 157
uP 2　46, 47, 48, 157
uP 3　46, 47, 49, 157
uP分類　50
uP分類と病理所見　50

●W
water density　6
waterfall現象　68, 70
Westの血管モデル　68
Westの肺血管モデル　71

●Z
Zone 1　68, 71
Zone 2　68, 71
Zone 3　68, 71
zone of apposition　9, 13

呼吸器領域の超音波医学
－超音波からみた臨床－　　　　　　　　　　　　　　　　　　　＜検印省略＞

2003年3月15日　第1版発行
定価（本体7,400円＋税）

著　者　　檀　原　　　高
発行者　　今　井　　　良

発行所　　克誠堂出版株式会社
　　　　　〒113-0033　東京都文京区本郷3-23-5-202
　　　　　電話（03）3811-0995　振替00188-0-196804

印　刷　　三報社印刷株式会社

ISBN 4-7719-0261-5 C3047￥7400E Printed in Japan © Takashi Dambara, 2003
・本書は複製権・翻訳権・上映権・譲渡権・公衆送信権（送信可能化権を含む）は克誠堂出版株式会社が保有します。
・JCLS ＜㈱日本著作出版権管理システム委託出版物＞
本書の無断複写は著作権法上での例外を除き禁じられています。複写される場合は，そのつど事前に㈱日本著作出版権管理システム（電話03-3817-5670，FAX 03-3815-8199）の許諾を得てください。